Clinical Application and Case-based
Atlas of EBUS-TBNA

EBUS-TBNA
技术及经典案例

主　　编·李时悦

执行主编·钟长镐　刘　丹　廖纪萍

副 主 编·唐纯丽　黄海东　侯　刚　李满祥

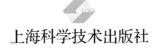

上海科学技术出版社

图书在版编目（CIP）数据

EBUS-TBNA技术及经典案例 / 李时悦主编. -- 上海 ：
上海科学技术出版社，2025. 1. -- ISBN 978-7-5478
-6785-3

Ⅰ. R734.2

中国国家版本馆CIP数据核字第20249FV056号

EBUS－TBNA 技术及经典案例

主　编·李时悦

上海世纪出版(集团)有限公司
上海科学技术出版社　出版、发行

(上海市闵行区号景路 159 弄 A 座 9F - 10F)
邮政编码 201101　　www.sstp.cn
山东韵杰文化科技有限公司印刷
开本 787×1092　1/16　印张 21.5
字数：350 千字
2025 年 1 月第 1 版　2025 年 1 月第 1 次印刷
ISBN 978 - 7 - 5478 - 6785 - 3/R·3084
定价：188.00 元

内容提要

　　本书阐述了超声支气管镜引导下经支气管针吸活检术（EBUS－TBNA）的操作原理、相关基础知识、标准流程、临床应用，并通过图、文、视频相结合的方式。展示了多个病种运用EBUS－TBNA技术进行诊疗的典型病例，对其中的难点及重点问题进行了细致的讲解。

　　本书面向所有呼吸科、胸外科、肿瘤科等相关专业医师。对EBUS－TBNA的初学者来说，本书配有 EBUS－TBNA 的标准化操作流程视频及具体病例的操作视频，直观生动，便于学习，方便读者对 EBUS－TBNA 的操作技术、适应证有全面的了解；对已掌握 EBUS－TBNA 技术的内镜医生，本书中的拓展临床应用，如 EBUS 引导下纵隔放射性粒子植入、激光消融等，可为他们提供典型病例的诊疗经验。

编写人员名单

主　编·李时悦

执行主编·钟长镐　刘　丹　廖纪萍

副 主 编·唐纯丽　黄海东　侯　刚　李满祥

编　　委·（按姓氏汉语拼音排序）

陈　晖·西安医学院第一附属医院

陈　巍·上海交通大学医学院附属瑞金医院

陈思达·深圳市龙岗中心医院

董宇超·上海长海医院

顾莹莹·广州医科大学附属第一医院

郭述良·重庆医科大学附属第一医院

黄冬生·深圳市龙华区中心医院

黄海东·上海长海医院

侯　刚·中日友好医院

李　春·复旦大学附属中山医院

李　静·广东省人民医院

李国平·成都市第三人民医院

李满祥·西安交通大学第一附属医院

李时悦·广州医科大学附属第一医院

廖　槐·中山大学附属第一医院

廖纪萍·北京大学第一医院

刘　丹·四川大学华西医院

刘春平·广州医科大学附属第一医院

龙　发·中国科学院大学深圳医院

吕莉萍·安徽省胸科医院

潘频华·中南大学湘雅医院

宋小莲·上海市第十人民医院

孙龙华·南昌大学附属第一医院

唐纯丽·广州医科大学附属第一医院

王昌惠·上海市第十人民医院

王洪武·北京中医药大学东直门医院

吴　齐·北京大学肿瘤医院

夏　旸·浙江大学医学院附属第二医院

肖永龙·南京鼓楼医院

邢西迁·云南大学附属医院

许　飞·深圳市宝安区人民医院

张　庆·沈阳市第十人民医院

张云辉·云南省第一人民医院

钟长镐·广州医科大学附属第一医院

周红梅·南方科技大学医院

周贤梅·江苏省中医院

曾奕明·福建医科大学附属第二医院

编者·（按姓氏汉语拼音排序）

陈　晖·西安医学院第一附属医院

陈　石·江苏省中医院

陈　巍·上海交通大学医学院附属瑞金医院

丁　荣·泰州市第四人民医院

付　鹏·中国科学院大学深圳医院

官振标·上海长海医院

侯永泉·呼和浩特市第一医院

胡淑慧·安徽省胸科医院

黄国华·广东省人民医院

黄海东·上海长海医院

李一诗·重庆医科大学附属第一医院

廖　槐·中山大学附属第一医院

廖纪萍·北京大学第一医院

刘　娜·沈阳市第十人民医院

刘　言·北京中医药大学东直门医院

刘晶晶·中南大学湘雅医院

刘子龙·复旦大学附属中山医院

龙　发·中国科学院大学深圳医院

庞亚梅·西安交通大学第一附属医院

任　徽·西安交通大学第一附属医院

宋小莲·上海市第十人民医院

孙丹雄·云南省第一人民医院

唐　飞·安徽省胸科医院

唐纯丽·广州医科大学附属第一医院

唐建军·南昌大学附属第一医院

童　润·中日友好医院

王洪武·北京中医药大学东直门医院

王韧滔·中国人民解放军总医院第八医学中心

吴　齐·北京大学肿瘤医院

吴文娟·南昌大学附属第一医院

邢西迁·云南大学附属医院

杨　赛·四川大学华西医院

杨栋勇·福建医科大学附属第二医院

余　敏·南京鼓楼医院

张　伟·上海长海医院

钟长镐·广州医科大学附属第一医院

周　为·北京医院

周佳琦·嘉兴市第一医院

周凌霄·浙江大学医学院附属第二医院

序 一

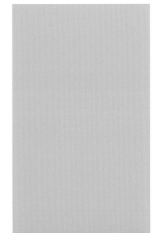

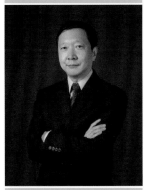

王广发 · 教授

中国介入呼吸病学近年来发展迅速,介入呼吸病学和呼吸危重症医学是呼吸病学中相辅相成、密切相关的两个方面,两者共同成就现代呼吸病学的辉煌。

支气管内超声是介入呼吸病学的一项重要诊断技术。超声支气管镜引导下经支气管针吸活检术(endobronchial ultrasound-guided transbronchial needle aspiration,EBUS-TBNA)对于各位呼吸介入医师来说并不陌生,作为肺癌分期的重要手段,该技术自 2008 年引入国内,经过不断推广和探索,已成为诊断肺门、纵隔及肺内病变的重要工具,并可应用于肺部疾病的局部治疗,如 EBUS-TBNA 下的局部注射药物、激光消融等。

当行业快速发展时,我们应更加重视呼吸介入诊疗的规范化。对于初学者来说,规范化的操作步骤及可参考的实际病例诊疗过程尤为重要。李时悦教授主持编写的《EBUS-TBNA 技术及经典案例》,收录了 EBUS-TBNA 全流程操作视频,除常规的肺癌诊断分期病例外,还纳入了一些少见感染病例及治疗病例,可以为更多呼吸内镜医生在使用 EBUS-TBNA 进行诊断时提供参考,为推动介入呼吸病学中支气管内超声诊断技术的发展助力,帮助更多医生掌握规范化的 EBUS-TBNA 操作步骤。

北京大学第一医院

序 二

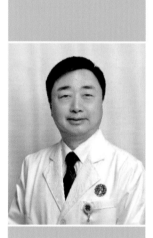

白 冲 · 教授

近年来，随着介入呼吸病学整体的快速发展，在中国呼吸介入医师的共同努力探索和推动下，经支气管镜诊断和治疗技术不断进步。其中超声支气管镜引导下经支气管针吸活检术（EBUS-TBNA）自 2002 年开始研发，2007 年即已被美国国家综合癌症网络（NCCN）和美国胸科医师学会（ACCP）推荐为肺癌术前淋巴结分期的重要手段。

EBUS-TBNA 技术自 2008 年引入中国以来，因其敏感性与特异性高，且 EBUS 可以显示血管、肿瘤或淋巴结的相对位置，在穿刺过程中可避免损伤血管等重要结构，安全性高，且避免了传统外科活检手段创伤大、费用高，以及可能出现纵隔粘连等并发症的缺点，已在部分三级医疗机构中普及，成为了纵隔病变诊断的主流手段之一。伴随二代测序技术（NGS）的发展，以及对肺癌诊断与分期的精细化诊疗需求，临床实践对 EBUS-TBNA 技术提出了更高的要求；同时，呼吸内镜医师不断尝试拓展 EBUS-TBNA 新的临床应用，如纵隔放射性粒子植入、激光消融等。本书中 EBUS-TBNA 操作视频内容细致，且病例排序按照纵隔淋巴结穿刺位置进行，方便各位读者查找对应病例并学习。

更规范化的操作、更高的操作技巧以及更广的临床应用是 EBUS-TBNA 技术发展的方向。衷心希望本书可为接受 PCCM 专项培训医护人员提供有益参考。

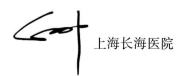

上海长海医院

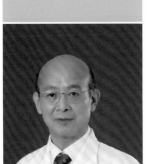

李时悦·教授

前 言

根据 2020 年世界卫生组织/国际癌症研究署《全球癌症报告》，我国肺癌新发病例数与死亡病例数在恶性肿瘤疾病中仍然高居首位，中国的肺癌患者数量约占全球患者数量的 50%。早期、精准、个性化是肺癌治疗趋势，而诊断是治疗的基础，但目前肺癌的诊断效率尚不能完全满足临床要求，因此，进一步提升肺癌诊断的精准性是刻不容缓的任务。

我国的肺癌治疗整体存在发现晚、预后差等特点。影响肺癌的诊断主要有两方面因素，一方面是准确发现、找到病变部位，另一方面是获取足够大的标本。在明确诊断同时，肺癌分期也是治疗中需要明确的信息，肺癌的纵隔淋巴结活检是分期的重要指标，经典的方法是通过外科纵隔镜进行活检，但该方法创伤较大。经过多年的技术发展，超声支气管镜引导下经支气管针吸活检术（EBUS－TBNA）在 21 世纪初问世，它不仅可以明显提高诊断效率，同时也可对肺癌的纵隔淋巴结进行准确的判断，已证实 EBUS－TBNA 可以代替传统的纵隔镜等外科手段。

EBUS－TBNA 技术发展至今，已经成为肺癌诊断与分期的有力手段，具备较传统手段更高的诊断效率，也应用于肺部其他疾病（结节病、纵隔淋巴瘤、肺结核等）的诊断。该技术已经得到了较普遍开展，但仍有很大的发展空间。富士胶片公司研发的 EB－530US 超声电子支气管镜采用 10°前视角的设计，穿刺时超声和内镜画面同时可见，能帮助 EBUS－TBNA 初学者更容易及安全地上手操作。

　　为了给各位同道提供 EBUS - TBNA 的规范化操作及实战
病例参考,本书编写工作自 2022 年 9 月启动,多家医院呼吸介入
领域的中青年专家收集并整理了他们日常工作中遇到的接受
EBUS - TBNA 诊疗的病例,这是他们日常诊疗工作的真实记录。
本书图片及视频影像资料丰富,能为呼吸内镜医师掌握该技术、
熟悉其临床应用提供参考。

　　在此对参与本书编撰的各位专家、同仁表示感谢。本书如有
疏漏之处,希望可以获得各位呼吸介入同道的支持和批评,进一
步丰富 EBUS - TBNA 病例库,不断拓宽该技术的临床应用,以
便再版时进一步修正及完善。

广州医科大学附属
第一医院

目 录

第一部分

EBUS – TBNA
概述

第一章
简介及临床应用

　　EBUS－TBNA(endobronchial ultrasound-guided transbronchial needle aspiration)即超声支气管镜引导下经支气管针吸活检术,使用该技术时医生通过镜下超声图像观察所需检查区域,在清晰看到病灶及病灶周围血管位置的状态下,进行穿刺取样。因 EBUS－TBNA 穿刺部位可以在实时超声引导下确认,能够从病灶精确获取样本,进而对样本进行细胞学和组织学诊断。相较传统经支气管针吸活检术(c－TBNA),EBUS－TBNA 具备更高的敏感性,适合有条件的医疗机构使用。

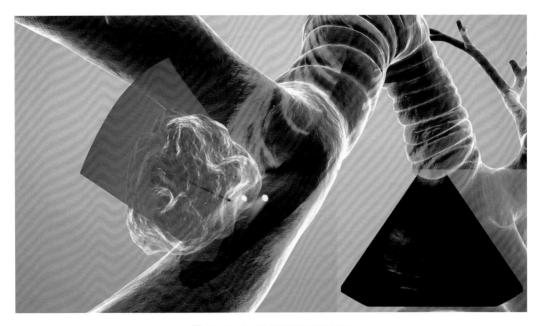

图 1－1－1 · 超声支气管镜示意图

■ (一) EBUS－TBNA 的主要适应证
(1)肺癌的纵隔淋巴结分期。
(2)肺门和/或纵隔淋巴结肿大,疑似肺结节病的诊断。
(3)肺门和/或纵隔淋巴结肿大,疑似结核病的诊断。
(4)淋巴瘤的诊断。

（5）纵隔肿瘤的诊断。

（6）肺内肿瘤的诊断。

EBUS-TBNA具有诊断率高（＞80％）、创伤小、并发症发生率低等优点，已经被国内外专家公认为肺癌诊断、术前淋巴结分期、术后评估转移的重要手段，成为肺癌纵隔分期的新标准，基本取代纵隔镜，成为呼吸介入诊疗中的常用术式之一。

随着EBUS-TBNA技术的发展，也有医生将超声支气管镜用于周围型病变采样，本书所选病例也包含经EBUS进行放射性粒子植入、激光消融的病例，希望为后续EBUS在呼吸介入治疗的临床应用提供参考。

■ （二）EBUS-TBNA 的并发症

EBUS-TBNA被认为是一项安全的操作，偶尔有与其使用相关并发症的报道。其并发症同c-TBNA相似，最常见的为出血、气胸、纵隔气肿及术后发热。2013年为了评估EBUS-TBNA在日本肺癌分期和诊断中的安全性，日本呼吸内镜协会（JSRE）开展了一项关于EBUS-TBNA使用状况和相关并发症的全国性调查。210家医院7 345例患者行EBUS-TBNA，结果显示并发症发生率为1.23％，最常见的为出血（0.68％）、感染性并发症（0.19％）、气胸（0.03％）。同时，该调查中还发现操作过程中超声支气管镜破裂和穿刺针破裂有一定的发生率。因此，EBUS-TBNA的操作规范也是极为重要的一环，本书对于EBUS-TBNA的规范化操作步骤有详细介绍，并配有操作视频。

第二章

支气管树解剖及纵隔淋巴结超声图谱

国际肺癌研究学会(International Association for the Study of Lung Cancer，IASLC)于2009 年出版了第 7 版《UICC 和 AJCC 肺癌分期手册》，制定了一套新的淋巴结图谱(图 1－2－1)，规范了纵隔及肺部淋巴结的分区。除血管前淋巴结(第 3a 组)、主动脉周围(第 5、6 组)及

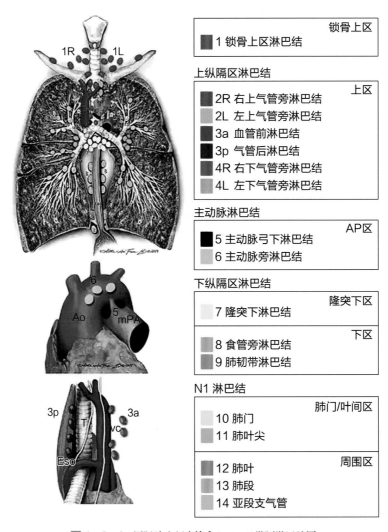

	锁骨上区
■ 1 锁骨上区淋巴结	

上纵隔区淋巴结

	上区
■ 2R 右上气管旁淋巴结	
■ 2L 左上气管旁淋巴结	
■ 3a 血管前淋巴结	
■ 3p 气管后淋巴结	
■ 4R 右下气管旁淋巴结	
■ 4L 左下气管旁淋巴结	

主动脉淋巴结

	AP区
■ 5 主动脉弓下淋巴结	
■ 6 主动脉旁淋巴结	

下纵隔区淋巴结

	隆突下区
■ 7 隆突下淋巴结	

	下区
■ 8 食管旁淋巴结	
■ 9 肺韧带淋巴结	

N1 淋巴结

	肺门/叶间区
■ 10 肺门	
■ 11 肺叶尖	

	周围区
■ 12 肺叶	
■ 13 肺段	
■ 14 亚段支气管	

图 1－2－1 · 国际肺癌研究协会(IASLC)纵隔淋巴结图

食管周围(第8、9组)淋巴结外,其余纵隔淋巴结均可使用 EBUS－TBNA 进行评价。

操作者在行 EBUS－TBNA 时,可对照支气管树解剖与纵隔淋巴结超声图谱(图1－2－2)的各组淋巴结在 CT 图像上的定位及超声支气管镜下超声图像。图1－2－3～图1－2－12 对最常穿刺的淋巴结进行了介绍,包含解剖学定义、对应的 CT 图像、内镜下穿刺位点及超声图像。

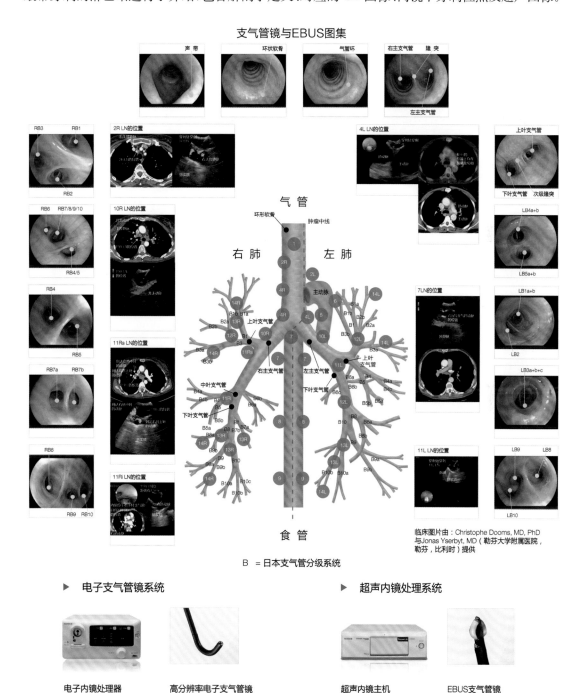

图1－2－2·支气管树解剖与纵隔淋巴结超声图谱

一、2组:上气管旁淋巴结

(一) 2R:右上气管旁淋巴结

上界:右肺尖和胸膜顶,中间为胸骨柄上缘;下界:头臂静脉与气管交叉处下缘(图1-2-3)。

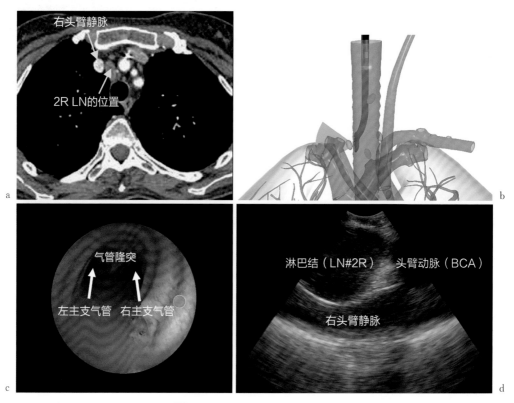

图1-2-3·2R组淋巴结定位图

a. CT 图像;b. 三维示意图;c. 内镜图像(蓝点为穿刺位点);d. 超声支气管镜下图像。LN:淋巴结。

(二) 2L:左上气管旁淋巴结

上界:左肺尖和胸膜顶,中间为胸骨柄上缘;下界:主动脉弓上缘(图1-2-4)。

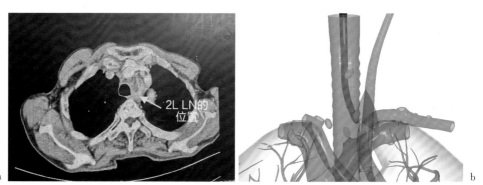

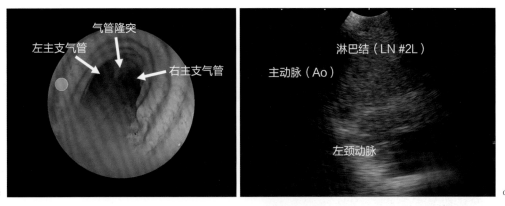

图 1-2-4·**2L 组淋巴结定位图**

a. CT 图像；b. 三维示意图；c. 内镜图像（蓝点为穿刺位点）；d. 超声支气管镜下图像。LN：淋巴结。

二、4 组：上气管旁淋巴结

（一）4R：右下气管旁淋巴结

包括右侧气管旁淋巴结和延伸至气管左侧缘的气管前淋巴结。上界：头臂静脉与气管交叉处下缘；下界：奇静脉弓下缘（图 1-2-5）。

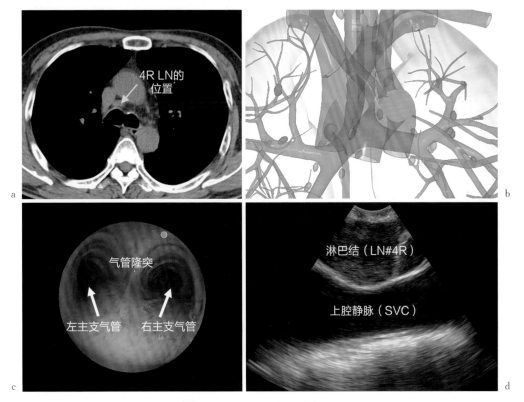

图 1-2-5·**4R 组淋巴结定位图**

a. CT 图像；b. 三维示意图；c. 内镜图像（蓝点为穿刺位点）；d. 超声支气管镜下图像。LN：淋巴结。

■ **（二）4L:左下气管旁淋巴结**

包含气管左侧缘和动脉韧带之间的淋巴结。上界:主动脉弓上缘;下界:左肺动脉干上缘（图1-2-6）。

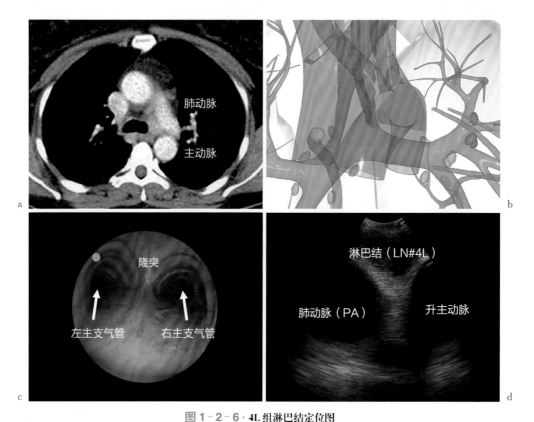

图1-2-6 · 4L组淋巴结定位图

a.CT 图像;b.三维示意图;c.内镜图像（蓝点为穿刺位点）;d.超声支气管镜下图像。LN:淋巴结。

三、7组:隆突下淋巴结

上界:气管隆突;下界:左侧为下叶支气管上缘,右侧为中间支气管下缘（图1-2-7）。

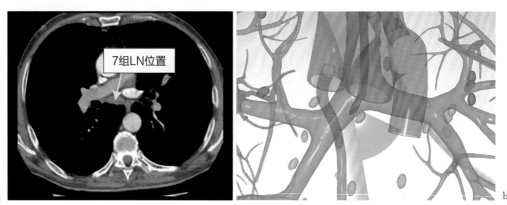

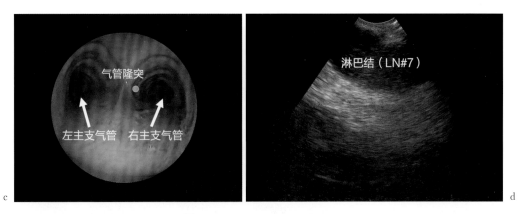

图 1-2-7·7 组淋巴结定位图

a. CT 图像；b. 三维示意图；c. 内镜图像（蓝点为穿刺位点）；d. 超声支气管镜下图像。LN：淋巴结。

四、10 组：肺门淋巴结

紧邻主支气管和肺门血管（包括肺静脉和肺动脉干近端）。上界：右侧为奇动脉弓下缘，左侧为左肺动脉上缘；下界：双侧叶间区域（图 1-2-8，图 1-2-9）。

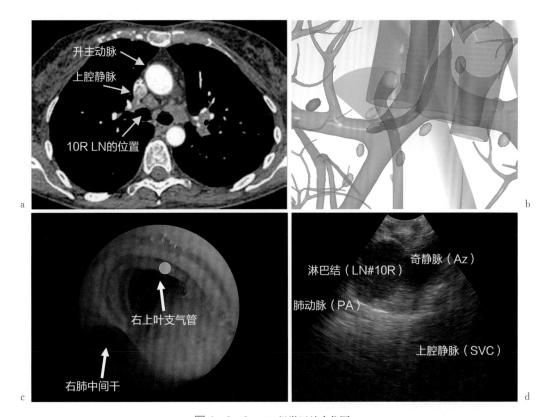

图 1-2-8·10R 组淋巴结定位图

a. CT 图像；b. 三维示意图；c. 内镜图像（蓝点为穿刺位点）；d. 超声支气管镜下图像。LN：淋巴结。

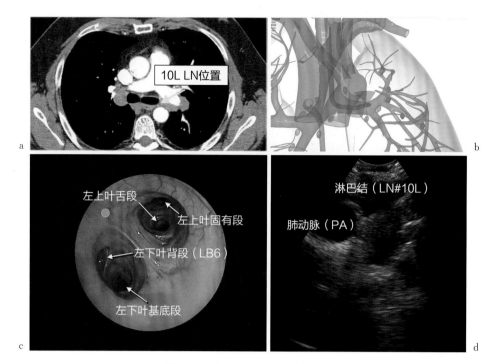

图 1-2-9·10L 组淋巴结定位图

a. CT 图像;b. 三维示意图;c. 内镜图像(蓝点为穿刺位点);d. 超声支气管镜下图像。LN:淋巴结。

五、11 组:叶间淋巴结

包括紧邻主支气管和肺门血管的节点,肺静脉和主肺动脉的近端部分。上缘:右侧奇静脉下缘;左侧肺动脉上缘;下缘:双侧叶间区。

■ (一) 11Rs

右上叶支气管和中间支气管之间(图 1-2-10)。

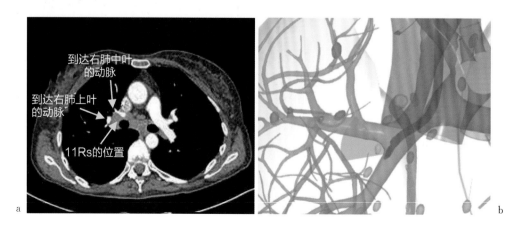

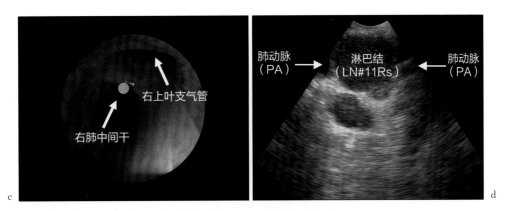

图 1 - 2 - 10 · **11Rs 组淋巴结定位图**

a. CT 图像；b. 三维示意图；c. 内镜图像（蓝点为穿刺位点）；d. 超声支气管镜下图像。LN：淋巴结。

■ **（二）11Ri**

右中叶和下叶支气管之间（图 1 - 2 - 11）。

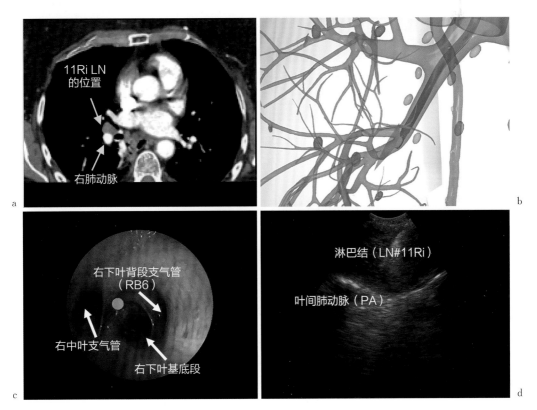

图 1 - 2 - 11 · **11Ri 组淋巴结定位图**

a. CT 图像；b. 三维示意图；c. 内镜图像（蓝点为穿刺位点）；d. 超声支气管镜下图像。LN：淋巴结。

■ **（三）11L**

左上叶和下叶支气管之间（图 1 - 2 - 12）。

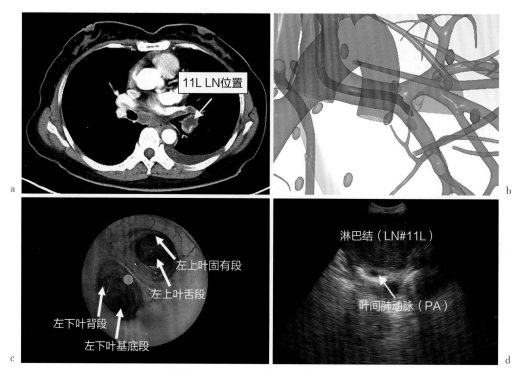

图 1 - 2 - 12·11L 组淋巴结定位图

a. CT 图像；b. 三维示意图；c. 内镜图像（蓝点为穿刺位点）；d. 超声支气管镜下图像。LN：淋巴结。

第三章

设备介绍

进行 EBUS-TBNA 所需设备包含超声主机、内镜主机及超声支气管镜(图1-3-1)。目前有3个厂家的超声支气管镜在国内临床上使用。本书以超声主机 SU-9000 和超声电子支气管镜 EB-530US 为例进行介绍。

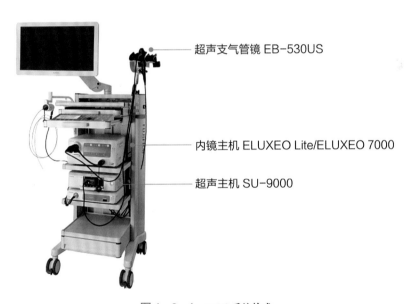

超声支气管镜 EB-530US

内镜主机 ELUXEO Lite/ELUXEO 7000

超声主机 SU-9000

图 1-3-1 · EBUS 系统构成

一、超声支气管镜

超声支气管镜各部分名称见图1-3-2。超声支气管镜均采用凸式超声探头,内镜头端部安装有蜂窝式 Super CCD,可以提供高清的内镜影像。其头端部直径为6.7 mm,操作性和插入性均表现优异,可以探查、诊断、治疗支气管区域的病变并取样。行 EBUS-TBNA 时,穿刺针经钳道进入,从头端部钳道口穿出,穿刺时前视角10°,提供了近似于普通支气管镜直视感,内镜和超声下同时可见穿刺部位。头端部有双导光束,可以照亮前方视野、消除阴影。为更好地和支气管管壁接触,获得更好的超声图像,EBUS-TBNA 配有水囊,水囊安装槽及水囊出水口位于超声支气管镜头端部(图1-3-3,图1-3-4)。

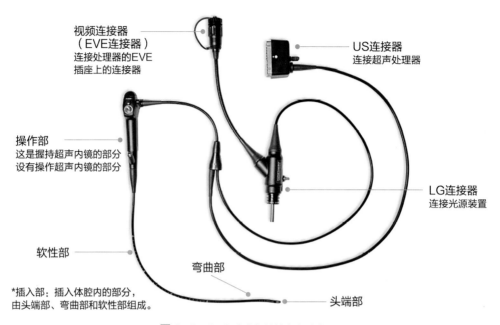

视频连接器
（EVE连接器）
连接处理器的EVE
插座上的连接器

US连接器
连接超声处理器

操作部
这是握持超声内镜的部分
设有操作超声内镜的部分

LG连接器
连接光源装置

软性部

弯曲部

*插入部：插入体腔内的部分，
由头端部、弯曲部和软性部组成。

头端部

图 1 - 3 - 2 · 超声支气管镜各位分名称

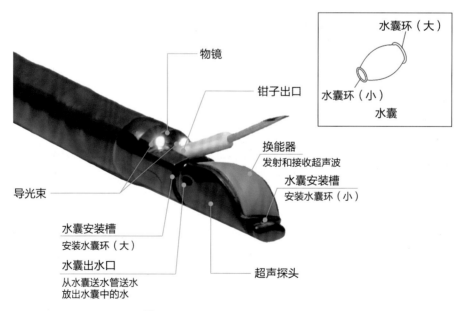

物镜

钳子出口

水囊环（大）

水囊环（小）

水囊

换能器
发射和接收超声波

水囊安装槽
安装水囊环（小）

导光束

水囊安装槽
安装水囊环（大）

水囊出水口
从水囊送水管送水
放出水囊中的水

超声探头

图 1 - 3 - 3 · 超声支气管镜头端部结构

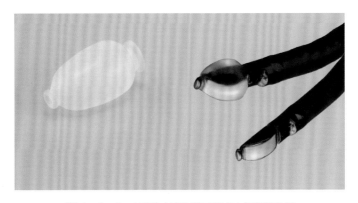

图 1-3-4·水囊及水囊安装于超声支气管镜头端

二、超声主机

呼吸内镜室常用的超声主机一般使用紧凑的一体化主机,常用模式有超声模式(灰阶模式)、彩色多普勒模式、弹性成像模式(图 1-3-5a～c)。彩色多普勒模式可实时通过不同颜色显示血管、血流大小、流向及流速;弹性成像模式可以彩色影像呈现体内组织的硬度分布,实现组织相对硬度的可视化。同时,还可以使用能量多普勒模式显示细小的血管。初学者建议打开超声主机的穿刺引导线(图 1-3-5d),可以帮助医生规划穿刺路径,有效地避开血管。另外,工作钳道 2.0 mm,可搭配多个品牌的穿刺针进行实时穿刺。

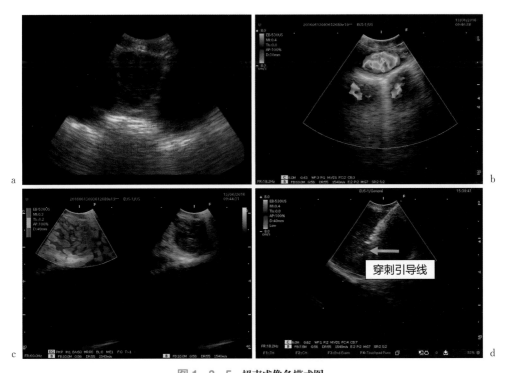

图 1-3-5·超声成像各模式图

a. 超声模式;b. 彩色多普勒模式;c. 弹性成像模式;d. 穿刺引导线。

三、穿刺针

目前市面上较常见的穿刺针品牌有奥林巴斯、波科、库克等，穿刺针的基本组成如图1－3－6 所示。

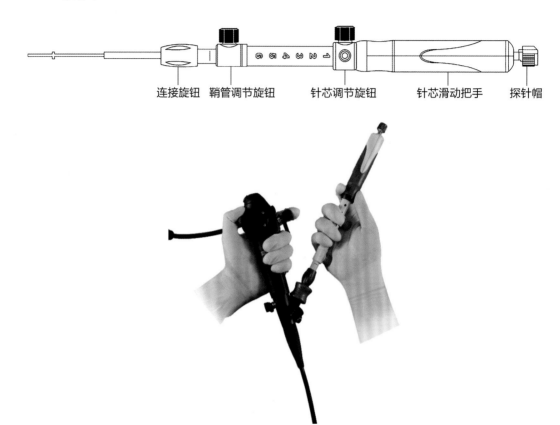

连接旋钮　鞘管调节旋钮　　针芯调节旋钮　　针芯滑动把手　探针帽

图 1－3－6 · 穿刺针的基本结构及其安装至超声支气管镜

第四章

操作步骤

EBUS-TBNA的操作需要医护相互配合,可扫描二维码(视频1-4-1)观看视频,学习全流程标准操作,也可参照后文详细描述进行学习。

一、操作前准备

■(一)安装超声内镜

(1)将超声内镜的光源连接器插入光源装置的内镜插座。将超声内镜的视频连接器插入处理器的视频连接器插座(视频连接器白点对准插座,插入后顺时针轴紧)(图1-4-2a)。

(2)将超声支气管镜EB-530US的超声连接器连接到超声处理器的超声内镜连接器插座,顺时针转动超声内镜连接器的锁定手柄,锁定连接器(图1-4-2b)。

图1-4-1·EBUS-TBNA
全流程标准
操作视频

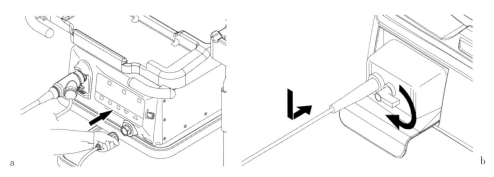

图1-4-2·安装超声内镜

a.连接内镜主机;b.连接超声主机

■(二)安装超声水囊

超声波在空气中传播速度慢,不能很好地获得超声图像。所以需要使用水囊,水作为超声传播介质可以获得良好的超声图像。为了防止超声伪影影响观察,在安装水囊时应排除水囊内的空气。

部分医生对EBUS-TBNA操作熟练后,进行穿刺活检时可不使用超声水囊,超声探头也能很好地贴合病灶获得清晰的超声图像并穿刺。根据笔者的经验,在主支气管及叶段基本不需要水囊,但气管内水囊作用较大,使水囊充盈到稍弯曲超声支气管镜前端可清晰显示图像为佳。

水囊的安装流程如下。

(1) 用注射器从水囊送水口注入无菌水,从水囊套管排出空气(图1-4-3a)。

(2) 准备水囊和水囊安装器具(图1-4-3b)。

(3) 捏住水囊安装器具的手柄1,在距离水囊环(大)3mm处夹住水囊(图1-4-3c)。

(4) 翻转水囊环(大),将其挂在水囊安装器具上(图1-4-3d)。

(5) 松开捏住水囊安装器具的手(图1-4-3e)。

(6) 捏住手柄2,使水囊环张开,将水囊装在超声内镜头端部(图1-4-3f)。

(7) 慢慢地取下水囊环(大),将其装在超声内镜的水囊安装槽中(图1-4-3g)。

(8) 从水囊送水管往水囊注水,排出水囊中的空气。如果排气困难,边注水,边用手指按压水囊,使空气彻底排出(图1-4-3h)。

(9) 用手指推水囊环(小),使其装在超声内镜头端部的水囊安装槽中(图1-4-3i)。

(10) 从水囊送水管往水囊注入1mL无菌水,确认水囊是否膨胀。确认无菌水是否有泄漏、水囊进气或水囊变形等情况(图1-4-3j)。

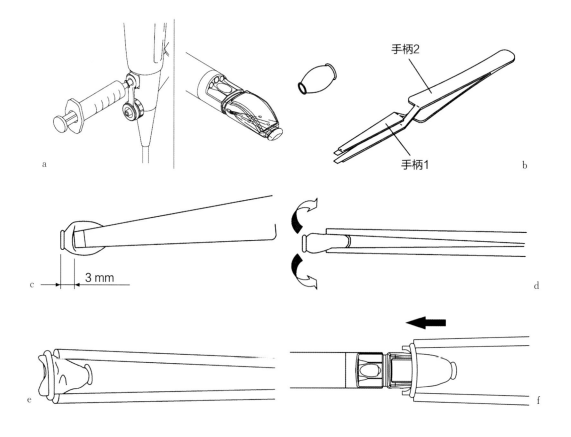

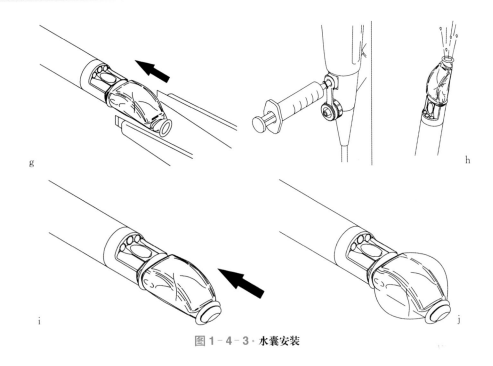

图 1 - 4 - 3 · 水囊安装

■ **(三) 检查穿刺针**

(1) 确认穿刺针的有效期,请勿使用过期的穿刺针。

(2) 按照穿刺针的使用说明书进行检查,请勿使用弯曲或变形的穿刺针,否则可能会导致意外穿孔或出血。

■ **(四) 患者准备及麻醉方法**

观察患者各项生命体征,对患者进行肺功能的预评估,了解患者病史,阅读现有影像学资料,对要进行穿刺的部位有明确预判;向患者告知操作前说明,使患者对操作目的、操作过程、并发症等均有清楚知悉后,签署操作前知情同意书。由于 EBUS - TBNA 操作时间较长、气道刺激较大,所以更需要充分的麻醉及镇静。如静脉麻醉或气管插管下进行全身麻醉,应遵循麻醉科操作方法。

二、操作

■ **(一) 普通支气管镜检查**

在进行 EBUS - TBNA 操作前,通常先行常规支气管镜检查(图 1 - 4 - 4),了解气道情况。如患者胸部 CT 无明显气道病变,也可直接使用超声支气管镜进行检查。对于鼻腔正常、无狭窄患者,可经鼻插入,但需注意有无鼻腔出血。

■ **(二) 超声支气管镜**

可采用经鼻或经口方式进镜,进镜时水囊不可充水。经鼻进镜时,注意鼻腔黏膜充分麻醉,可于术前以棉签探查鼻腔大小。

使用画中画 PinP 显示,可同时观察超声、内镜影像,向前、后调整支气管镜方向,直至获得淋巴结最大截面影像(图1-4-5)。

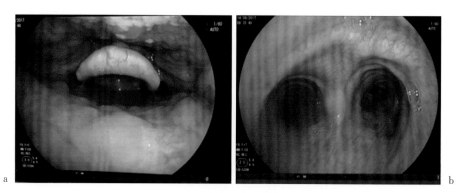

图1-4-4·普通支气管镜下图像

a.会厌;b.隆突。

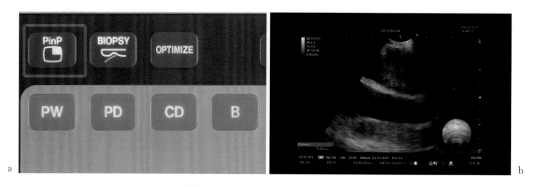

图1-4-5·目标淋巴结超声图像

a.超声键盘;b.图像。

■(三)确定穿刺部位并测量大小

(1)通过键盘CD键 CD 开启多普勒模式,检查目标穿刺部位与周围血管及淋巴结部血流关系(图1-4-6)。

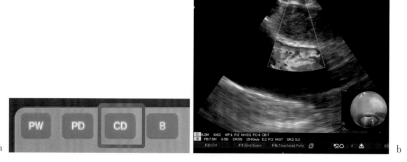

图1-4-6·打开彩色多普勒模式

a.超声键盘;b.图像。

（2）通过键盘 BIOPSY 键 开启穿刺引导线，规划穿刺路径、穿刺深度（图 1-4-7）。

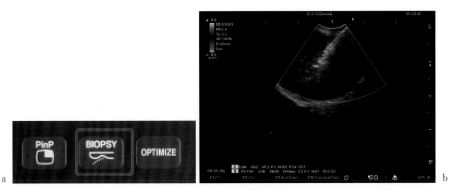

图 1-4-7·打开穿刺引导线

a. 超声键盘；b. 图像。

（3）测量：点击 FREEZE 冻结图像，点击 MEASURE 进入测量模式，使用滚轮和 SET 键 设置测量起点和终点，尺寸会显示在屏幕左下方。重复此步骤，可测量第二条直径大小，最多可测量 4 条（图 1-4-8）。

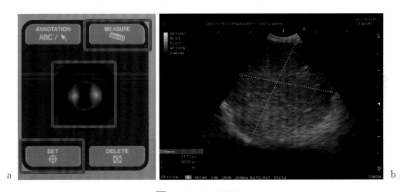

图 1-4-8·测量

a. 超声键盘；b. 图像。

■（四）准备吸引活检针

助手确认穿刺针安装状态后锁定，同时，穿刺针的注射器预先准备负压待用。

■（五）进行穿刺

（1）调直内镜前端，将收回鞘内的穿刺针通过活检孔道插入内镜，并固定外鞘管，在内镜下可见穿刺针鞘伸出孔道。①穿刺针通过支气管镜时，内镜前端尽可能不要弯曲，否则易导致通道穿孔破裂；②穿刺针进出支气管镜时，必须确保针尖完全收入鞘管内，才能进行插拔。

（2）向远端推进外鞘管直至穿刺部位支气管壁。

（3）确认穿刺路径，确保穿刺在软骨与软骨间韧带的交界区。

（4）根据超声下显示的病灶测量长度，设定实际出针长度。

（5）在超声图像引导下，助手固定内镜，采用突刺法或推进法穿刺病灶。如穿到软骨环时，将穿刺针退回支气管管腔内，再次快速进针（即突刺法）或上移微调穿刺点，再次穿刺。

（6）操作者固定内镜，助手拔出探针，连接穿刺针的注射器以施加负压（图 1-4-9）。施加负压使专用注射器回抽 20 mL。

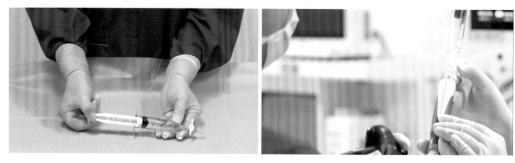

图 1-4-9·负压注射器准备及连接至超声内镜

（7）助手再次固定内镜，操作者在超声图像引导下，在目标病灶内反复抽吸 10～20 次（图 1-4-10）。穿刺时助手需注意是否有较多血液吸入注射器，如有，助手应及时提醒操作者。

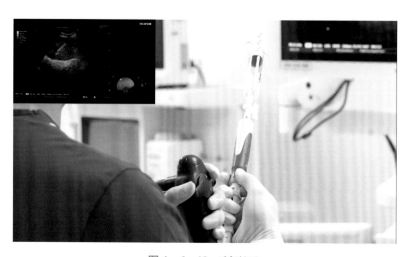

图 1-4-10·反复抽吸

■ （六）撤回吸引活检针

保持活检针位于淋巴结内，解除注射器负压，完全撤回吸引活检针后锁住针芯调节器，确保针芯完全退回鞘管内，放开超声支气管镜角度旋钮，之后自内镜活检孔道撤回吸引活检针。

■ (七) 标本处理

1. 常规标本处理方法

(1) 置入针芯,推出穿刺针内组织条至标本固定容器中,倒入福尔马林固定液(图1-4-11)。

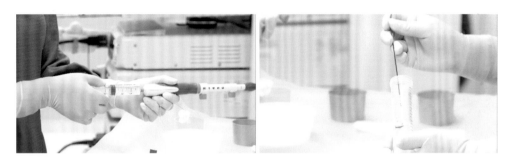

图1-4-11·置入针芯,推出组织条

(2) 抽出针芯,连接注射器,将穿刺针内残存的组织直接打入液基瓶,液基中如有大块组织条可进行包埋或送沉渣组织病理,或推至载玻片上,制备细胞学标本,进行脱落细胞学检查(图1-4-12)。

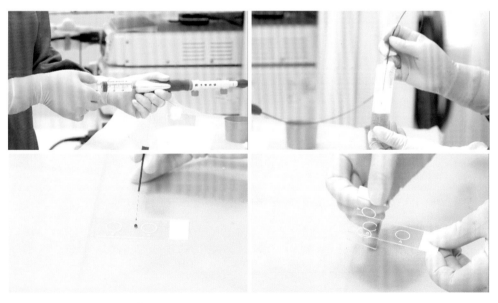

图1-4-12·连接注射器打入液基瓶或推至载玻片

2. 床旁现场快速评估(rapid on-site evaluation,ROSE) 涂片可在迪夫染液或改良苏木精伊红法(HE)染色后进行快速现场评估(图1-4-13)。

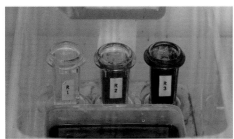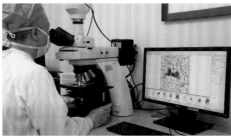

图 1－4－13·染色后用显微镜观察

·参考文献·

[1] Pan L, Xu G G, Guo J, et al. Diagnostic Value of EBUS－TBNA vs C-TBNA in the Diagnosis of Mediastinal Masses: A Systematic Review and Meta-analysis [J]. Chest, 2016,149(4):A434.

[2] National Comprehensive Cancer Network. Non-Small Cell Lung Cancer [EB/OL]. [2023－09－05]. https://www. nccn. org/ guidelines/guidelines detail?category = 1&id = 1462

[3] Kang H J, Hwangbo B. Technical aspects of endobronchial ultrasound-guided transbronchial needle aspiration [J]. Tuberculosis and Respiratory Diseases, 2013,75(4):135－139.

[4] Yasufuku K. Endobronchial ultrasonography: current status and future directions [J]. Journal of thoracic oncology: official publication of the International Association for the Study of Lung Cancer, 2007,2(10):970－979.

[5] Aljohaney A A. Role of convex probe endobronchial ultrasound in the diagnosis and treatment of nonmalignant diseases [J]. Pulmonary Medicine, 2019,2019(9):1－7.

[6] Sheski FD, Mathur PN. Endobronchial ultrasound [J]. Chest, 2008,133(1):264－270.

[7] Aziz F. Endobronchial ultrasound-guided transbronchial needle aspiration for staging of lung cancer: a concise review [J]. Transl Lung Cancer Res, 2012,1(3):208－213.

[8] Kuo CH, Chen HC, Chung FT, et al. Diagnostic Value of EBUS－TBNA for Lung cancer with non-enlarged lymph nodes: a study in a tuberculosis-endemic country [J]. Plos One, 2011,6(2):e16877.

[9] Trisolini R, Tinelli C, Cancellieri A, et al. Transbronchial needle aspiration in sarcoidosis: yield and predictors of a positive aspirate. [J]. Journal of Thoracic & Cardiovascular Surgery, 2008,135(4):837－842.

[10] Yasufuku K, Pierre A, Darling G, et al. A prospective controlled trial of endobronchial ultrasound-guided transbronchial needle aspiration compared with mediastinoscopy for mediastinal lymph node staging of lung cancer [J]. Journal of Thoracic & Cardiovascular Surgery, 2011,142(6):1393－1400. e1.

[11] Oki M, Saka H, Kogure Y, et al. Feasibility study of ultrasound video bronchoscopy for sampling endobronchial lesions lesions [J]. The Clinical Respiratory Journal, 2020,14(7).

[12] Holty, J-E C. Accuracy of transbronchial needle aspiration for mediastinal staging of non-small cell lung cancer: a meta-analysis [J]. Thorax, 2005,60(11):949.

[13] Asano F, Aoe M, Ohsaki Y, et al. Complications associated with endobronchial ultrasound-guided transbronchial needle aspiration: a nationwide survey by the Japan Society for Respiratory Endoscopy [J]. Respiratory research, 2013,14(1):50.

[14] Rusch VW, Asamura H, Watanabe H, et al. The IASLC Lung Cancer Staging Project: A Proposal for a New International Lymph Node Map in the Forthcoming Seventh Edition of the TNM Classification for Lung Cancer [J]. Journal of thoracic oncology: official publication of the International Association for the Study of Lung Cancer, 2009,4(5):568－577.

[15] Vilmann P, Clementsen PF, Colella S, et al. Combined endobronchial and esophageal endosonography for the diagnosis and staging of lung cancer: European Society of Gastrointestinal Endoscopy (ESGE) Guideline, in cooperation with the European Respiratory Society (ERS) and the European Society of Thoracic Surgeons (ESTS)[J]. Endoscopy, 2015,47(06):545－559.

第二部分

精选病例

第一章

恶性疾病

第一节 · 肺腺癌

病例 1 · 4R 组及 7 组淋巴结: 右肺腺癌, cT2aN2M0

● **患者基本信息**

性　别 · 男。

年　龄 · 57 岁。

主　诉 · 痰中带血 1 周。

现病史 · 1 周前出现痰中带血, 色鲜红, 量少, 无发热、盗汗等不适。

既往史 · 无特殊。

● **胸部 CT**

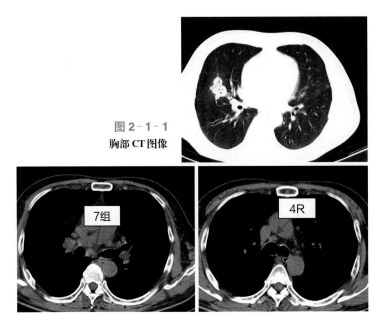

图 2 - 1 - 1
胸部 CT 图像

CT 表现 · 右肺中叶分叶状肿块,考虑恶性肿瘤,伴阻塞性肺炎;双肺多发小结节,纵隔、右肺门多发增大淋巴结。

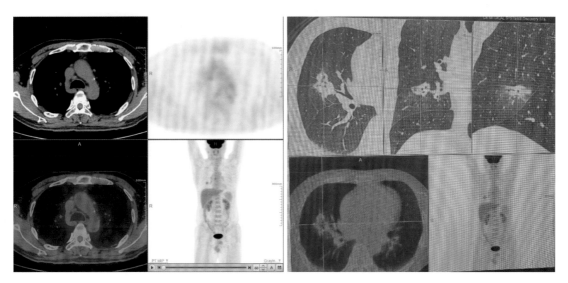

图 2 - 1 - 2 · PET - CT 图像

PET - CT 表现 · 右肺中叶肿瘤,右肺门及纵隔淋巴结肿大,其中隆突下淋巴结糖代谢升高,SUV 值 4.1,4R 组淋巴结 SUV 值 2.5。

放射学诊断 · 右肺肿瘤伴纵隔淋巴结转移可能。

· 支气管镜检查

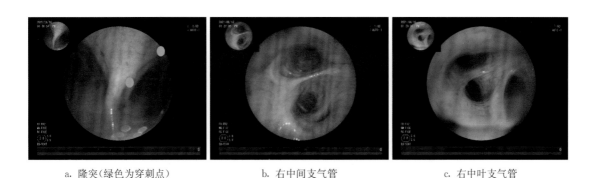

a. 隆突(绿色为穿刺点)　　　b. 右中间支气管　　　c. 右中叶支气管

图 2 - 1 - 3 · 支气管镜检查图像

内镜下所见 · 对患者先行普通支气管镜检查,镜下支气管壁无异常。

超声支气管镜检查及穿刺活检

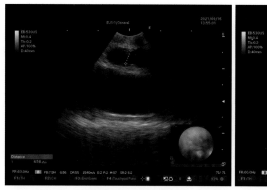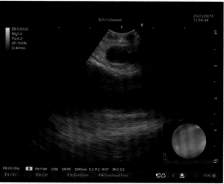

a. 4R 组淋巴结测量 4.58 mm　　　　　b. 4R 组淋巴结穿刺图像

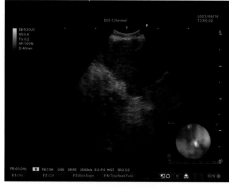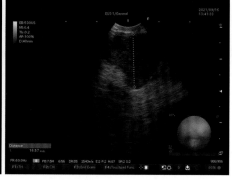

c. 7 组淋巴结探查　　　　　d. 7 组淋巴结测量 16.57 mm

图 2 - 1 - 4 · 超声支气管镜下右上叶后段超声图像

超声声像征象 · 探及并测量 4R 组及 7 组淋巴结,测量后对其进行 EBUS - TBNA。

EBUS - GS

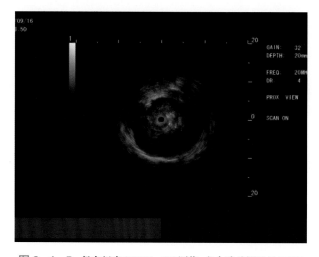

图 2 - 1 - 5 · 径向超声(EBUS - GS)图像,右中叶外侧段行 TBLB

● **ROSE**

结果· 右中叶外侧段、4R 组淋巴结、7 组淋巴结均见较多恶性肿瘤细胞,倾向腺癌（200×）。

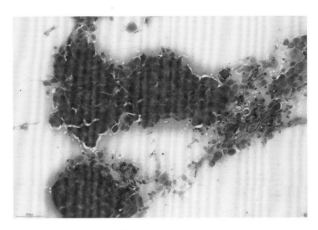

图 2‑1‑6·**ROSE**

● **病理**

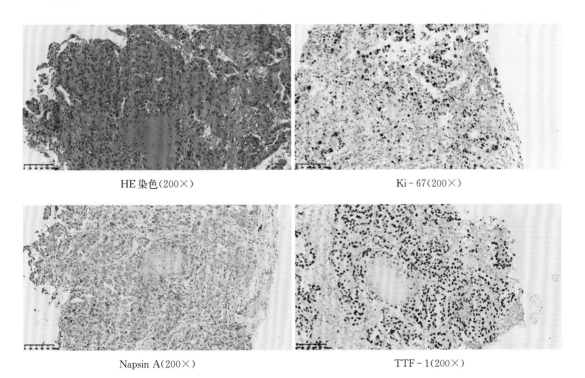

HE 染色(200×)　　　　　　　　　　　　Ki‑67(200×)

Napsin A(200×)　　　　　　　　　　　　TTF‑1(200×)

图 2‑1‑7·**4R 组淋巴结病理及免疫组化**

病理所见· HE 染色考虑转移性腺癌,免疫组化结果符合转移性肺腺癌,TTF‑1(＋)，Napsin A(＋),Ki‑67(5%＋)。

最终诊断及治疗

最终诊断·右肺腺癌,cT2aN2M0,ⅢA期,K-RAS突变,PS 0分。

治疗·4周期新辅助PC方案化疗联合帕博利单抗注射液(可瑞达)免疫治疗,后转胸外科手术治疗。

预后

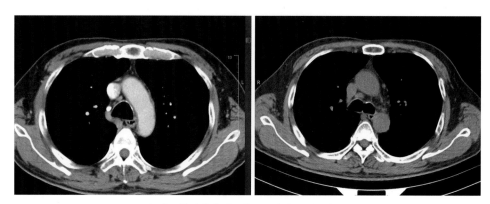

4R组淋巴结治疗前后图像(左:治疗后,右:治疗前)

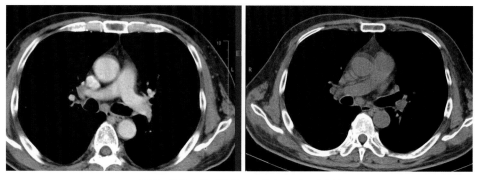

7组淋巴结治疗前后图像(左:治疗后,右:治疗前)

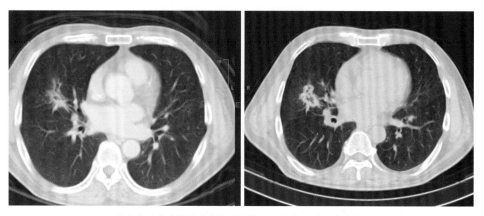

右肺中叶分叶肿块治疗前后图像(左:治疗后,右:治疗前)

图 2-1-8·治疗前后图像

● **诊断体会**

（1）EBUS - TBNA 高清显示纵隔淋巴结，<5 mm 的淋巴结亦可安全有效地行穿刺活检。对于某些与分期有关的病例，<5 mm 的淋巴结亦需要进行穿刺活检。

（2）纵隔淋巴结穿刺顺序：先对侧再同侧，先远再近。本例患者先行穿刺 4R 组淋巴结，再行穿刺 7 组淋巴结。

（3）淋巴结越小，穿刺针前后移动范围越小，需要助手密切配合，固定好气管镜，术者灵活调节手腕力量，并实时观察穿刺针的活动轨迹与血管的关系。

（复旦大学附属中山医院 · 刘子龙）

病例 2 · 4R 组及 7 组淋巴结:右肺腺癌,T3N2M1c

● **患者基本信息**

性　别 · 男。

年　龄 · 57 岁。

主　诉 · 干咳 8 年,加重 1 个月。

现病史 · 患者无明显诱因下干咳伴咽痒 7～8 年,每次持续 10～20 天后缓解,加重缓解因素不明,怀疑"咽喉炎",自行服用对症药物后无缓解,夜间咳嗽频率及程度较早晨有减轻,秋冬季节发作频率高于春夏。近 1 个月患者干咳症状逐渐加重。2023 - 10 - 29 胸部 CT 平扫:见右肺下叶团片灶,与 2023 - 02 - 07 CT 对照病灶明显增大,纵隔内及右肺门区多发淋巴结增大,部分肿大,右肺下叶部分支气管管壁欠光整,管腔狭窄,右肺下叶渗出。心包积液,两侧胸膜轻度增厚。2023 - 11 - 01 肺小结节薄层 CT 三维重建:右肺下叶支气管近端占位,拟诊为癌症,并阻塞肺炎、癌性淋巴管炎可能,两肺多发微小结节,两肺纤维条索及钙化灶,右侧胸腔少量积液,心包积液,主动脉瓣钙化。追问病史,患者有右肺下叶肺小结节病史 6 年,每半年复查1 次,2023 - 02 - 07 结节大小约 5 mm。现患者为进一步诊治收入我科,病程中患者睡眠饮食精神可,二便正常,体重无显著变化。

既往史 · 无特殊。

个人史 · 有吸烟史,有饮酒史 30 余年。

婚育史 · 已婚已育,育有 2 女,均体健。

家族史 · 否认相关家族史。

● **胸部 CT**

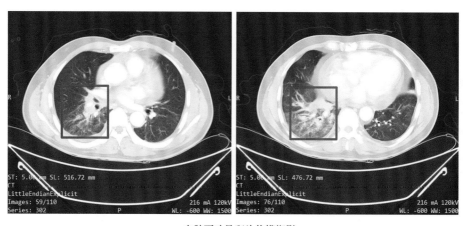

a. 左肺下叶见斑片状模糊影

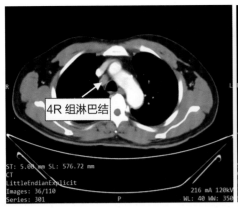 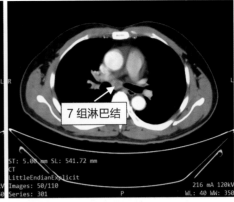

b. 4R 组淋巴结　　　　　　　　　　　　c. 7 组淋巴结

d. 全套胸部 CT 图像

图 2 - 1 - 9 · 胸部 CT 图像

CT 表现 · 两肺见数枚小结节影,右肺下叶见斑片状模糊影,双肺见散在条索影;双侧胸膜局部稍增厚;右侧胸腔少量积液。两肺门区未见异常密度影。胸膜未见增厚改变。主动脉、肺动脉主干及其左右分支内对比剂密度均匀,各大血管边界清晰,纵隔内多发肿大淋巴结,主动脉壁钙化。心包腔见积液。

放射学诊断 · 双肺多发小结节;拟右肺下叶感染;双肺散在条索影;右侧胸腔少量积液,双侧胸膜局部稍增厚;主动脉壁钙化;心包腔积液。请结合临床及其他相关检查,随诊。

● **PET - CT**

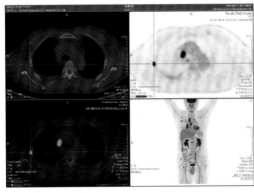 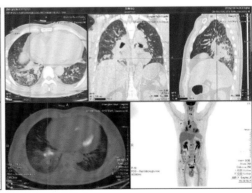

4R 组淋巴结高代谢　　　　　　　　右肺下叶支气管肿物代谢增高

图 2 - 1 - 10 · PET - CT 图像

　　PET - CT 表现·右肺下叶支气管肿物伴代谢增高,邻近肺组织实变,考虑恶变,双肺散在斑片渗出影,右侧胸腔少量积液,心包积液,纵隔、右肺门多发淋巴结肿大,代谢显著增高,考虑转移性病变,胸骨柄左缘肋骨多发(左侧第 3、5 肋,右侧第 3 肋),L1 椎体、L5 椎体、右侧髂骨、左侧耻骨、右侧股骨颈多发溶骨性骨质破坏,代谢增高,考虑多发骨转移。其余病变:双侧基底节区腔隙灶、右肾小结石。

● **术前诊断**

　　术前诊断·肺占位性病变,高血压。

● **支气管镜检查**

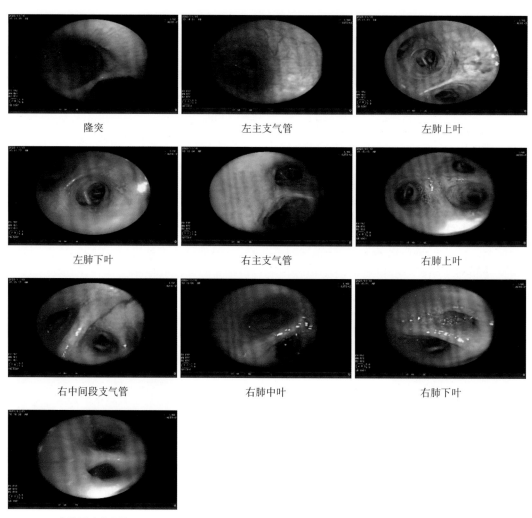

| 隆突 | 左主支气管 | 左肺上叶 |

| 左肺下叶 | 右主支气管 | 右肺上叶 |

| 右中间段支气管 | 右肺中叶 | 右肺下叶 |

右肺下叶基底段

图 2 - 1 - 11·支气管镜检查图像

内镜下所见

(1) 声门:活动对称。

(2) 气管:气管管腔通畅,软骨环清晰,黏膜光滑,隆突锐利,未见出血、新生物。

(3) 左侧:左主支气管、左肺上叶、左肺下叶及各段支气管管腔通畅,黏膜光滑,未见出血、新生物。

(4) 右侧:右主支气管、右肺上叶管腔通畅,黏膜光滑,未见出血、新生物;右肺中叶、右肺下叶及各段支气管管腔狭窄,黏膜肿胀,凹凸不平,触之易出血,未见新生物。

内镜诊断·气道慢性炎症。

● 超声支气管镜检查及穿刺活检

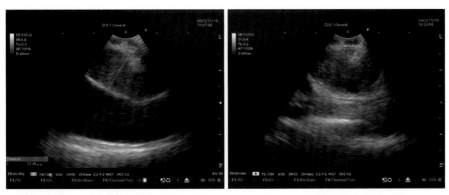

a. 4R 淋巴结   b. 4R 组淋巴结穿刺

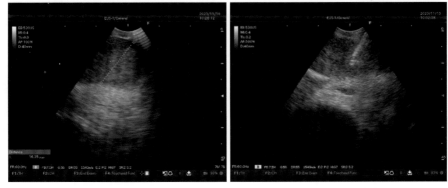

c. 7 组淋巴结   d. 7 组淋巴结穿刺

图 2-1-12·超声支气管镜下 4R 组及 7 组超声图像

超声声像特征·超声支气管镜进入支气管探得 4R 组淋巴结长径约 1.3 cm,密度不均匀,边界欠清,血供欠丰富,进入穿刺针穿刺,获取病理组织 1 条,涂片×6(细菌×1,真菌×1,TB×1,脱落细胞×3),液基(脱落细胞×1)。

探得 7 组淋巴结长径约 1.6 cm,密度不均匀,边界欠清,血供欠丰富,插入穿刺针穿刺,获取病理组织 1 条,涂片×6(细菌×1,真菌×1,TB×1,脱落细胞×3),液基(脱落细胞×1)。

- **EBUS - GS**

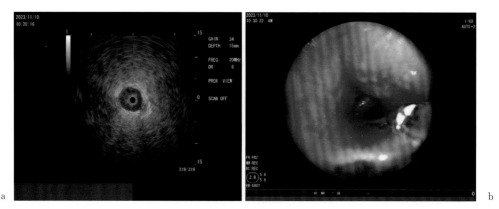

图 2 - 1 - 13 · 右肺下叶病灶 EBUS - GS
a. 超声探头图像;b. 内镜下图像。

超声声像特征·右肺下叶内基底段进入超声探头,导丝沿右肺下叶内基底段支逐渐深入,经 GS 确认精确位置,可及小片状中稍高不均质回声病灶,局部予以刷检、活检及灌洗。

- **病理**

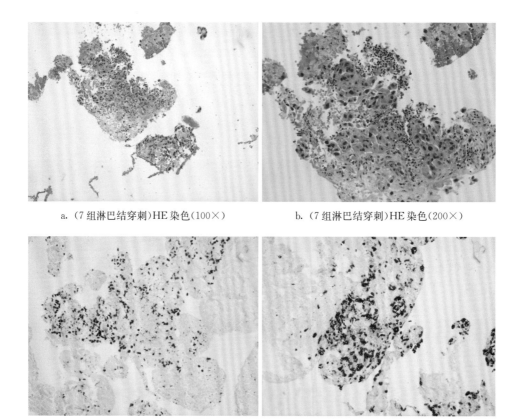

a.（7 组淋巴结穿刺）HE 染色（100×）   b.（7 组淋巴结穿刺）HE 染色（200×）

c.（7 组淋巴结穿刺）TTF - 1（100×）   d.（7 组淋巴结穿刺）上皮标记 CK7（100×）

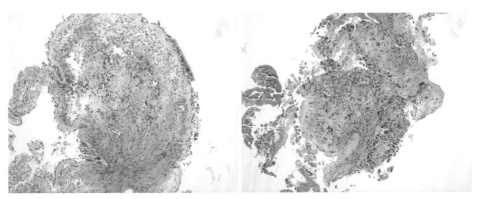

e.（右肺下叶病灶活检）HE 染色（100×）　　　　f.（右肺下叶病灶活检）HE 染色（100×）

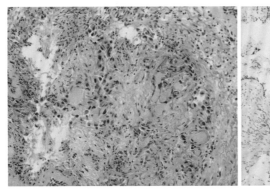

g.（右肺下叶病灶活检）HE 染色（200×）　　　　h.（右肺下叶病灶活检）TTF-1（100×）

图 2-1-14·病理及免疫组化

病理所见

1. 7 组及 4R 组淋巴结穿刺活检　出血背景中见异型细胞,结合免疫组化标记结果及送检部位,符合转移性肺腺癌。

肿瘤细胞免疫组化及特殊染色检查:TTF-1（+）,CK7（+）,Napsin A（+）,C-met（+,染色弱）,SMARCA4（蛋白表达）,Ki-67（约 10%+）,P40（-）,ALK-1A4（-）,PD-L1{22C3}（TPS<1%）,PD-L1{22C3}阳性对照（+）。

2. 右肺下叶病灶穿刺活检　非小细胞癌,结果符合免疫组化标记结果,符合肺腺癌。

肿瘤细胞免疫组化及特殊染色检查:TTF-1（+）,CK7（+）,Napsin A（+）,C-met（+,染色弱）,SMARCA4（蛋白表达）,Ki-67（约 10%+）,P40（-）,ALK-1A4（-）,PD-L1{22C3}（TPS<1%）,PD-L1{22C3}阳性对照（+）。

● **最终诊断**

最终诊断·右肺腺癌,T3N2M1c,骨转移,PS 1 分。

● 诊断体会

本例患者为老年男性,有长期大量吸烟史,属于肺癌高危人群。既往有肺内结节病灶,出现咳嗽症状加重后复查胸部影像,见肺内结节增大伴纵隔淋巴结肿大,临床诊断为肺癌可能。病理诊断是确诊肺癌的金标准,使用超声支气管镜检查,视角和视野清楚,可局麻下顺利过声门,进入气管,超声探查纵隔淋巴结,显像清晰,定位准确,穿刺路径和深度有引导线提示,穿刺顺畅,组织获取量好,可满足组织免疫组化和分子病理检测。

（上海交通大学医学院附属瑞金医院·陈　巍）

病例 3 · 4L 组及 7 组淋巴结:右肺下叶腺癌,cT1N2M1a

● **患者基本信息**

性　　别·男。

年　　龄·63 岁。

主　　诉·反复咳嗽、咳痰 20 年,加重伴喘息 1 周。

现病史·该患者于 20 年前开始间断咳嗽,咳黄痰,无咯血史,发作无季节性,每年发作,逐年加重,发作频次及持续时间逐渐增加,每次发作均需要抗感染治疗症状方可缓解。5 天前患者感冒后病情加重,咳黄痰,痰无异味,无痰中带血及大咯血,伴喘息,自觉发热,体温未测,为求进一步诊治来我院就诊,门诊以"支气管扩张合并感染"入院。患者自发病以来无胸痛,无午后低热、盗汗、乏力症状,无心前区闷痛。睡眠饮食欠佳,大小便正常。入院前诊断:支气管扩张伴感染;肺部阴影性质待查;社区获得性肺炎;心律失常;不完全性右束支传导阻滞。

既往史·否认高血压、冠心病、糖尿病病史。传染病史:1987 年曾患肺结核病,系统治疗,治愈;否认肝炎病史。预防接种史:正常。手术、外伤史:否认。输血史:否认。食物药物过敏史:否认。

● **胸部 CT**

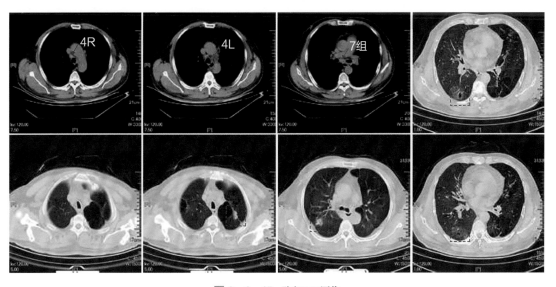

图 2 - 1 - 15 · 胸部 CT 图像

CT 表现·胸廓对称、形态正常。双肺多发斑片、结节及索条状高密度影,病灶密度不均,肺内多发大小不等薄壁透光区;左肺上叶尖后段及右肺上叶后段见结节灶,直径分别约2.0 cm、1.9 cm,边缘毛糙,呈分叶状,增强扫描病灶轻度强化;右肺下叶见较大磨玻璃结节影,直径约3.9 cm。气管及主支气管通畅。心脏大小、形态未见异常改变。纵隔内脂肪间隙清晰,见增大略强化淋巴结。双侧胸膜粘连。胸腔内未见液体密度影。胸廓诸骨未见骨质破坏。胸壁软组织未见异常改变。

放射学诊断·双肺慢性感染并肺气肿、肺大疱,请结合临床。双肺上叶结节灶,右肺下叶磨玻璃结节灶,恶性不除外,建议穿刺活检及 MDT 会诊。纵隔淋巴结肿大。双侧胸膜粘连。

● 支气管镜检查

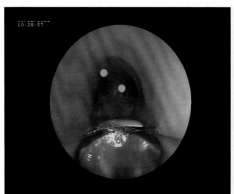

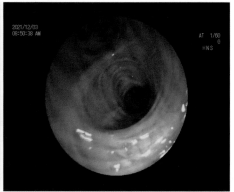

a. 隆突(绿点为穿刺点)　　　　　　　　b. 左肺上叶 B1/B2/B3 支气管

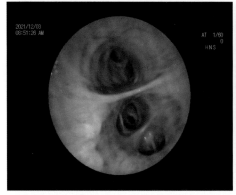

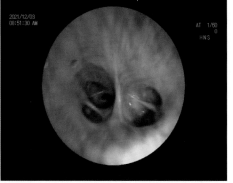

c. 右肺中叶及下叶支气管开口　　　　　　d. 右肺下叶 B6 及基底段开口

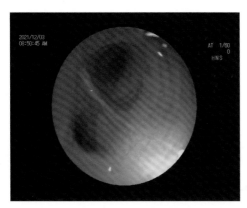

e. 右肺下叶 B6a/B6b 亚段

图 2 - 1 - 16 · 支气管镜下图像

内镜下所见·右肺下叶支气管泡沫样痰较多,B6 支气管黏膜充血、水肿。

● 超声支气管镜检查及穿刺活检

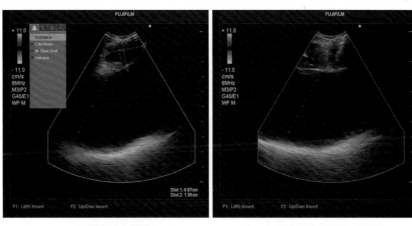

a. 4L 组淋巴结测量　　　　　　b. 4L 组淋巴结 EBUS - TBNA

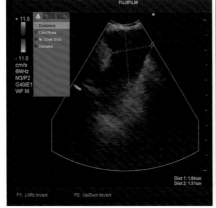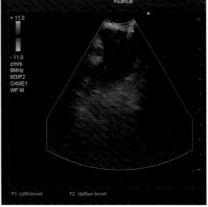

c. 7 组淋巴结测量　　　　　　d. 7 组淋巴结 EBUS - TBNA

图 2 - 1 - 17 · 超声支气管镜下图像

超声声像特征·超声支气管镜探查,测量 4L 组及 7 组淋巴结大小,4 组淋巴结 0.87 mm×1.38 cm,7 组淋巴结 1.84 cm×1.51 cm。对 4L 组及 7 组淋巴结进行穿刺活检。

● **病理**

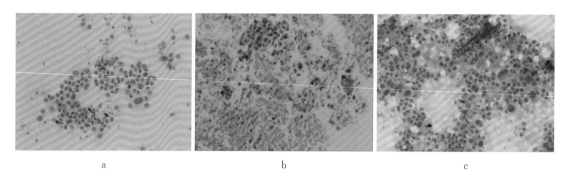

图 2-1-18·病理,HE 染色(100×)

病理所见

(1) 4L 组淋巴结 EBUS-TBNA 涂片查瘤细胞:(细胞变性)可疑癌细胞(图 2-1-18a)。

(2) 7 组淋巴结 EBUS 穿刺物活检:血凝块中散在少量异型细胞,结合免疫组化结果,可疑肺腺癌,请结合临床(图 2-1-18b)。

(3) 7 组淋巴结 EBUS-TBNA 涂片查瘤细胞:考虑癌细胞(图 2-1-18c)。

(4) 免疫组化:Ki-67(10%),Napsin A(＋),P40(－),P63(个别细胞＋),TTF-1(＋)。

● **最终诊断**

最终诊断·右肺下叶癌(cT1N2M1a,Ⅳa 期,周围型,腺癌)PS 1 分;纵隔淋巴结转移;双肺转移;双肺同时性双原发癌不除外;支气管扩张伴感染;社区获得性肺炎;心律失常;不完全性右束支传导阻滞;低蛋白血症;低血氧症。

● **诊断体会**

双肺均见结节灶,考虑倾向恶性结节,纵使纵隔淋巴结增大不明显,EBUS-TBNA 对于前期诊断及后续治疗都有很大临床意义。即使增强 CT 提示纵隔淋巴结增大不明显,在实际操作过程中探查到的淋巴结都有增大。超声支气管镜图像清晰,分辨率高,操作全过程实时直视,可清楚看到针鞘与穿刺针的位置,防止穿刺时损伤镜头。

(沈阳市第十人民医院·刘　娜)

病例 4 · 4L 组及 11L 组淋巴结:左肺腺癌伴 11L 组和 4L 组淋巴结转移

● **患者基本信息**

性　别 · 女。

年　龄 · 65。

主　诉 · 发现左肺下叶占位 2 个月余。

现病史 · 患者 2 个月余前无明显诱因感左胸隐痛,不伴咳嗽、咳痰、咯血、呼吸困难,疼痛与呼吸、体位变化无关,胸部 CT 提示"左肺下叶背段占位,肺门及纵隔淋巴结增大"(未见影像学资料)。为寻求进一步诊治前往我院门诊就诊。2023 - 03 - 23 胸部 CT 平扫+增强扫描:左肺下叶背段结节,较大层面大小约 2.5 cm×1.0 cm,左肺门及纵隔淋巴结增大,大者短径约 2.1 cm,多系肺癌伴淋巴结转移。双肺散在小结节,炎性结节? 部分转移瘤待排。双肺下叶肺大疱影。肺功能:肺功能正常。全腹部增强 CT:肝囊肿。MRI 头部平扫+轴位冠状位、矢状位增强扫描:右侧顶部脑膜结节,考虑肿瘤:脑膜瘤可能性大,其他待排。脑白质高信号,Fazekas 2 级。轻度脑萎缩。心电图未见明显异常。血常规、生化、凝血功能未见明显异常。为进一步明确诊断,患者以"肺占位性病变"收住我科进一步诊治。患者自发病以来,神志清,精神稍差,睡眠饮食稍差,体重未见明显变化。

既往史 · 一般情况良好,否认肝炎、结核或其他传染病史,疫苗接种史不详,无过敏史,无外伤史,25 年前外院行"子宫肌瘤切除术",术后恢复可,无输血史,无特殊病史。

个人史 · 长期居住于原籍,退(离)休人员,未到过牧区及疫区,无冶游史,无吸毒史,无吸烟史,无饮酒史。

月经史 · 14 岁 5/29,绝经年龄 40 岁,40 岁因行"子宫肌瘤切除术"后绝经,既往月经量正常、颜色正常,无痛经史。

婚姻史 · 适龄结婚,配偶体健,育有 2 女。

家族史 · 母亲因"胰腺癌"去世,否认其他家族史及遗传病史。

● **胸部 CT**

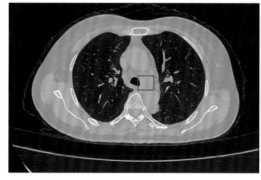
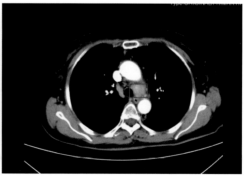

a. 4L 组淋巴结(肺窗)　　　　　　　b. 4L 组淋巴结(纵隔窗)

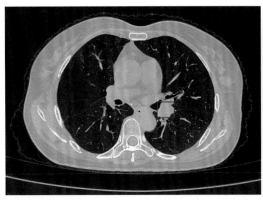

c. 11L 组淋巴结(肺窗)　　　　　　　　　　d. 11L 组淋巴结(纵隔窗)

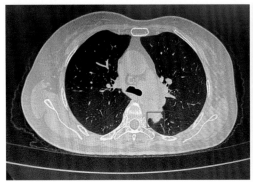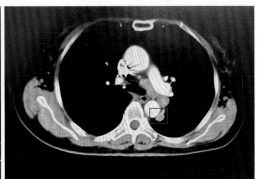

e. 胸主动脉旁结节(肺窗)　　　　　　　　　　f. 胸主动脉旁结节(纵隔窗)

图 2‑1‑19·胸部 CT 图像

　　CT 表现·胸廓对称,双肺纹理清晰;左肺下叶背段见不规则软组织密度结节,较大层面大小约 2.5 cm×1.0 cm,增强扫描明显强化,病灶边缘见边界清楚的磨玻璃影,病灶与纵隔胸膜紧贴。双肺见散在小结节,约 0.2～0.5 cm,部分呈磨玻璃密度,较大位于右肺上叶尖段,长径约 0.5 cm。左肺门及纵隔淋巴结增大,大者短径约 2.1 cm,增强扫描明显强化。纵隔未见移位。心脏未见增大,心包未见积液。双侧胸腔未见积液。

　　放射学诊断·①左肺下叶背段结节,左肺门及纵隔淋巴结增大,多系肺癌伴淋巴结转移,请结合临床。②双肺散在小结节,炎症结节? 部分转移瘤待排,请随访。

●实验室检查

　　肿瘤标志物·癌胚抗原(CEA):75.90 ng/mL;血清糖类抗原 19‑9(CA19‑9):8.06 U/mL;血清糖类抗原 12‑5(CA‑12‑5):9.53 U/mL;细胞角蛋白 19 片段(CYFRA21‑1):3.85 ng/mL;神经元特异性烯醇化酶(NSE):22.60 ng/mL。

　　血常规·血细胞比容(HCT):0.46。

　　凝血功能·活化部分凝血活酶时间(APTT):23.9 s。

生化检查 · 葡萄糖(GLU):6.75 mmol/L;钠:133.3 mmol/L;氯:98.0 mmol/L。

● 术前诊断

病灶部位 · 左肺下叶背段,左肺门及纵隔。

术前诊断 · 左肺下叶背段占位伴纵隔淋巴结肿大:肿瘤伴转移? 其他?

● 支气管镜检查

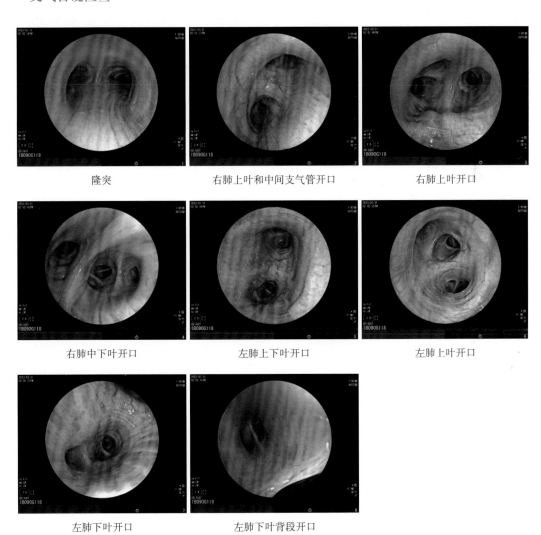

隆突	右肺上叶和中间支气管开口	右肺上叶开口
右肺中下叶开口	左肺上下叶开口	左肺上叶开口
左肺下叶开口	左肺下叶背段开口	

图 2 - 1 - 20 · 支气管镜检查图像

内镜下所见

声门:会厌光滑,双侧声带结构正常。

气管:软骨环结构清晰,黏膜光滑,色泽正常,管腔通畅。

隆突:光滑锐利。

左侧各级支气管:均未见异常,黏膜光滑,色泽正常,管腔通畅,未见出血、狭窄及新生物。

右侧各级支气管:均未见异常,黏膜光滑,色泽正常,管腔通畅,未见出血、狭窄及新生物。

● 超声支气管镜检查及穿刺活检

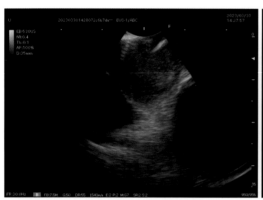

a. 4L组淋巴结超声观察   b. 4L组淋巴结弹性成像

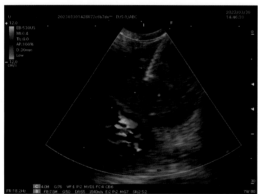 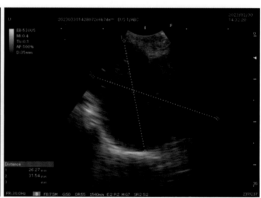

c. 4L组淋巴结穿刺彩色多普勒   d. 11L组淋巴结测量大小

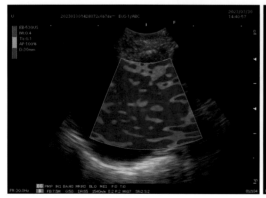 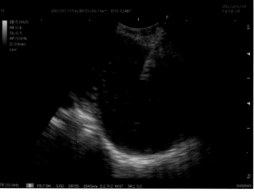

e. 11L组淋巴结弹性成像   f. 11L组淋巴结超声穿刺

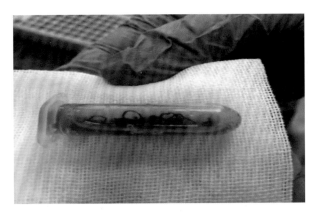

g. 穿刺标本

图 2-1-21·超声支气管镜下 4R 组和 11L 组穿刺及穿刺所得标本

超声声像特征·EBUS 检查见 4L 组、11L 组淋巴结增大，EBUS 引导下于 4L 组淋巴结、11L 组淋巴结穿刺送病理学、细胞学检查。

● 病理

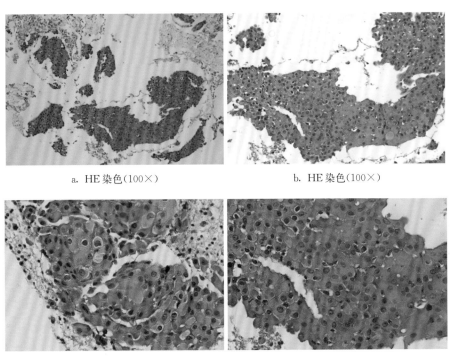

a. HE 染色（100×）　　　　　　　　b. HE 染色（100×）

c. HE 染色（400×）　　　　　　　　d. HE 染色（400×）

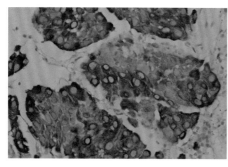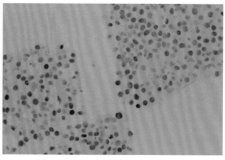

e. CK7(400×)　　　　　　f. TTF-1(400×)

图 2-1-22·病理及免疫组化

病理所见

病变部位:4L组淋巴结;11L组淋巴结。

样本类型:穿刺。

病理诊断:均查见腺癌。

免疫组化结果:CK7(+)、TTF-1(8G7G3/1)(+)、Napsin A(+)、CK5&6(-)、P40(-)、Syn(-)、ALK-V(-)、ROS1(-)。

液基诊断

病变部位:4L组淋巴结;11L组淋巴结。

样本类型:EBUS-TBNA 穿刺液基。

病理诊断:查见高度可疑腺癌细胞。

涂片诊断

病变部位:4L组淋巴结。

样本类型:EBUS-TBNA 穿刺涂片。

病理诊断:查见少量异型细胞,可疑腺癌细胞。

病变部位:11L组淋巴结。

样本类型:EBUS-TBNA 穿刺涂片。

病理诊断:查见异型细胞,倾向腺癌细胞。

● **最终诊断**

最终诊断·左肺腺癌伴11L组和4L组淋巴结转移。

● **诊断体会**

此病例为左肺下叶背段主动脉旁结节,EBUS-TBNA 无法穿刺。通过其他活检方式亦难以采集原发灶病理标本,EBUS穿刺4L组及11L组淋巴结。

穿刺顺序应为:先穿刺4L组淋巴结,再进行11L组淋巴结穿刺。

(四川大学华西医院·杨　赛)

病例 5·7 组淋巴结:右肺上叶腺癌,T4N3M1c

● **患者基本信息**

性　别·女。

年　龄·64 岁。

主　诉·咳嗽 10 余天。

现病史·患者入院前 10 余天无明显诱因出现咳嗽,单声咳嗽,无痰,伴上腹部轻微疼痛,无胸痛、咯血、活动后气促,无畏寒、发热、潮热、盗汗,感活动后气促,休息可缓解,不伴双下肢水肿、心悸、胸闷不适,无明显消瘦,于门诊完善胸部 CT 检查,发现肺部阴影,为进一步诊治入院。本次发病以来食欲正常,神志清醒,精神尚可,睡眠尚可,大便正常,小便正常,体重无明显变化。

既往史·患者平素健康状况良好,有高血压病病史 2+年,具体不详,未服药治疗,未监测血压,否认糖尿病病史,否认冠心病病史,否认传染病病史,既往因肾结石行手术及痔疮手术病史,否认输血史,按规定接种疫苗,否认食物、药物过敏史。

个人史·出生于四川省广安市邻水县,生长于四川省,否认疫区、疫情、疫水接触史,否认吸烟史,否认饮酒史,否认放射性物质及化学毒物接触史。

婚姻史·丧偶。

家族史·父母已故,否认家族性遗传病史,否认家族性肿瘤病史。

● **胸部 CT**

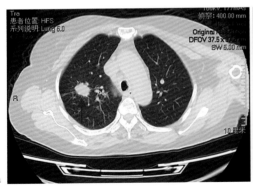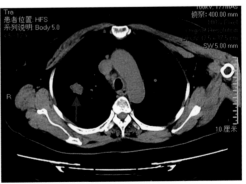

a　　　　　　　　　　　　　　　　　　　　b

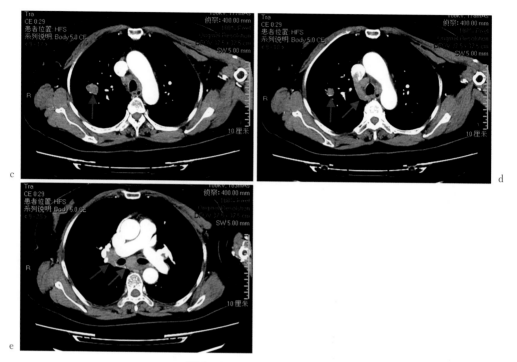

图 2 - 1 - 23 · 胸部 CT 影像

CT 表现 · 两侧胸廓对称,气管居中。纵隔脂肪间隙及血管影清晰,纵隔及双肺门见多发肿大淋巴结影,最大者短径约 15 mm。左肺气管内少许黏液。双肺支气管血管束清晰,右肺上叶见分叶状软组织肿块影,大小约 19 mm×22 mm,可见毛刺征象,密度不均,其内可见小空泡征,增强扫描呈轻度强化,邻近支气管管腔闭塞,远端肺叶少许节段性不张,邻近胸膜牵拉凹陷;双肺散在条索影及斑片影。双肺散在结节,大小约为 2～5 mm,边界清楚。胸膜腔未见明显异常。左冠状动脉壁钙化。部分胸椎骨赘形成。T8 椎体稍变扁,其内局部密度减低。扫描层面甲状腺左叶见小片状低密度影,增强后不均匀强化。

放射学诊断 · ①右肺上叶占位,邻近支气管管腔闭塞,考虑恶性肿瘤性病变,肺癌可能,纵隔及右肺门多发淋巴结转移可能,建议进一步检查。②右肺部分间质增厚,癌性淋巴管炎不除外,请结合临床。③双肺散在结节,炎性结节? HRCT 密切随访。④左肺气管内少许黏液。⑤双肺散在慢性炎症。

● **实验室检查**

癌胚抗原 14.1 ng/mL(参考值 0～5 ng/mL),细胞角蛋白 19 片段 3.04 ng/mL(参考值 0～2.08 ng/mL)。血常规、生化指标正常。

● **术前诊断**

病灶部位 · 右肺上叶、右肺门及纵隔。

术前诊断·右肺上叶肿块伴右肺门及纵隔淋巴结肿大待查:肿瘤？结核？

● 支气管镜检查

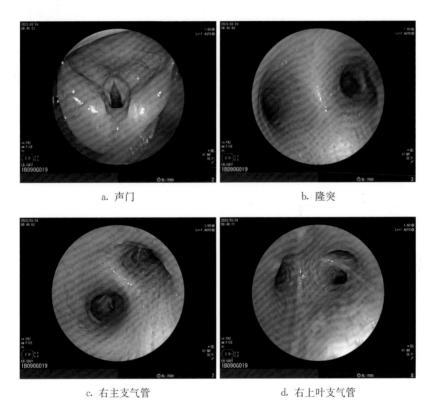

a. 声门

b. 隆突

c. 右主支气管

d. 右上叶支气管

图 2-1-24·支气管镜检查图像

内镜下所见·全麻下经口植入 i-GEL 喉罩,全程机械通气下进行,经喉罩植入外径 5.9 mm 电子支气管镜,声带活动度正常,气管通畅,黏膜光滑,隆突增宽,右肺上叶支气管黏膜凹凸不平,未见确切新生物;左侧主支气管及其余各叶段支气管开口正常,管腔通畅,黏膜光滑,未见新生物。

● 超声支气管镜检查及穿刺活检

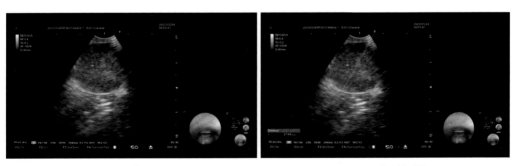

a. 7 组淋巴结

b. 7 组淋巴结测量

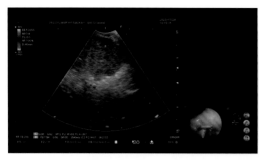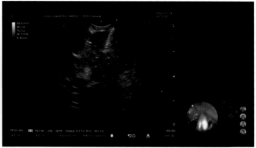

c. 7 组淋巴结彩色多普勒模式   d. 7 组淋巴结超声穿刺

图 2 - 1 - 25 · **超声支气管镜下 7 组穿刺**

超声声像特征·行超声支气管镜检查,于隆突上、下探及多枚淋巴结,淋巴结边界清楚、肿大、融合,多数淋巴结存在小血管,测量淋巴结长径约为 2.3 cm,固定内镜,经工作孔道置入 21G EBUS - TBNA 专用穿刺针,多普勒排除血管,使用穿刺针于最大淋巴结处穿刺,穿刺深度 2.0 cm,在 7 组肿大淋巴结处共穿刺 3 针,获得发丝样标本数条。

● 病理

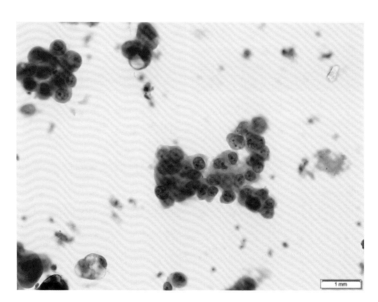

图 2 - 1 - 26 · **HE 染色(40×)**

病理所见·①查见核异质细胞;②找到癌细胞(考虑腺癌)。

● 最终诊断

最终诊断·右肺上叶腺癌伴肺门、纵隔淋巴结转移,骨转移 T4N3M1c ⅣB 期 EGFR 突变阳性(19DEL)。

● **后续治疗**

培美曲塞 800 mg ＋ 卡铂 400 mg 化疗 2 次,口服阿美替尼至今,电话随访患者,半年前于当地医院复查胸部 CT,提示部分缓解。

● **诊断体会**

患者老年女性,因"咳嗽 10 余天"就诊,胸部 CT 发现右肺上叶见分叶状软组织肿块影,大小约 19 mm×22 mm,可见毛刺征象,密度不均,其内可见小空泡征,增强扫描呈轻度强化,邻近支气管管腔闭塞,远端肺叶少许节段性不张,邻近胸膜牵拉凹陷,纵隔及双肺门见多发肿大淋巴结影。考虑恶性肿瘤性病变,肺癌可能,纵隔及右肺门多发淋巴结转移可能,实验室检查示癌胚抗原、细胞角蛋白 19 片段轻度异常。体格检查无异常。

术前阅读患者胸部增强 CT,在多组肿大淋巴结之间,选择更容易穿刺的 7 组肿大淋巴结,该组淋巴结可以在左主或右主支气管内探查。但主支气管的软骨环较大,穿刺针容易扎到或切割软骨,阻塞针芯,穿刺时打开引导线,可以更好地避开软骨环。另外,超声支气管镜进入主支气管的方式与普通支气管镜入镜方式稍有不同,进左主支气管时建议将操作杆右旋,进右主支气管时建议将操作杆左旋,这样可以尽可能地保证视野清晰。

（重庆医科大学附属第一医院 · 李一诗）

病例 6·7 组及 11L 组淋巴结：左下肺腺癌，T3N3M1a

● **患者基本信息**

性　别·女。

年　龄·48 岁。

主　诉·咳嗽 1 个月，声音嘶哑 4 天。

现病史·1 个月前，患者无明显诱因出现阵发性干咳，偶尔咳少量白色泡沫样痰，余无不适。4 天前出现声音嘶哑，无发热，无咽痛，外院胸部 CT 示"肺部阴影"。病程中，患者精神、饮食、睡眠可，大小便正常，体重无明显变化。

既往史·平素体健，无特殊病史，无烟酒嗜好。

● **胸部 CT**

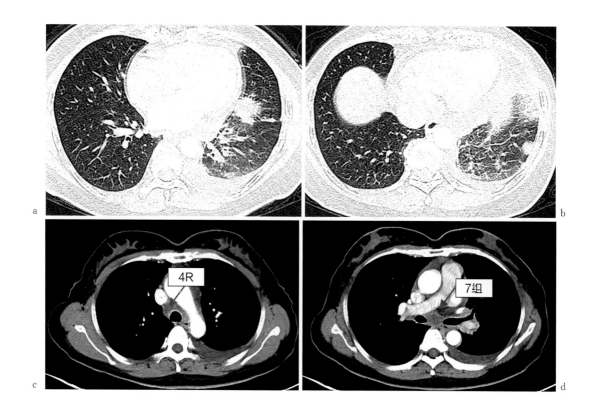

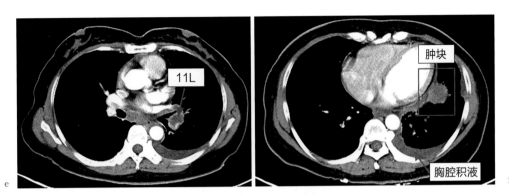

图 2 - 1 - 27 · 肺部 CT 图像

CT 表现·左肺下叶小叶间隔增厚,多发结节,内前基底段见一约 35 mm×26 mm 肿块,分叶状,周围见毛刺,增强后病灶不均匀强化;纵隔、左侧肺门多发淋巴结增大、融合、坏死;左侧少量胸腔积液;少许心包积液。

放射学诊断·肺癌并肺内、胸膜转移?

● **术前诊断**

病灶部位·左肺下叶。

术前诊断·肺癌,肺内、胸膜转移?

● **支气管镜检查**

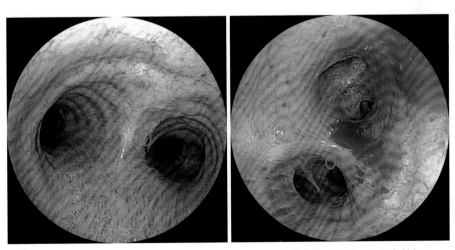

a. 隆突(绿点为 7 组穿刺点)　　　b. 左主支气管(绿点为 11L 组穿刺点)

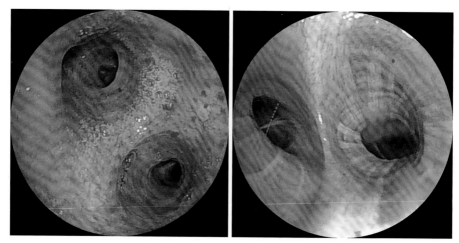

c. 左肺上叶支气管　　　　　　　　　　　　d. 左肺下叶支气管

图 2-1-28 · 支气管镜检查图像

内镜下所见 · 可见气管正常,隆突锐利,双侧支气管黏膜充血,触之易出血。

● 超声支气管镜检查及穿刺活检

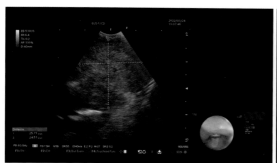 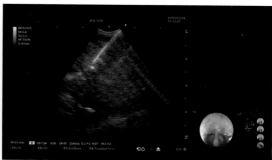

a. 7 组淋巴结测量　　　　　　　　　　　　b. 7 组淋巴结穿刺

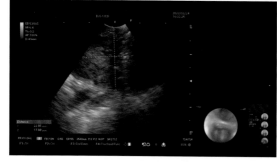 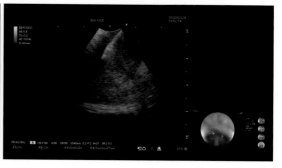

c. 11L 组淋巴结测量　　　　　　　　　　　d. 11L 组淋巴结穿刺

图 2-1-29 · 超声支气管镜下超声图像

超声声像特征· 超声支气管镜下见纵隔 7 组、11L 组淋巴结肿大，在超声引导下行针吸活检术。

● 病理

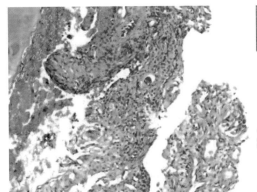
a. HE 染色(100×)，7 组

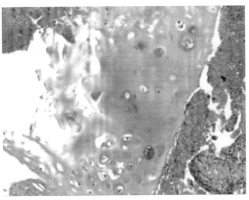
b. HE 染色(100×)，7 组

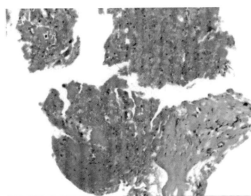
c. HE 染色(100×)，11L 组

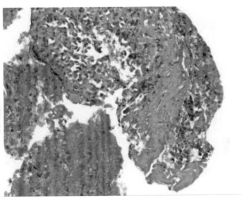
d. HE 染色(100×)，11L 组

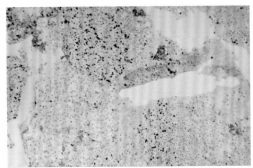
e. 免疫组化(100×)，Ki-67(+)

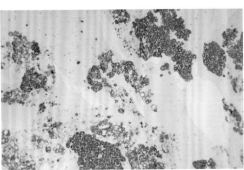
f. 免疫组化(100×)，PCK(+)

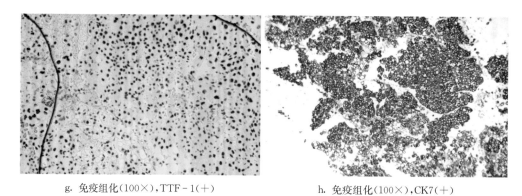

g. 免疫组化（100×），TTF‐1(+)　　　　h. 免疫组化（100×），CK7(+)

图 2‐1‐30·病理及免疫组化

病理所见·纵隔 7 组、11L 组淋巴结穿刺组织见腺癌细胞巢；免疫组化示 WT‐1(—)，Ber‐EP4(灶弱+)，PCK(+)，Vimentin(部分+)，Ki‐67(+，热点区约 30%)，CK7(+)，CK5/6(—)，P40(—)，P63(灶+)，TTF‐1(+)，Napsin A(灶+)，CD68(—)，CR(—)，D2‐40(—)，CD5(—)，CD117(—)，P53(野生型表达)，支持肺腺癌淋巴结转移。

● **最终诊断与治疗**

最终诊断·肺腺癌(T3N3M1a，Ⅳ期)。

治疗·化疗＋重组人血管内皮抑制素＋替雷利珠单抗治疗：培美曲塞 800 mg d1＋奈达铂 130 mg d1＋替雷利珠单抗 200 mg d1＋重组人血管内皮抑制素 210 mg 泵入 48 小时，q3w。化疗 3 周期，不良反应轻。

(补充说明：从一元论解释，4 组淋巴结考虑转移，胸腔积液考虑癌性，因经济条件有限，未对各组淋巴结都进行穿刺，后续反复在肿瘤内科行化疗＋靶向治疗，曾在胸腔积液中找到癌细胞，也证实Ⅳ肺腺癌的诊断)。

● **术后随访**

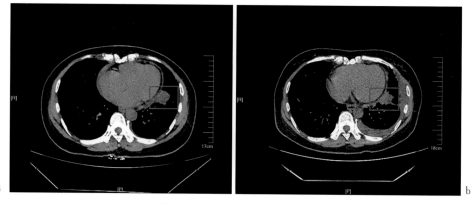

图 2‐1‐31·复查胸部 CT 图像

a. 治疗前；b. 治疗后。

随访·治疗 3 周期,左下肺肿块缩小,胸腔积液增多。

● **诊断体会**

(1) 对于肺部阴影伴纵隔、肺门淋巴结肿大,纵隔淋巴结针吸活检术是尽早明确诊断不可或缺的手段。

(2) EBUS - TBNA 定位准确,可以减少并发症,提高取材阳性率。

(3) EBUS 视野清晰,穿刺时支气管结构清晰可见,对避开软骨有很大的帮助,可提高穿刺阳性率。本病例行 EBUS - TBNA 时未使用水囊,超声图像清晰,操作更简单、方便。

(云南省第一人民医院·孙丹雄)

病例 7 · 11R 组淋巴结:肺腺癌,T3N2M1b

患者基本信息

性　别 · 男。

年　龄 · 57 岁。

主　诉 · 咯血 1 个月,发现右肺上叶占位 3 天。

现病史 · 患者 1 个月前出现咯血,为痰中带血丝,持续 3 天左右,于外地医院就诊,予以消炎对症治疗(具体不详)后,未再出现类似症状。3 天前患者至我院门诊就诊,肺 CT 示:①右肺上叶尖段纵隔旁肿块,考虑恶性肿瘤性病变,右肺门及纵隔淋巴结轻度肿大,请进一步检查;②左侧斜裂胸膜下小结节,请随诊;③主动脉壁多发钙化;④右侧胸腔少量积液。为进一步治疗,拟"右肺占位"收入我科。病程中,患者无胸痛,无胸闷、气急,无发热、寒战,无鼻塞、流涕。发病以来,患者精神可,纳眠可,二便正常,体重无明显变化。

既往史 · 有高血压病病史 5 年,平素服用"硝苯地平缓释片",血压控制可。心脏射频消融术后 3 年。脑梗死病史 3 年,未留有后遗症,平素服用"拜阿司匹林、立普妥"。否认糖尿病,慢性阻塞性肺病等慢性病史。否认肝炎、结核等传染病史。

个人史 · 出生并生活于原籍,否认疫水接触史,否认吸烟史、酗酒史,否认工业毒物、粉尘、放射性物质接触史,否认冶游史。

婚姻史 · 已婚已育。

家族史 · 否认家族性、遗传性疾病病史。

胸部 CT

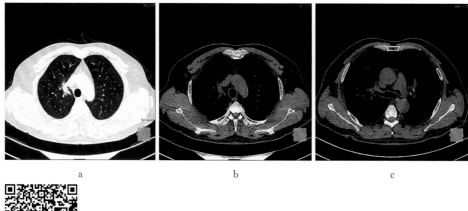

a   b   c

图 2 - 1 - 32 · 胸部 CT 图像

d. 全套胸部 CT 图像

CT 表现·两肺纹理清晰,右肺上叶尖段纵隔旁见大小约 4.2 cm×2.7 cm×4.3 cm 的分叶状软组织肿块,病灶呈分叶状改变,周围见少许斑片状条索灶,邻近纵隔脂肪间隙模糊,远端支气管闭塞,增强后可见不均匀强化;右肺中叶外侧段、左肺下叶见直径约 5 mm 小结节,界清,左肺上叶下舌段见少许模糊纤维灶,余两肺内未见明显渗出、实变影;余支气管通畅,右肺门及纵隔内见多个淋巴结影,最大短径约 10 mm;隆突下淋巴结钙化。右侧胸腔内见少量积液,增强后局部胸膜见结节状强化,右肺下叶部分膨胀不全;左侧胸腔内无异常。主动脉区见点条状致密影。

放射学诊断·右肺上叶尖段纵隔旁肿块,考虑恶性肿瘤性病变,右肺门及纵隔淋巴结转移,请结合临床;右肺中叶、左肺下叶(胸膜下)小结节,请随诊;主动脉壁多发钙化;右侧胸腔少量积液,局部胸膜结节状强化,考虑转移可能,请结合临床进一步检查。

● **其他辅助检查**

上腹部 CT 平扫·右肾小结节、右肾中部低密度灶,囊肿? 右侧少量胸腔积液。

颅脑 CT 平扫＋增强·左侧额下回区占位,结合病史考虑转移瘤。

浅表淋巴结彩超·双侧锁骨上窝、双侧颈部未见明显肿大淋巴结,双侧腋下淋巴结可显示,双侧腹股沟淋巴结可显示。

肿瘤指标·癌胚抗原:8.72 ng/mL,甲胎蛋白定量:3.15 ng/mL,糖类抗原 15-3:8.37 U/mL,糖类抗原 12-5:16 U/mL,糖类抗原 19-9:25.8 U/mL,糖类抗原 724:<1.5 U/mL,细胞角蛋白 19 片段:1.47 ng/mL,NSE:29.7 ng/mL,前列腺特异抗原:0.76 ng/mL,游离 PSA:0.47%,铁蛋白:91.1 ng/mL,肿瘤特异生长因子:34.8 U/mL,甲胎蛋白异质体<5%,鳞癌相关抗原 0.82 ng/mL,胃泌素释放肽前 47.62 pg/mL。

● **术前诊断**

病灶部位·右肺上叶尖段纵隔旁,右肺门及纵隔淋巴结转移。

术前诊断·右肺占位。

● **支气管镜检查**

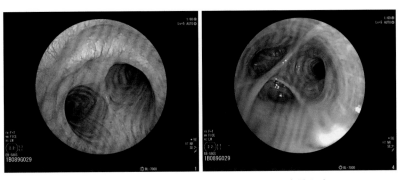

<table>
<tr><td>a. 隆突</td><td>b. 右肺上叶</td></tr>
</table>

图 2-1-33·支气管镜检查图像

内镜下所见·声带开闭良好,气管管腔通畅,软骨环清晰,黏膜光滑,隆突锐利,未见出血、新生物。左、右主支气管及各叶段支气管分支管腔通畅,黏膜光滑,未见明显出血、新生物。

● 超声支气管镜检查及穿刺活检

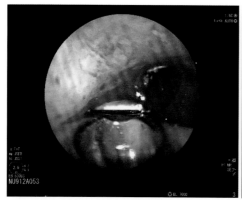

a. 穿刺时内镜下图像

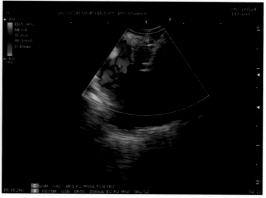

b. 11R 组淋巴结穿刺

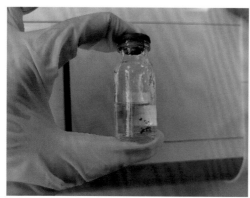

c. 穿刺所得组织条

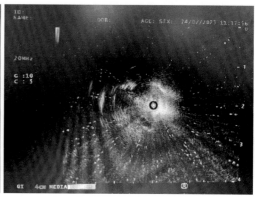

d. 右肺上叶尖段 rEBUS 探查

e. 11R 组淋巴结穿刺视频

图 2-1-34·超声支气管镜图像及操作视频

超声声像特征·右肺上叶尖段 rp-EBUS 探及团块影,行经支气管镜肺活检术(TBLB)及灌洗刷检;EBUS 气管镜探查见 4R 组、11R 组、12R 组等淋巴结,11R 组直径较大者行经纤维支气管镜针吸活检术(TBNA)。

● **病理**

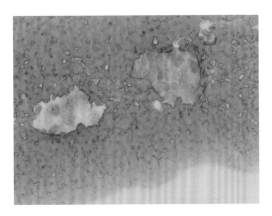

图 2‐1‐35·右肺上叶尖段，ROSE 涂片

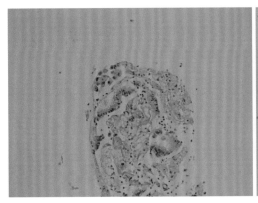 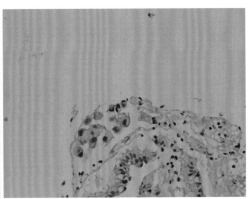

a. 右肺上叶尖段，HE 染色(40×)　　　　　b. 右肺上叶尖段，HE 染色(100×)

图 2‐1‐36·病理

病理所见

1. 肺右上尖活检　腺癌。免疫组化:肿瘤细胞 TTF‐1(＋),Naspin A(＋),P63(－),P40(－),P53(＋＋＋),Ki‐67(25％＋),CK7(＋),CK20(－),Villin(－),CDX‐2(－),Satb2(－),S‐100(－)。

2. 淋巴结穿刺活检　见腺癌转移。免疫组化:肿瘤细胞 TTF‐1(＋),Naspin A(＋),CK7(＋),P40(－)。

● **最终诊断**

最终诊断·肺腺癌(T3N2M1b,ⅣA 期)。

● **后续治疗**

治疗·甲磺酸伏美替尼＋奈达铂＋培美曲塞。

● **诊断体会**

支气管镜检查是肺癌的主要诊断工具之一。支气管镜可进入 4～5 级支气管,帮助肉眼观察近端约 1/3 的支气管黏膜,并通过活检、刷检以及灌洗等方式进行组织学或细胞学取材,活检、刷检以及灌洗联合应用可以提高检出率。常规支气管镜检查的不足主要包括:①检查范围有限,对于外周 2/3 的呼吸道无法进行肉眼观察;②对于支气管腔外病变及淋巴结等无法直接观察;③对于呼吸道黏膜上皮异型细胞增生及原位癌的诊断率不高。对于常规支气管镜无法观察到的病灶,可根据病灶的部位和不同单位的具体条件,通过细或超细支气管镜、X 线透视、径向超声探头、电磁导航支气管镜等引导支气管镜技术以获得病理结果。

该患者胸部 CT 右肺上叶尖段纵隔旁见大小约 4.2 cm×2.7 cm×4.3 cm 的分叶状软组织肿块,右肺门及纵隔内见多个淋巴结影,普通支气管镜镜下黏膜光滑,腔内未见新生物,对于这种周围型病变的诊断,rp‑EBUS 具有较高的诊断率和较低的并发症发生率。适合选择 rp‑EBUS 活检的病灶特点包括最大径>2 cm、恶性、CT 显示肺周围型病变存在支气管征、rp‑EBUS 探头在病灶内而不仅是毗邻的肺周围型病变、病灶位于肺野内 2/3,预估到达支气管的路径较直。EBUS‑TBNA 主要用于大气道管壁及管壁外相邻病灶的超声诊断和穿刺活检,EBUS‑TBNA 不需要 X 线透视辅助即可诊断第 1、2、3P、4、7、10、11 及 12 组纵隔及肺门旁淋巴结,可直视病变并实时穿刺、评估更多部位的淋巴结,有效避开血管穿刺,可以取得更多的肿瘤细胞,该患者 rp‑EBUS、EBUS‑TBNA 均为阳性结果,有助于诊断和分期。

(上海市第十人民医院·宋小莲　泰州市第四人民医院·丁　荣)

病例 8 · 11Ri 组淋巴结:右肺腺癌,Ⅳ 期

● **患者基本信息**

性　别·女。

年　龄·76 岁。

主　诉·体检发现胸腔积液 4 天。

现病史·患者 4 天前因新冠病毒感染后不适就诊外院,检查提示右侧胸腔积液,胸腔积液见癌细胞,现为进一步明确诊断入住我科,此次病程中无发热、畏寒及夜间盗汗,无心悸、恶心、呕吐、腹痛、腹泻、头疼、头晕,饮食睡眠尚可,大小便正常。

既往史、个人史、婚姻史、家族史·无特殊。

● **胸部 CT**

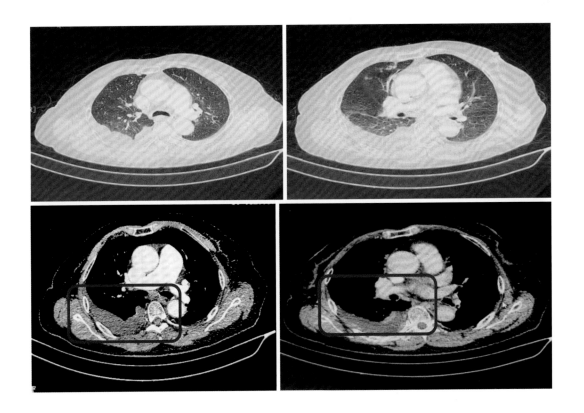

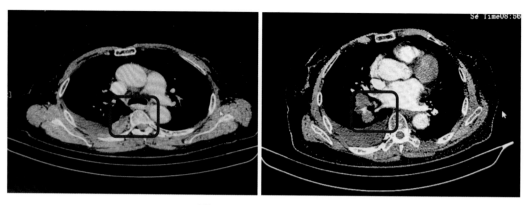

图 2 - 1 - 37 · 胸部 CT 图像

CT 表现 · 右侧胸膜增厚,可见多发结节状突起,增强可见不均匀强化,同侧胸腔见积液影及引流管影,右肺受压见条索影,右肺可见多发大小不一结节状密度增高影,界清,冠状动脉见钙化影,纵隔及右肺门、右侧心隔角见多发肿大淋巴结影,增强呈不均匀强化。右侧背部皮下见条片状脂肪密度影,长径约 9.6 cm。甲状腺双侧叶见片状稍低密度灶,边界欠清,增强呈不均匀强化。肝脏内见类圆形无强化低密度灶,界清。

放射学诊断 · ①考虑右侧胸膜来源恶性病变伴右肺、多发淋巴结肿瘤转移可能,建议进一步检查;②右侧胸腔积液伴肺组织压缩性膨胀不全;③冠状动脉钙化;④甲状腺双侧叶病变,请结合超声检查;⑤肝脏囊肿;⑥右侧背部皮下脂肪瘤。

● **实验室检查**

肿瘤指标 · 神经元特异性烯醇化酶:9.96 ng/mL;糖类抗原 12 - 5:93.01 U/mL;癌胚抗原:3.68 ng/mL;鳞状上皮细胞癌抗原:0.30 U/mL;细胞角蛋白 19 片段 3.64 ng/mL。

肝功能 · 谷丙转氨酶:15 U/L,谷草转氨酶:22 U/L;总蛋白:61.4 g/L;白蛋白:35.1 g/L;γ-谷氨酰转肽酶:15 U/L。

炎症指标 · 超敏 C 反应蛋白:1.22 mg/L。

血常规 · 白细胞:5.87×10^9/L;中性粒细胞百分比:68.6%;淋巴细胞百分比:1.12%;单核细胞百分比:7.2%。

● **术前诊断**

病灶部位 · 右侧胸膜及右下肺、纵隔 7 组及右下肺门 11Ri 组肿大淋巴结。

术前诊断 · 纵隔淋巴结肿大性质待查;右侧胸腔积液性质待查;右肺不张。

● 支气管镜检查

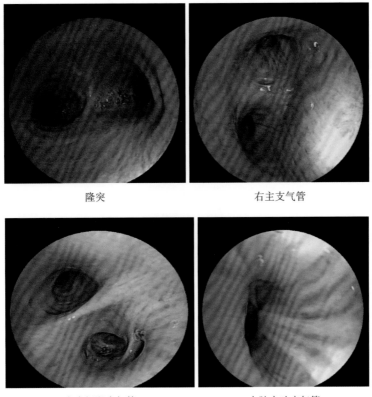

隆突　　　　　　　　　　　右主支气管

右中间段支气管　　　　　　右肺中叶支气管

图 2-1-38 · 支气管镜检查

内镜下所见 · 气管黏膜轻度充血水肿,管腔内少许黏液性分泌物给予吸除,管腔通畅,未见新生物。隆突锐利。左肺上、舌、下叶及右肺上、中、下叶各支气管黏膜轻度充血水肿,管腔内少许黏液性分泌物给予吸除,中叶开口外压扭曲,余各管腔通畅,未见新生物。

● 超声支气管镜检查及穿刺活检

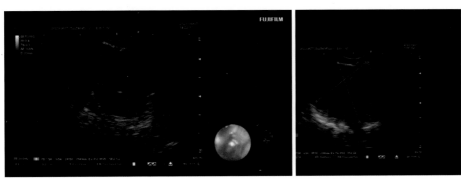

a. 右下 11Ri 组肿大淋巴结　　　　　b. 右下 11Ri 组肿大淋巴结测量

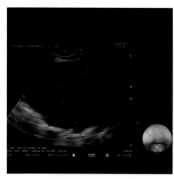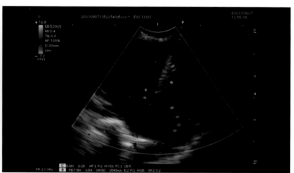

c. 彩色多普勒模式下右下　　　　　　　　d. 右下 11Ri 组肿大淋巴结超声穿刺
11Ri 组肿大淋巴结

e. 11Ri 组淋巴结穿刺视频

图 2–1–39 · 超声支气管镜下超声图像及穿刺视频

　　超声声像特征 · EBUS 探及 11Ri 组及 7 组肿大淋巴结,多普勒模式显示其内无明显血流信号,在此用 21G 穿刺针行 EBUS–TBNA 各 2 针。

● 胸腔镜

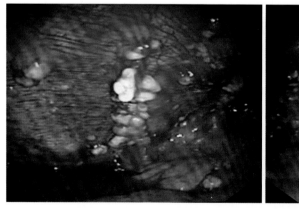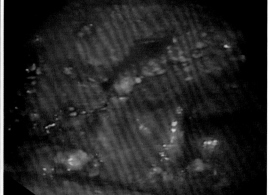

图 2–1–40 · 胸腔镜检查

　　内镜下所见 · 右侧胸腔积液患者,利多卡因局部麻醉下行胸腔镜检查。患者左侧卧位,选取左侧腋中线第 8 肋间为穿刺点,常规消毒、铺单,2% 利多卡因局麻,皮肤 2 cm 切口,钝性分离肋间软组织,套管针穿入胸腔,拔出针芯,胸腔镜经鞘进入胸腔。镜下见前上胸腔脏层、壁层胸膜粘连,分离胸膜后,可见右侧前上、下及后壁胸膜多发结节状、团块状基底宽、质中等隆起,活检钳在壁层胸膜病变处钳夹数块组织,送病理检查。手术顺利,术后缝合切口 3 针,保留原胸腔闭式引流管,共抽出气体约 800 mL。患者清醒,血压、血氧正常,呼吸平稳。安返病房。

● **病理**

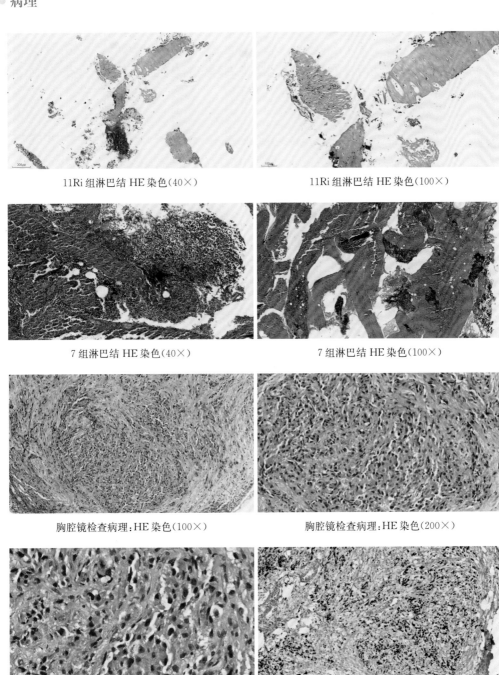

11Ri 组淋巴结 HE 染色(40×)　　　　　　11Ri 组淋巴结 HE 染色(100×)

7 组淋巴结 HE 染色(40×)　　　　　　7 组淋巴结 HE 染色(100×)

胸腔镜检查病理:HE 染色(100×)　　　　　　胸腔镜检查病理:HE 染色(200×)

胸腔镜检查病理:HE 染色(400×)　　　　　　胸腔镜检查病理:TTF-1(+)

图 2-1-41·病理

气管镜检查病理结果·①(11Ri 组淋巴结)EBUS－TBNA：镜下见软骨及玻璃样变的纤维结缔组织，伴炭末沉着。②(7 组淋巴结)EBUS－TBNA：镜下见血凝块中散在部分淋巴细胞及像是炭末的组织细胞，伴炭末沉着。

胸腔镜检查病理结果·镜下见增生的纤维结缔组织内散在部分异型细胞团，结合免疫组化标记结果，考虑为肺腺癌。免疫组化示：异型细胞：CK（＋）、TTF－1（＋）、Ki－67（约30％＋）、P40（－）、WT－1（－）、CR（－）、D2－40（－）、Syn（－）、CD56（－）、GATA－3（－）。补充报告：PD－L1[克隆号：22C3；检测平台：DAO；肿瘤细胞数目：＞100 个；检测结果：肿瘤细胞 5％＋(TPS 评分)；阴性对照(－)，阳性对照(＋)]。

● 最终诊断

最终诊断·右肺恶性肿瘤(腺癌Ⅳ期)；恶性胸腔积液；低钾血症。

● 诊断体会

该患者老年女性，右侧胸腔积液为首要表现，伴有纵隔淋巴结肿大，常规胸腔积液检查未见肿瘤细胞，首选气管镜检查明确管腔内情况，同时因合并肿大淋巴结行超声引导下针吸活检。但本例患者 EBUS－TBNA 仍未找见恶性依据，因此继续行胸腔镜检查，镜下见明显胸膜病变，行胸膜活检明确诊断。对于胸腔积液的检查，检查方法很多，但需尽可能遵循从无创到有创的原则。

（安徽省胸科医院·唐　飞　胡淑慧）

病例 9 · 右肺肿物:右肺腺癌,Ⅳ期

● **患者基本信息**

性　别·女。

年　龄·63 岁。

主　诉·确诊肺腺癌 20 个月。

现病史·20 个月前体检胸部 CT 示右肺上叶尖段纵隔旁及中叶外侧段占位性病变,右侧第 8 后肋骨质破坏,考虑周围型肺癌,骨转移瘤。CT 引导下肺穿刺病理:"右肺上叶"形态结合免疫组化结果,符合腺癌,基因检测提示 *EGFR 21 L858R* 突变。2022 - 05 - 13 至 2023 - 10 - 30 口服"埃克替尼",其间病情平稳。1 个月前复查癌胚抗原升高至 10.59 ng/mL,提示病情进展,2023 - 11 - 01 调整为贝福替尼靶向治疗。11 - 27 复查胸部增强 CT:右肺上叶不规则结节伴毛刺,轻度强化,考虑肺癌。病变较前增大,为求进一步诊治入院。患者发病以来,神志清,精神一般,食欲睡眠一般,大小便如常,体重未见明显下降。

既往史、个人史、婚姻史·无特殊。

● **胸部 CT**

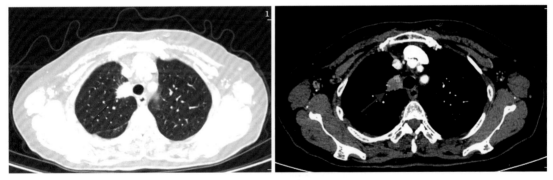

图 2 - 1 - 42 · 胸部 CT 图像

CT 表现·右肺上叶尖段可见分叶状结节影,大小约 23 mm×20 mm,增强扫描轻度不均匀强化,边缘呈毛刺样改变。右肺下叶背段及左肺上叶尖后段、右侧斜裂可见多发小结节影。双肺散在纤维条索影。双肺门不大,气管、主支气管开口通畅。纵隔及双侧腋窝未见肿大淋巴结。右侧少量胸腔积液征象。

放射学诊断·①右肺上叶不规则结节伴毛刺,轻度强化,考虑周围型肺癌。右肺下叶背段及左肺上叶尖后段、右侧斜裂多发小结节,转移可疑,建议复查。②双肺散在纤维条索灶,右侧少量胸腔积液,心包积液。纵隔未见明显肿大淋巴结。

● 实验室检查

2023 - 11 - 23 癌胚抗原 23.5 ng/mL。

● 术前诊断

病灶部位 · 右肺上叶尖段。

术前诊断 · 右肺腺癌Ⅳ期；骨转移癌。

● 支气管镜检查

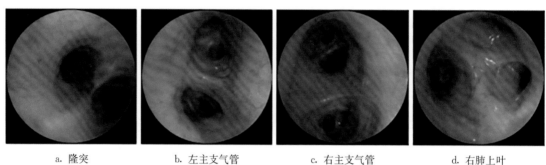

| a. 隆突 | b. 左主支气管 | c. 右主支气管 | d. 右肺上叶 |

图 2 - 1 - 43 · 支气管镜检查图像

内镜下所见 · 声门活动自如，气管黏膜光滑，管腔通畅。隆突锐利，活动可。双侧支气管黏膜光滑，管腔通畅，未见肿物、出血及狭窄。

内镜诊断 · 双侧支气管黏膜未见明显异常。

● 超声支气管镜检查及穿刺活检

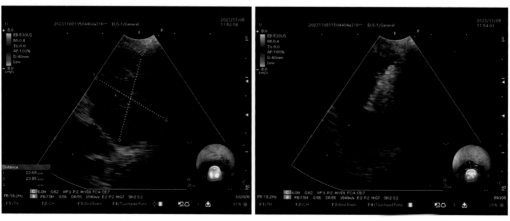

| a. 测量病变 | b. 病变穿刺 |

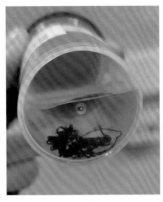

c. 针吸组织样本　　　　d. 穿刺视频

图 2-1-44·**超声支气管镜下图像及穿刺视频**

超声声像特征·探及气管右侧旁病变异常低回声区,边界清楚,其内密度均匀,彩色多普勒血流显像(CDFI)显示血管不多,于气管右侧旁病变区行针吸活检,组织量满意,送病理检查,过程顺利,无出血。

● **病理**

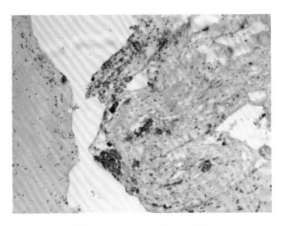

图 2-1-45·**HE 染色(10×)**

病理结果·右肺病变针吸活检纤维素性渗出物内可见非小细胞肺癌,提示腺癌细胞。

● **最终诊断**

最终诊断·右肺腺癌Ⅳ期,骨转移。

● **后续治疗**

组织送基因检测结果:*EGFRL858R* 突变,CDKN2A 拷贝数缺失,*ERCC5Q296* 突变,

PIK3CA E545K 突变,*TP53W53* 突变,低肿瘤突变负荷(TMB);未检测到微卫星高度不稳定型肿瘤(MSI‑H)。考虑靶向药物耐药,未检测到靶向治疗新靶点,遂给予培美曲塞＋顺铂＋贝伐珠单抗全身化疗。

● **诊断体会**

该病例初诊时为晚期肺腺癌、骨转移,基因检测提示 *EGFR L858R* 突变,先后给予口服表皮生长因子受体络氨酸激酶抑制剂(EGFR‑TKI)埃克替尼靶向治疗 18 个月,其间评估病情稳定性。监测 CEA 于 2023 年 10 月开始升高,复查胸部增强 CT,提示右肺上叶不规则结节伴毛刺,轻度强化,病变较前增大,双肺多发小结节,转移可能。换用三代 EGFR‑TKI 贝福替尼治疗后,复查病变仍进行性增大,考虑耐药,需要再次活检进一步明确病变性质,有无癌细胞类型转化,并再次送基因检查,明确耐药基因,以确定下一步治疗方案。

操作技巧:该病变位于右肺上叶尖端,位置较高,且为管外病变,普通气管镜难以完成取材。该病变紧贴气管,肺穿刺出血及气胸风险较大,可借助超声支气管镜完成 TBLB。

● **操作体会**

(1) 术前需仔细判读胸部增强 CT,了解病变与气管解剖关系,进入气管后,超声探头紧贴气管右侧壁,找到病变低回声区进行针吸活检。

(2) 该患者为靶向治疗耐药后出现进展,应尽可能多取材,除满足病理检查外,还应保证足够样本量进行后续基因检测。

(西安交通大学第一附属医院·任　徽)

病例 10 · 右肺下叶肿物：右肺下叶腺癌，T4N3M1c

● **患者基本信息**

性　　别 · 女。

年　　龄 · 39 岁。

主　　诉 · 间断咳嗽 5 个月余。

现病史 · 患者 5 个月前无明显诱因下出现间断咳嗽症状，干咳无痰，开始就诊于当地社区医院，胸部 CT 提示肺部感染可能。后患者就诊于安徽省某三甲医院，予抗感染（具体用药不详）、止咳等治疗半月后，复查胸部 CT 示肺部病灶较前稍好转，此后患者口服中药继续治疗 1 个月，但患者病程中仍有间断咳嗽，咳少量白色黏痰，今日为求进一步诊治，特来我院，收入我科，病程中无畏寒、发热，无恶心、呕吐，饮食睡眠尚可，大小便无明显异常，诉近期体重下降约 3 kg。

既往史、个人史、家族史 · 无特殊。

婚姻史 · 已婚，育有一儿。

● **胸部 CT**

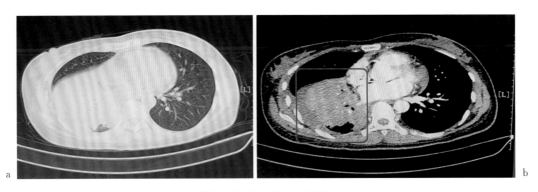

图 2 - 1 - 46 · 胸部 CT 图像

CT 表现 · 右肺中叶及下叶见大片状实变影，右肺下叶部分支气管闭塞，病灶增强可见不均匀强化，平扫及动、静脉期 CT 值分别约 45 HU、71 HU、76 HU，与邻近胸膜粘连，病灶周围及右肺见多发斑点状、斑片状密度增高影，边界欠清，左肺另见多发小结节影，边界尚清，大者直径约 0.3 cm；纵隔内见不均匀强化的小淋巴结影，心包腔及右侧胸腔见液体密度影。骨窗示部分胸腰椎椎体及附件、左侧肩胛骨、右侧锁骨、两侧部分肋骨、胸骨见骨质密度增高影及低密度影，部分肋骨呈膨胀样改变。

放射学诊断 · ①右肺占位，恶性病变伴多发骨转移可能，其他待排，请结合临床；②左肺多发小结节,建议随诊;③心包腔及右侧胸腔积液。

● PET - CT

右下肺类圆形软组织肿块影,FDG 代谢增高,双肺多发粟粒样小结节影,左侧颈动脉鞘区、左侧锁骨区、双侧腋窝区、肝胃间隙及腹膜后多发中小淋巴结影,全身多处骨骼骨质破坏,FDG 代谢均增高,考虑右下肺癌伴双肺多发转移、多发淋巴结转移及骨骼转移。双侧额叶多发结节状高密影,FDG 代谢增高,考虑转移可能,建议增强 MRI 检查。声门处见片状 FDG 代谢增高,考虑生理性摄取。右下肺炎性病变;右侧胸腔积液,心包积液。子宫内膜生理性 FDG 摄取。

● 实验室检查

肿瘤指标 · 神经元特异性烯醇化酶:28.99 ng/mL;糖类抗原 12 - 5:100.84 U/mL;癌胚抗原:1.84 ng/mL;鳞状上皮细胞癌抗原:0.69 U/mL;细胞角蛋白 19 片段 9.81 ng/mL。

肝功能 · 谷丙转氨酶:43 U/L,谷草转氨酶:47 U/L;总蛋白:84.4 g/L;白蛋白:39.1 g/L;γ-谷氨酰转肽酶:25 U/L;肌酸激酶同工酶:10.0 U/L;乳酸脱氢酶:292 U/L;羟丁酸脱氢酶:170 U/L。

炎症指标 · 超敏 C 反应蛋白:15.3 mg/L。

血常规 · 白细胞:5.62×10^9/L;中性粒细胞百分比:68.5%;淋巴细胞百分比:24.5%;单核细胞百分比:6.7%。

● 术前诊断

病灶部位 · 右下肺。

术前诊断 · 右下肺占位;阻塞性肺炎。

● 支气管镜检查

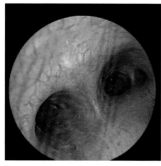 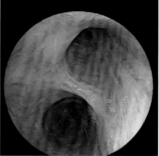 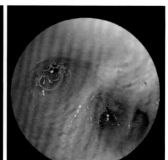

隆突   右主支气管   右中间段支气管

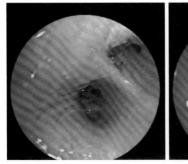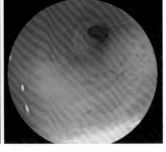

右肺下叶支气管　　　　　　　右肺中叶支气管

图 2 - 1 - 47 · 支气管镜检查图像

　　内镜下所见 · 隆突锐利。气管及左肺上、舌、下叶及右肺上叶各支气管黏膜轻度充血水肿，管腔内少许黏液性分泌物给予吸除，管腔通畅，未见新生物。右肺中叶及下叶支气管黏膜肿胀，右肺中叶支气管管腔稍狭窄，管腔内少许黏液性分泌物给予吸除，管腔通畅，未见新生物。

◎ 超声支气管镜检查及穿刺活检

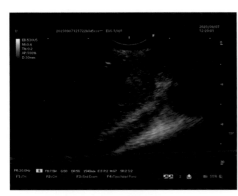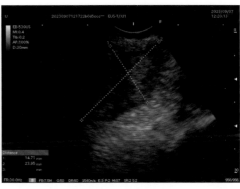

a. 右下肺病灶　　　　　　　　b. 右下肺病灶测量

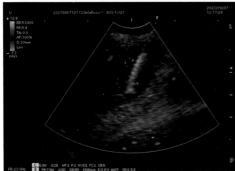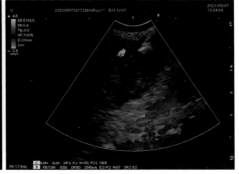

c. 右下肺病灶超声穿刺　　　　d. 彩色多普勒模式

e. 右下肺病灶穿刺视频

图 2 - 1 - 48 · 右下肺病灶超声图像及穿刺视频

超声声像特征·EBUS探及右下肺肿块，多普勒模式显示其内无明显血流信号，在此用21G穿刺针行EBUS-TBNA 2针。

● 病理

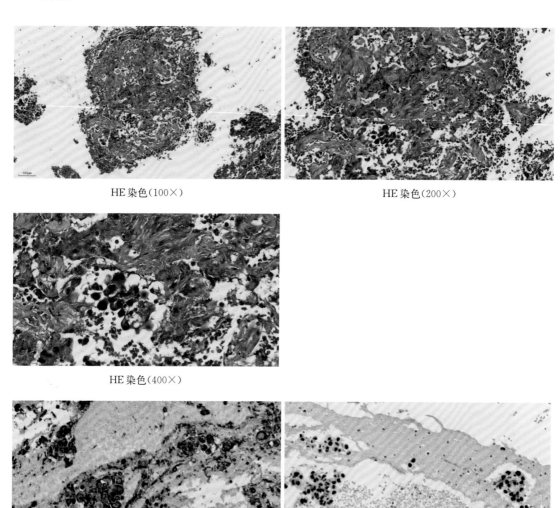

HE染色(100×)

HE染色(200×)

HE染色(400×)

Napsin A1(＋)(200×)

TTF-1(＋)(200×)

图2-1-49·病理及免疫组化

病理所见·镜见纤维组织及血凝块中少量异型细胞团，结合免疫组化考虑为肺腺癌。免疫组化标记结果示肿瘤细胞：CK7(＋)、TTF-1(＋)、Napsin A1(＋)、P40(－)、Ki-67(约10％＋)、CDX-2(部分＋)、GATA-3(－)、Brg-1(＋)。PD-L1[克隆号：SP263；检测平台：Ventana-ULTRA；肿瘤细胞数目：＞100个；检测结果：肿瘤细胞＜1％＋(TPS评分)：阴性对照(一),阳性对照(十)]。

● **最终诊断**

最终诊断 · 右肺下叶恶性肿瘤(腺癌,T4N3M1C Ⅳb 期);胸膜继发性恶性肿瘤;阻塞性肺炎;电解质紊乱;肝功能不全;恶性胸腔积液;凝血功能异常;低蛋白血症。

● **诊断体会**

该患者青年女性,右肺内病灶较大,但气管镜检查提示为管外病变,右肺中叶及下叶各支气管均通畅,局部黏膜肿胀,仅行局部黏膜活检诊断效率欠佳,故可在超声引导下行右下肺病灶针吸活检,对于疾病的诊断意义更明确。

(安徽省胸科医院 · 唐　飞　胡淑慧)

病例 11·右肺下叶肿物:右肺下叶肺黏液腺癌

● **患者基本信息**

性　别·女。

年　龄·62 岁。

主　诉·右侧胸痛伴进行性呼吸困难 1 个月。

既往史·高血压 10 年,控制良好。无吸烟、饮酒史。

现病史·1 个月前无诱因出现右下胸痛,深吸气加重,伴间断咳嗽、咳白色黏痰,进行性呼吸困难。

● **胸部 CT**

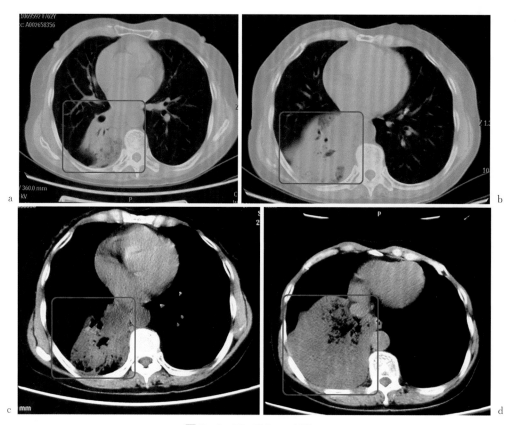

图 2-1-50·胸部 CT 图像

CT 表现·右肺下叶大片实变,其内可见支气管气相,并可见液体密度。

放射学诊断·右肺下叶实变灶,并右侧胸腔积液及右肺下叶不张。

支气管镜检查

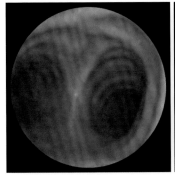
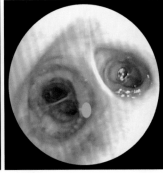
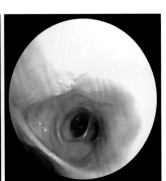

a. 隆突　　　　b. 右肺下叶支气管(绿点为穿刺点)　　　　c. 右 B6 支气管

图 2 - 1 - 51 · 支气管镜检查图像

内镜下所见·会厌正常,声门正常,气管通畅,隆突锐利。双侧各叶段支气管通畅,黏膜光滑,未见肿物及狭窄,分泌物不多。

超声支气管镜检查及穿刺活检

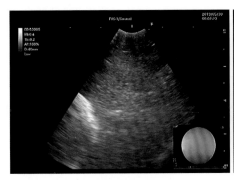
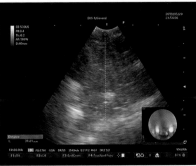

a. 右肺下叶肿物探查　　　　　　　b. 右肺下叶肿物大小测量

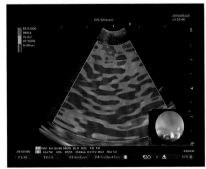
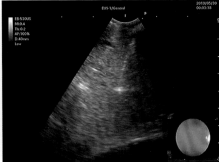

c. 右肺下叶肿物弹性模式下探查　　　　d. 右肺下叶肿物穿刺时图片　　　　e. 右肺下叶肿物穿刺视频

图 2 - 1 - 52 · 超声支气管镜图像及穿刺视频

超声声像特征·探及 4R 组淋巴结(0.33 cm)、右下肿物(3.12 cm),肿物边界清楚,内部回声欠均匀,可见断线样高回声,考虑部分为不张的肺组织。在超声引导下对右肺下叶肿物穿刺5针。

● 病理

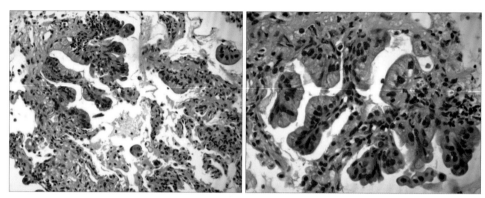

HE 染色(100×)　　　　　　　　　　　　HE 染色(200×)

图 2 - 1 - 53 · 4R 组淋巴结病理及免疫组化

病理所见·右肺下叶肿物针吸组织,黏液柱状上皮异型增生,嵴状及乳头状,贴壁生长,形态符合肺浸润性黏液腺癌。

● 最终诊断与治疗

最终诊断·右肺下叶肺黏液腺癌。

治疗·化疗＋免疫治疗。

● 诊断体会

EBUS - TBNA 系统由 SU - 9000 超声内镜系统与 EB - 530US 超声支气管镜组成,探头较小,可深入右肺下叶支气管。右肺下叶的中心性占位性病变,内镜直视下未见气道内新生物,可采用 EBUS - TBNA,活检阳性率高,出血风险小。

（北京大学第一医院·廖纪萍）

第二节·肺鳞癌

病例 12·2R 组、4R 组及 7 组淋巴结：肺鳞状细胞癌，T2N3Mx

● 患者基本信息

性　别·男。

年　龄·61 岁。

主　诉·反复咳嗽 1 年余，加重 1 周。

现病史·入院前 1 年余无明显诱因出现阵发性咳嗽，非刺激性非痉挛性，夜间明显，伴咳痰，色白、稀，量少，无气喘、咯血、呼吸困难，无午后低热、夜间盗汗，无心悸、胸痛，无鼻塞、流涕，无双下肢水肿，无恶心、呕吐、腹痛，无头晕、头痛，未重视诊治，症状持续存在，就诊他院，具体治疗不详。此次入院前 1 周无明显诱因咳嗽加重，伴偶有咯血，量少，鲜红色。无气喘、咯血、呼吸困难，无午后低热、夜间盗汗，无心悸、胸痛，无鼻塞、流涕，无双下肢水肿，无恶性、呕吐、腹痛等。2021-11-27 至他院就诊，肺部 CT：①左肺上叶、右肺下叶多发占位性病变，提示多源肿瘤可能性大，未能除外右肺上叶及右肺下叶转移灶？建议进一步增强扫描。②左肺上叶及右肺下叶阻塞性炎症。③纵隔多发肿大淋巴结，提示转移。④主动脉钙化，C 反应蛋白 6.63 mg/L。未治疗，建议转诊我院。今为进一步治疗，遂至我院就诊，门诊拟"肺部阴影待查"收住我科。患者自发病以来，睡眠、食欲一般，大小便正常，体重无明显改变。

既往史·无特殊。

● 胸部 CT

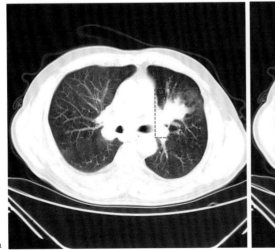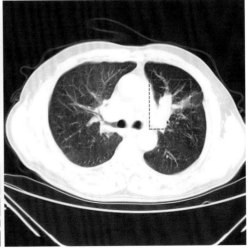

a　　　　　　　　　　　　　　　　　　　　　　　　　　b

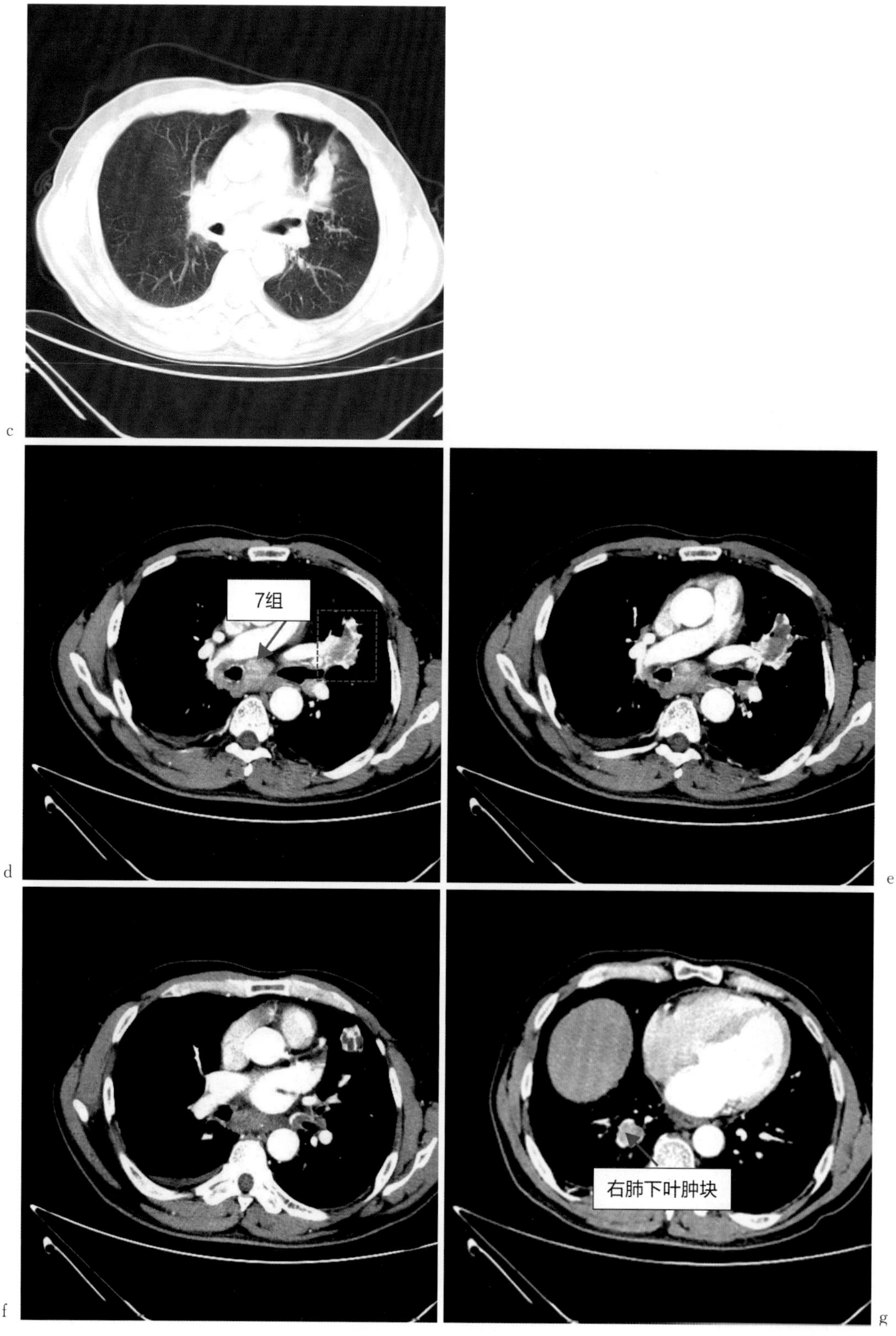

图 2 - 1 - 54 · 胸部 CT 图像

　　CT 表现·双肺支气管血管束略增粗,左肺上叶及右肺下叶见不规则软组织肿块影,最大层面分布约 4.29 cm×2.66 cm 和 2.53 cm×2.05 cm,增强扫描见轻度不均匀强化,周围见索条状、小斑片状模糊影;左肺上叶肿块内见小点状钙化影,包绕左肺上叶支气管,管腔轻度变窄;余双肺见散在分布索条状、小斑片状模糊影,纵隔内见异常增大的淋巴结密度区,最大约 4.77 cm×3.33 cm,增强扫描见轻度强化。双侧胸膜增厚,双侧胸腔未见明显积液密度区。

　　放射学诊断·①左肺上叶、右肺下叶恶性占位性病变伴周围阻塞性肺炎;②纵隔肿大淋巴结,考虑转移;③双侧胸膜增厚。

● 术前诊断

　　病灶部位·左肺上叶、右肺下叶。

　　术前诊断·左肺上叶、右肺下叶占位病变性质待查。

● 支气管镜检查

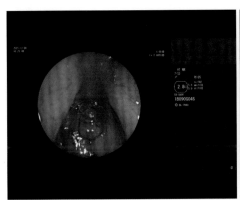

a. 声门前端新生物

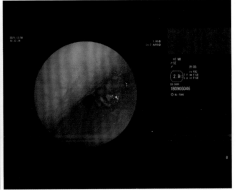

b. 气管下段病灶

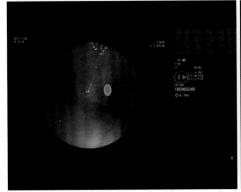

c. 隆突(绿点为 7 组穿刺点)

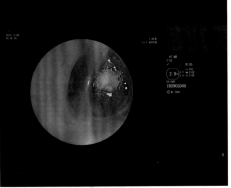

d. 右肺下叶外后基底段开口病灶

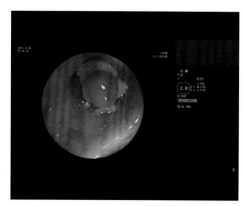

e. 左肺上叶固有支病灶

图 2 - 1 - 55 · 支气管镜下检查图像

内镜下所见·支气管镜经喉罩进入,声门对称,声门前端可见息肉样新生物,气管中上段呈刀鞘样改变,气管下段自隆突上 4 cm 起见前壁及右侧壁新生物浸润样生长,延续至隆突上 0.5 cm 处,气管下段狭窄。隆突变钝,左肺上叶固有支开口、右肺下叶后外基底段开口均可见新生物堵塞管腔,余左、右主支气管及其他各叶段分支管腔通畅,分泌物少量,未见新生物等。结合胸部 CT 改变,于气管下段、左肺上叶固有支开口、右肺下叶外后基底段开口病灶处行黏膜活检术,标本送病理学检查。术中出血量约 5 mL,予冰生理盐水、凝血酶、1∶10 000 肾上腺素局部喷洒及氩气刀治疗后,未见活动性出血。

检查提示·①声带前端新生物;②气管下段、右肺下叶基底段、左肺上叶固有支新生物;③行支气管镜支气管黏膜活检术、氩气刀治疗、吸痰术。

● 超声支气管镜检查及穿刺活检

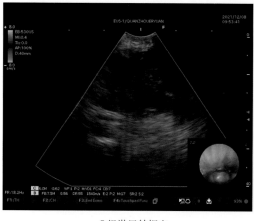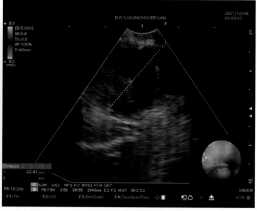

a. 7 组淋巴结探查　　　　　　　　　　　　b. 7 组淋巴结测量

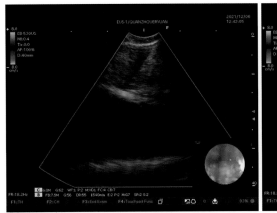
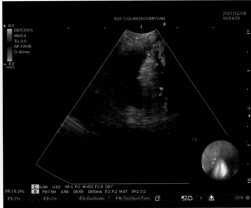

c. 4R 组淋巴结穿刺　　　　　　　　　　　　d. 2R 组淋巴结穿刺

图 2 - 1 - 56 · 超声支气管镜图像

*超声声像特征·*结合胸部 CT 改变,2R、4R、7 组淋巴结增大,对 2R、4R、7 组淋巴结行凸阵超声探查,均可见低回声病变,最长径分别约 21.1 mm、39.8 mm、22.4 mm,均行 EBUS - TBNA 术,标本送检病理学检查,术中出血量约 2 mL,冰生理盐水局部喷洒后无活动性出血,术顺。

● **病理**

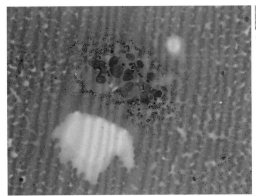
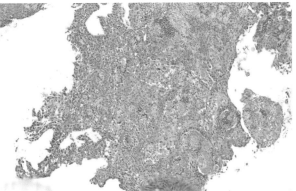

a. HE 染色(100×)　　　　　　　　　　　　b. HE 染色(100×)

图 2 - 1 - 57 · 病理

病理(HE 染色 100×)所见(图 2 - 1 - 57a)·(4R 组淋巴结液基)涂片中见少量癌细胞。(4R 组淋巴结涂片)涂片中见癌细胞。(2R 组淋巴结涂片)涂片中见少量癌细胞。(7 组淋巴结涂片)涂片中见癌细胞。

病理(HE 染色 100×)所见(图 2 - 1 - 57b)·(右肺下外后)黏膜慢性炎,并见小灶重度核异质细胞,倾向鳞状细胞癌。(左肺固有支)黏膜鳞状上皮高级别上皮内瘤变。(气管下)非小

细胞癌,倾向鳞状细胞癌。(4R 组淋巴结穿刺物)见癌细胞。(7 组淋巴结穿刺物)见癌细胞。

● 最终诊断

最终诊断·非小细胞癌(肺鳞癌),T2N3Mx。

● 诊断体会

EBUS-TBNA 可用于肺癌的纵隔淋巴结分期。对肿大的淋巴结进行针吸活检,可获取细胞或组织标本,送组织病理检测。该例患者气管腔内可见病变,可进行黏膜活检送细胞学检测。

(福建医科大学附属第二医院·杨栋勇)

病例 13 · 4R 组淋巴结:右肺上叶鳞癌,T3N2M1a

● **患者基本信息**

性　别·男。

年　龄·59 岁。

主　诉·间断咳嗽、咳痰 1 个月余。

现病史·1 个月余前无明显诱因出现阵发性咳嗽,以平卧时为著,咳少量白色黏痰,伴胸骨后隐痛及活动后气短。无畏寒、发热、咯血、气喘及乏力,就诊于当地医院,给予"头孢类"抗生素和祛痰治疗,效果不佳,遂行胸部 CT 提示:右肺占位性病变,双肺多发团块影,纵隔淋巴结肿大,为求进一步诊治遂来我院,门诊以"右肺占位性质待查(肺癌?),双肺多发转移"之诊断收入我科。

既往史·无传染病史,无肿瘤家族史,吸烟 30 年,每天约 10～20 支。

个人史、婚姻史、家族史·无特殊。

● **胸部 CT**

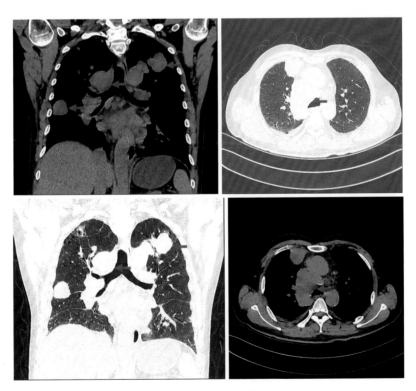

图 2 - 1 - 58 · 胸部 CT 图像

CT 表现·双肺多发肿块和结节影,边界清楚,部分呈浅分叶状,周围少许毛刺,较大者位于右肺上叶与纵隔分界不清,纵隔多发肿大淋巴结部分融合,心包少量积液,双侧胸腔少量积液。

放射学诊断·右肺上叶中心性肺癌，肺内多发转移瘤，纵隔淋巴结转移。

颅脑 MRI·多发低密度病灶，考虑转移瘤。

● 实验室检查

细胞角蛋白 19 片段：4.23 ng/mL（0～2.08 ng/mL）；癌胚抗原：2.42 ng/mL（0～5 ng/mL）；鳞状细胞癌相关抗原：10.2 ng/mL（0～1.5 ng/mL）；糖类抗原 CA19-9：3.88 U/mL（0～37 U/mL）；胃泌素释放肽前体：27.42 pg/mL（0～37.7 pg/mL）。

● 术前诊断

右肺上叶中心性肺癌并肺内及纵隔淋巴结转移。

● 支气管镜检查

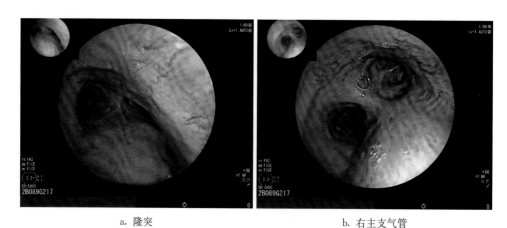

a. 隆突　　　　　　　　　　　　　　b. 右主支气管

图 2-1-59·支气管镜检查图像

内镜下所见·气管下段右侧呈外压性狭窄，黏膜充血水肿并见密布细小毛细血管。

● 超声支气管镜检查及穿刺活检

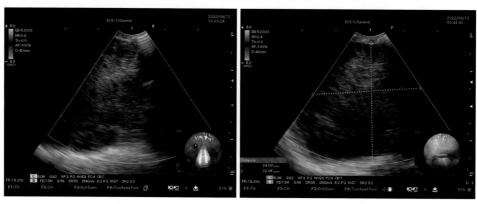

a. 4R 组淋巴结探查　　　　　　　　　b. 4R 组淋巴结测量

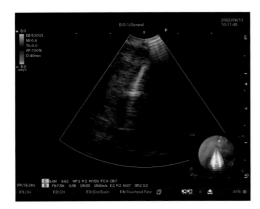

c. 4R 组淋巴结穿刺

图 2 - 1 - 60 · 4R 组淋巴结超声支气管镜图像

超声声像特征 · 患者接受 EBUS - TBNA 检查，4R 组淋巴结穿刺。细胞学检查提示，4R 组淋巴结涂片和薄层细胞学检测见癌细胞，为非小细胞肺癌。组织学检查提示鳞状细胞癌。

● **病理**

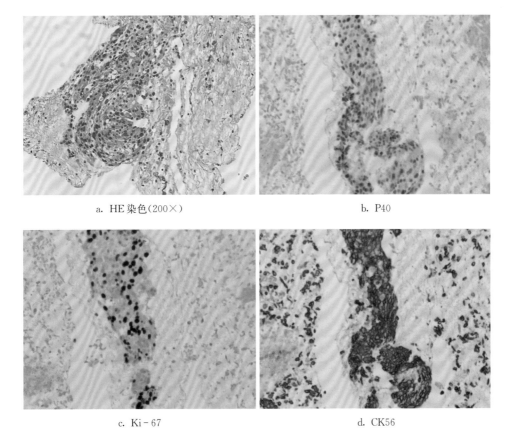

a. HE 染色(200×)

b. P40

c. Ki - 67

d. CK56

图 2 - 1 - 61 · 病理及免疫组化

病理所见·(纵隔 4R 组淋巴结穿刺组织)恶性肿瘤,考虑非小细胞癌。建议免疫组化染色协助诊断。(纵隔 4R 组淋巴结穿刺组织)组织形态结合免疫组织化学染色结果,符合鳞状细胞癌。

免疫组织化学染色·P40(＋),CK5/6(＋),CK7(－),TTF-1(－),Napsin A(－),Ki-67(约 60%＋),Her(1＋)。

● **最终诊断**

最终诊断·右肺上叶鳞癌并肺内、纵隔淋巴结及颅内转移;T3N2M1a,ⅣA 期。

● **诊断体会**

患者系中年男性,有长期大量吸烟史,属于肺癌的高危人群,当出现迁延不愈的咳嗽并且伴有胸痛等症状时,要一定考虑肺癌的可能。该患者最明显增大的淋巴结为 4R 组淋巴结,该区淋巴结是肿瘤最容易转移的部位,也是进行 EBUS-TBNA 的常见的穿刺部位,其镜下穿刺部位在上腔静脉后,气管下段近奇静脉弓的前右侧方位置。该位置进行穿刺相对来说容易取到阳性结果,同时并发症少。但是在穿刺过程中对于经验不足的操作者可能会出现超声下明显的肿大淋巴结,然而穿刺针却无法顺利进入病灶中的情况,其原因常因为在穿刺过程中未能避开该处的气管环软骨。在这种情况下可能会导致以下后果:①由于气管软骨的阻挡导致穿刺针在进入病灶后针道偏离路线;②穿刺针切割气管软骨导致骨渣堵塞针孔而无法获得满意标本;③穿刺针无法进入病灶,甚至出现穿刺针的弯曲损伤,导致穿刺的失败。另外,该处紧贴上腔静脉,该血管属于人体大血管。因此,对于该区不是太大的淋巴结进行穿刺时,需要进行多普勒检查以明确血管的位置,同时测量淋巴结的大小,必要时开启穿刺引导线,以确定穿刺时针道的位置,避免血管的损伤。

(西安医学院第一附属医院·陈　晖)

病例 14·4R 组淋巴结：右肺上叶低分化鳞状细胞癌

● **患者基本信息**

性　　别·男。

年　　龄·73 岁。

主　　诉·体检发现右肺上叶结节 20 余天。

既往史·无特殊。

● **胸部 CT**

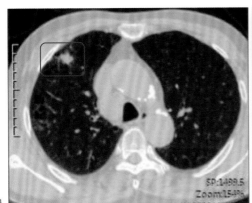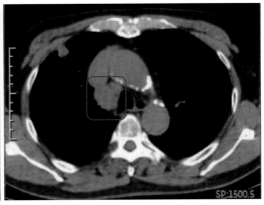

图 2 - 1 - 62·胸部 CT 图像

　　CT 表现·右肺上叶结节，直径约 1.5 cm，结节边缘可见分叶及毛刺，右肺门及 4R 组淋巴结肿大，考虑转移可能。

　　放射学诊断·右肺上叶结节，考虑右肺上叶肺癌，肺门及纵隔淋巴结转移。

● **PET - CT**

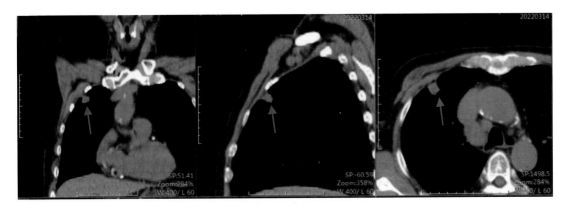

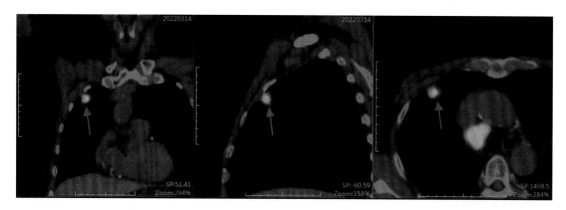

图 2 - 1 - 63 · **PET-CT图像**

PET-CT 表现·两肺显影清晰,肺纹理正常,右肺上叶见不规则实性结节影,伴放射性异常浓聚,SUVmax10,大小约 1.4 cm×1.4 cm,结节边缘见分叶及毛刺,并与邻近胸膜粘连。双肺多发高密度小结节,放射性摄取未见增高。双肺下叶见钙化灶。双肺气肿、肺大疱。纵隔2R 组、4R 组及右侧肺门多发肿大淋巴结,伴放射性异常浓聚,SUVmax13.3,大者约 3.1 cm×2.6 cm。纵隔 4L 组、5~7 组及左肺门多发淋巴结肿大,伴放射性轻度浓聚,SUVmax3.6,大者约 1.2 cm×1.0 cm。气管居中。胸腔积液征阴性。

PET-CT 诊断·右肺上叶实性结节伴高代谢,考虑肺癌,邻近胸膜可疑受侵;纵隔 2R组、4R 组及右侧肺门多发转移淋巴结。

● 支气管镜检查

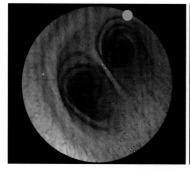 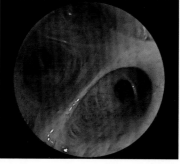 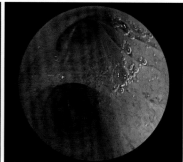

a. 隆突(绿点为 4R 组淋巴结穿刺位点)　　　　　b. 右肺上叶　　　　　　c. 右肺门

图 2 - 1 - 64 · **支气管镜检查图像**

内镜下所见·普通支气管镜下未见明显异常。

● **超声支气管镜检查及穿刺活检**

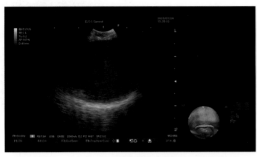

a. 4R 组淋巴结探查

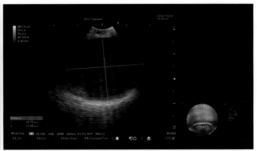

b. 4R 组淋巴结测量

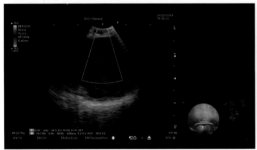

c. 4R 组淋巴结彩色多普勒模式下图像

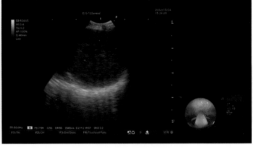

d. 打开穿刺引导线

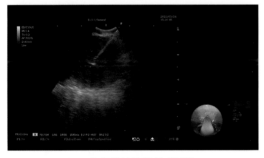

e. 4R 组淋巴结穿刺时图像

图 2 - 1 - 65 · 超声支气管镜图像

超声声像特征 · 根据影像学结果及临床要求,探及 4R 组淋巴结肿大,最大径 3.1 cm × 2.6 cm,内部多发点状血供,超声引导下经无血管区域 22G MG 针穿刺活检,过程顺利,标本送组织及细胞病理检查,穿刺点未见活动性出血。另见 10R 组淋巴结肿大,约 1.5 cm × 1.2 cm,但紧邻粗大血供,穿刺风险高,未予穿刺。

病理

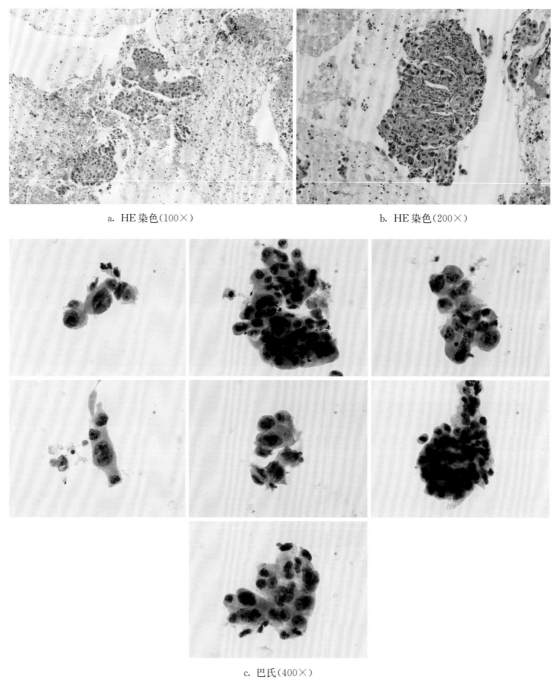

a. HE 染色(100×)　　　　　　　　　　　b. HE 染色(200×)

c. 巴氏(400×)

图 2-1-66·病理及免疫组化

病理所见

(1) 4R 组淋巴结:灰白组织一堆,直径 0.5 cm。

（2）4R组淋巴结：结合病史符合肺非小细胞癌淋巴结转移，组织学类型考虑为低分化鳞状细胞癌可能性大。

（3）免疫组化：ALK - Nega(一)，ALK - Pos(＋)，ALK - Ventana(一)，CK5/6(部分＋)，Napsin A(一)，P40(一)，pan - TRK(一)，PD - L1(22C3)(TPS＝80％)，PD - L1(22C3)阳性对照(＋)，PD - L1(22C3)阴性对照(一)，ROS - 1(0)，TTF - 1(个别细胞＋)，Syn(一)，CgA(一)，CD56(一)，Ki - 67(＋40％)。

（4）特殊染色结果：粘卡(一)。

（5）(4R组淋巴结)EBUS - TBNA 液基涂片：可见非小细胞癌。

● **最终诊断与治疗**

最终诊断 · 右肺上叶鳞状细胞癌纵隔淋巴结转移。

治疗 · 放疗科就诊，行同步放化疗。

● **诊断体会**

患者右肺上叶结节伴纵隔4R组淋巴结肿大。对于4R组淋巴结，在进行穿刺活检时往往需要按压UP(支气管镜上的旋钮方向标识)，抬起探头使探头紧贴气管壁，同时尽量避开软骨环，以形成良好的进针路径及清晰的超声下穿刺视野。超声支气管镜头端灵活，内镜下视野清晰，在此处穿刺时，能够避开气管软骨，经气管软骨缝隙进针，有利于 EBUS - TBNA 的实施。

（北京大学肿瘤医院·吴　齐）

病例 15 · 4R 组、4L 组及 11L 组淋巴结:右下肺鳞癌,rPT4N3M1a

● **患者基本信息**

性　别 · 男。

年　龄 · 59 岁。

主　诉 · 肺癌术后 2 年余。

现病史 · 2 年前因"咳嗽、胸闷"查胸部 CT,示右上肺占位考虑肺癌。2019 - 11 - 21 行"胸腔镜辅助下右上叶肺癌根治术",术后病理提示中-低分化鳞状细胞癌(角化型),肿瘤最大径 1.5 cm(pT1aN0Mx)。2022 - 01 - 07 因"乏力、咳嗽、痰血 3 个月余,加重 20 天"查胸部 CT,示右肺鳞癌术后复发可能,纵隔多发肿大淋巴结。1 周前出现咯血,血量约 20 mL。一般情况良好。

既往史 · 乙肝病史 30 余年。否认高血压、冠心病、糖尿病病史。

个人史 · 吸烟史 1 200 支/年,已戒烟 1 年。饮酒 20 余年,高度白酒平均 3 两/日。

家族史 · 父亲"肺癌"去世,母亲"胃癌"去世。

婚育史 · 适龄婚育,育 1 子 1 女,体健。

● **胸部 CT**

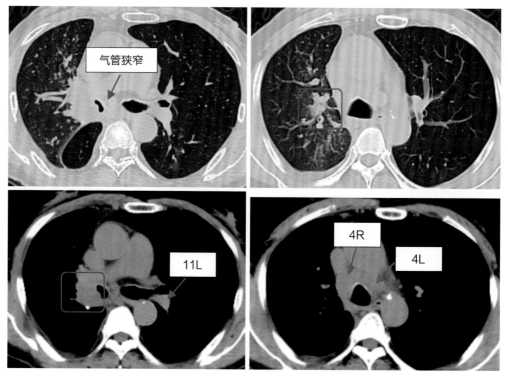

图 2 - 1 - 67 · 胸部 CT 图像

CT 表现·右肺门旁见大小约 43 mm×29 mm 软组织肿块影,形态不规则,支气管狭窄闭塞,远端肺叶见多发片状模糊影;双肺下叶见多发片状模糊影;左肺上叶见直径约 19 mm 结节影。气管及主支气管通畅。纵隔、右侧肺门见多发肿大淋巴结影。右侧胸腔少量积液征象。

放射学诊断·①右肺中央型肺癌,伴阻塞性肺炎;双肺下叶多发炎症可能;②左肺上叶转移瘤;③纵隔、右侧肺门多发淋巴结转移瘤;④右侧胸腔少量积液。

● 入院前诊断

入院诊断·①右下肺鳞癌,rPT4N3M1a(左肺)Ⅳ期 PS2 分;阻塞性肺炎;②慢性乙型病毒性肝炎;③慢性支气管。

既往治疗史·胸腔镜辅助下右下叶肺癌根治术。

病灶部位·右肺门、左上肺、纵隔淋巴结。

● 支气管镜检查

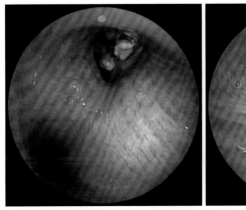 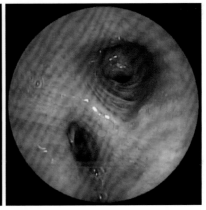

a. 隆突(绿点为 4R 组淋巴结穿刺位点)　　b. 左主支气管(绿点为 11L 组淋巴结穿刺点)

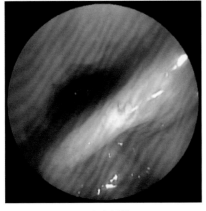

图 2-1-68
支气管镜检查图像

c. 右中间段

内镜下所见·隆突增宽,稍固定,右肺上叶手术残端及右侧小隆突处见不规则新生物凸出管腔,表面有白色坏死组织覆着,触之易出血;右中间段开口狭窄,右肺下叶支气管开口明显外压;气管及左侧各叶段支气管黏膜充血,管腔通畅未见狭窄、出血及新生物。

● 超声支气管镜检查及穿刺活检

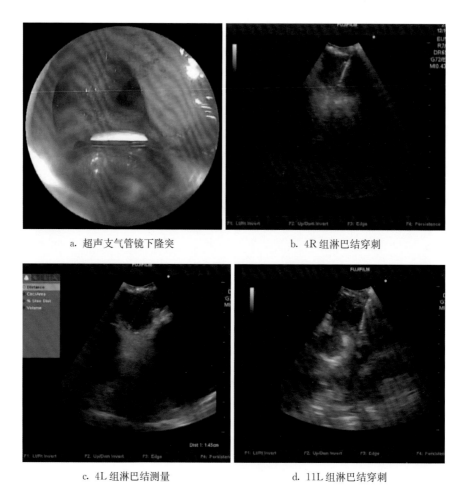

a. 超声支气管镜下隆突　　　　　b. 4R组淋巴结穿刺

c. 4L组淋巴结测量　　　　　d. 11L组淋巴结穿刺

图 2 - 1 - 69 · 超声支气管镜图像

超声声像特征·探及 4L 组、4R 组、11L 组淋巴结肿大,淋巴结长径分别约为 14.3 mm、11.9 mm 及 11.7 mm,淋巴结包膜完整;右侧小隆突处探及右下肺腔外病灶,与 11R 组淋巴结融合,病灶长径约 34.4 mm,内部密度不均,血供丰富。对 4L 组、4R 组、11L 组淋巴结及右下肺病灶分别行 EBUS - TBNA 检查,共穿刺 8 针;获取组织结果满意,送病理及脱落细胞检查。

● 病理

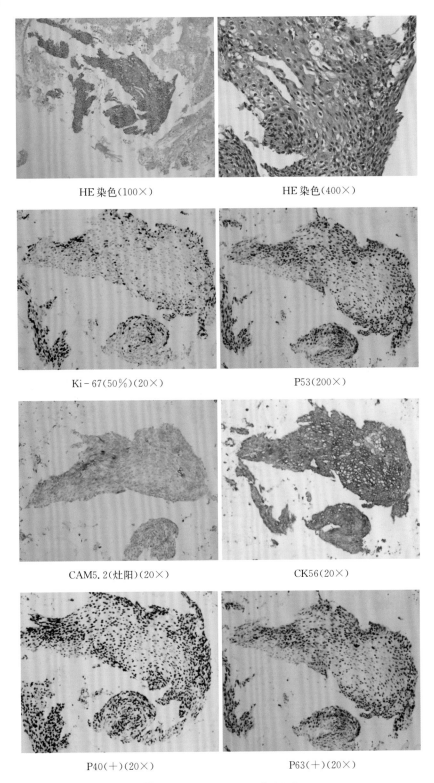

图 2 - 1 - 70 · HE 染色及免疫组化

病理所见

(1)（右上叶残端）主要为大片坏死，另可见小灶异型上皮，倾向鳞状细胞癌。

(2)（4L 组淋巴结 TBNA 穿刺组织）转移性鳞状细胞癌。

(3)（4R 组淋巴结 TBNA 穿刺组织）转移性鳞状细胞癌。

(4)（11L 组淋巴结 TBNA 穿刺组织）转移性鳞状细胞癌。

(5)（右下肺病灶）鳞状细胞癌。

(6) 免疫组化：肿瘤细胞 CAM5.2（灶阳），CK7（－），CK5/6（＋），P40（＋），P63（＋），TTF-1（－），Syn（－），CGA（－），P16（－），P53（90%＋，突变型），Ki-67（50%）。

最终诊断与治疗

最终诊断·右肺鳞癌，rPT4N3M1a（左肺），Ⅳ 期，PS2 分；阻塞性肺炎；慢性乙型病毒性肝炎；慢性支气管炎。

治疗·EBUS-TBNA 检查再分期，组织标本量大，足够进行肿瘤基因检测，有利于后续治疗开展。

分析及预后

患者肺癌术后，复查胸部 CT 提示肺门及纵隔淋巴结肿大考虑复发可能，活检可进一步明确诊断及再分期。

EBUS-TBNA 可获取足够量的病变组织送分子标志物检查，为后续治疗提供依据。

诊断体会

对于怀疑淋巴结转移的患者，淋巴结穿刺活检评估分期、再分期为精准治疗提供依据；直视下操作视野清晰，并可评估更多影像未显示的淋巴结；EBUS-TBNA 创伤小、易操作，有效避开血管穿刺，出血风险小；弯曲部角度大，更多管壁外病变可及；视野广，更多穿刺局部区域选择。

本病例中，EBUS-TBNA 完善了右肺上叶残端及右肺下叶病灶的活检方式。

（上海长海医院·官振标　黄海东　张　伟　白　冲）

病例 16·4R 组及 11R 组淋巴结:肺鳞状细胞癌,T4N1M0

● 患者基本信息

性　别·男。

年　龄·64 岁。

主　诉·反复咳嗽、咳痰 1 个月余。

现病史·入院前 1 个月余无明显诱因出现刺激性咳嗽、咳痰,痰白黏稠,痰中偶见红色血丝,量少,约 2 mL,下午及夜间加剧,无反酸、嗳气、胸骨后烧灼样痛,无颈前肿物、呼吸困难,无胸背疼痛、胸闷、气促,无声音嘶哑、饮水呛咳,无腹痛、腹泻、恶心、呕吐,无午后低热、夜间盗汗,就诊他院,胸部 CT 提示:①双肺气肿,左肺上叶占位,左肺上叶炎症性改变;左肺上叶多发小结节;双肺门及纵隔内多发淋巴结肿大、部分钙化。②T12、L1 椎间隙狭窄。消化系统彩超提示"肝血管瘤? 副脾",未治疗。为进一步诊治就诊我院,门诊拟"左肺占位(性质待查)"收入。自发病以来,精神、睡眠一般,饮食正常,大、小便量如常,体重无明显变化。

既往史·无特殊。

● 胸部 CT

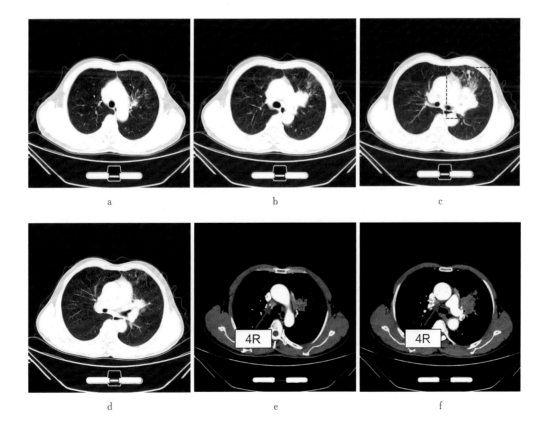

a　　　　　　　　　b　　　　　　　　　c

d　　　　　　　　　e　　　　　　　　　f

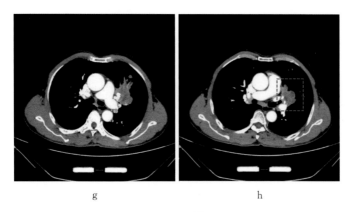

g   h

图 2 - 1 - 71 · 胸部 CT 图像

CT 表现·左肺门旁见团块状肿块密度区,边缘欠光整,密度欠均匀,大小约 4.6 cm×
3.5 cm(纵隔窗),增强扫描呈不均匀强化,周围可见多发斑片状、结节状、条索状密度增高灶,
部分边界欠清,增强扫描结节灶呈轻度强化,双肺另见多发微小结节灶,长径约 0.3 cm,纵隔
窗未显示。纵隔结构清楚,可见多发肿大淋巴结伴钙化,最长径约 1.8 cm,增强扫描轻度强
化。双侧胸膜无增厚,胸腔未见积液密度区。

放射学诊断·①考虑左肺门旁占位性病变伴左上肺阻塞性炎症改变,左肺上叶转移瘤可
能,建议进一步检查;②双肺多发结节灶;③纵隔多发肿大淋巴结伴钙化。

● **术前诊断**

病灶部位·左肺上叶。

术前诊断·左肺占位性质待查。

● **支气管镜检查**

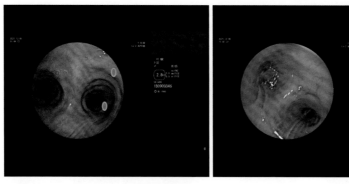

a. 隆突(绿点为 4R 组、11R 组淋巴结穿刺点)   b. 左肺上叶

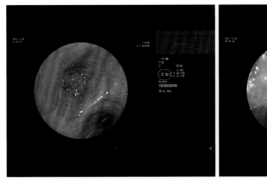
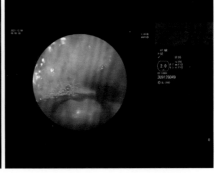

c. 左肺上叶固有支   d. 4R 组淋巴结穿刺点内镜图像

图 2-1-72 · 支气管镜下检查图像

内镜下所见 · 支气管镜经喉罩进入,声门对称,气管通畅,隆突锐利,左肺上叶固有支开口新生物堵塞管腔,左肺下叶各段黏膜稍增厚,余左、右主支气管及其各叶段分支管腔通畅,中等量白色黏性分泌物,吸除后未见新生物、溃疡等。结合胸部 CT 改变,对左肺上叶固有支行新生物活检术、支气管肺泡灌洗术(BAL),标本送病理学、病原学检查。术中出血量约 2 mL,予冰生理盐水、1∶10 000 肾上腺素 3 mL 局部喷洒后未见活动性出血。

检查提示 · ①左肺上叶固有支新生物;②气管、支气管炎症性改变;③行新生物活检术、支气管肺灌洗术(BAL)、吸痰术。

● 超声支气管镜检查及穿刺活检

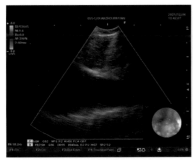
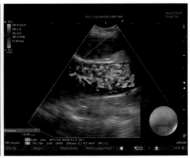

a. 4R 组淋巴结探查(低回声区域)   b. 4R 组淋巴结测量

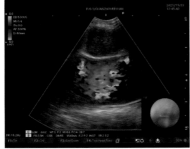
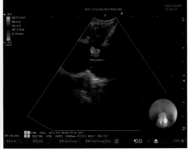

c. 4R 组淋巴结测量(彩色多普勒模式)   d. 11R 组淋巴结穿刺时图像

图 2-1-73 · 超声支气管镜图像

结合胸部 CT 改变,对 11R 组、4R 组淋巴结行凸阵超声探查,均可见低回声病变,淋巴结最长径分别约 11.65 mm、14.5 mm,对 11R 组、4R 组淋巴结行 EBUS - TBNA 术,标本送病理、病原学检查,术中出血量约 0.5 mL,予冰生理盐水局部喷洒后无活动性出血。

● 病理

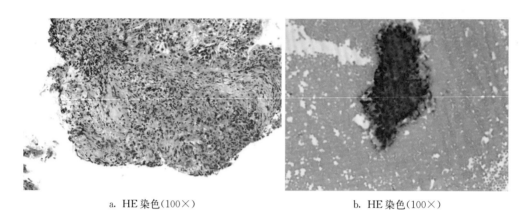

a. HE 染色(100×)   b. HE 染色(100×)

图 2-1-74·病理

病理所见·(左肺上叶固有支活检物)非小细胞癌,结合免疫组化,考虑鳞状细胞癌。

(左肺上叶固有支灌洗液)涂片见少量癌细胞。(11R 组淋巴结液基)涂片见少量淋巴细胞。(11R 组淋巴结穿刺物涂片)涂片见少量淋巴细胞。(4R 组淋巴结液基)涂片见少量淋巴细胞。(4R 组淋巴结穿刺物涂片)涂片见少量淋巴细胞。

免疫组化·TTF-1(−),CK7(−),Napsin A(−),CK5/6(+),P40(+),CD56(−),Ki-67(约 70%+)。

● 最终诊断

最终诊断·肺鳞状细胞癌,T4N1M0 期。

● 诊断体会

EBUS - TBNA 穿透气道壁,对气管、支气管腔外病变如结节、肿块、肿大的淋巴结以及肺部的病灶,进行针刺吸引,获取细胞或组织标本,广泛应用于紧贴气管、支气管周围病灶的定性诊断,而且也是镜下直视活检的必要补充,有助于恶性肿瘤的临床分期,并可以用于术前评估对侧淋巴结转移情况。

(福建医科大学附属第二医院·杨栋勇)

病例 17 · 7 组淋巴结:右肺鳞状细胞癌,T4N2M1c

● 患者基本信息

性　别 · 男。

年　龄 · 68 岁。

主　诉 · 反复咳嗽、咳痰 1 年,发现肺部阴影 1 天。

现病史 · 患者缘于 1 年前开始出现咳嗽、咳痰,为黄脓痰,偶有红色痰,量较多,伴有活动耐量下降,爬 3 层楼出现气喘,夜间不易躺平,无头晕、头痛,无发热、寒战,无恶心、呕吐等,1 天前患者晨起出现眼睑水肿,就诊于外院,胸部 CT 提示肺部阴影,胸腔积液(未见报告)。为进一步诊治,来我院就诊,门诊以"肺部阴影"收入我科。患者自发病以来,精神欠佳,睡眠正常,食欲正常,大便正常,小便正常,体重无明显下降。

既往史 · 无特殊。

● 胸部 CT

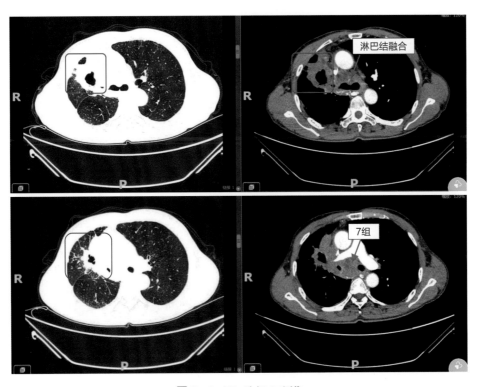

图 2 - 1 - 75 · 胸部 CT 图像

CT 表现 · 右肺门处可见软组织肿块,边缘不规则,密度略不均匀,增强扫描呈不均匀轻中度强化。气管前、主动脉弓下、气管隆突下、食管旁及右肺门处见多发肿大淋巴结,部分可见融合成团,呈不均匀轻度强化,内见无强化坏死区。

放射学诊断·右上肺中央型肺癌继发右肺阻塞性肺炎、肺不张。

● 术前诊断

病灶部位·右上肺以及纵隔淋巴结。

术前诊断·右上肺占位病变。

● 支气管镜检查

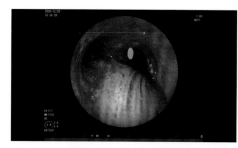 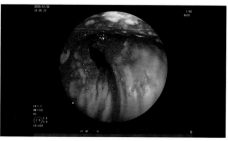

a. 隆突(绿点为 7 组穿刺位点)　　　　　　　b. 右主支气管

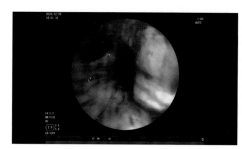

c. 左肺中间段支气管

图 2 - 1 - 76 · 支气管镜检查图像

内镜下所见·右主气管黏膜粗糙肿胀,触之易出血,右肺上叶支气管狭窄。

● 超声支气管镜检查及穿刺活检

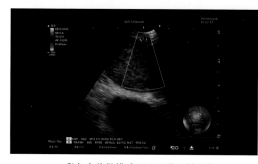 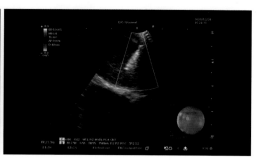

a. 彩色多普勒模式下 7 组淋巴结图像　　　　b. 7 组淋巴结穿刺时图像

图 2 - 1 - 77 · 超声支气管镜图像

超声声像特征·在超声引导下,对7组淋巴结进行穿刺,穿刺所得组织送检。

- **ROSE**

ROSE·见可疑异型细胞。

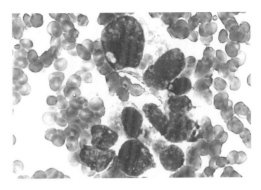

图 2-1-78·**ROSE**

- **病理**

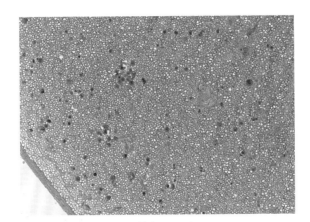

HE 染色(200×)

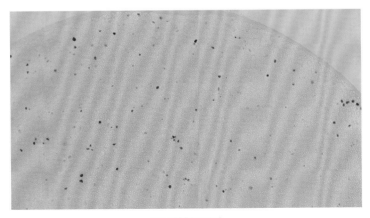

P40 IHC(200×)

图 2-1-79·**病理及免疫组化**

病理所见·(纵隔淋巴结穿刺)转移性癌,免疫组化提示鳞状细胞癌可能,所见甚少。

免疫组化示:CK(＋),P40(＋),CK7(－),TTF‑1(－),Napsin A(－),CD56(－),LCA(－),moc‑31(－),Ki‑67(10％＋)。

病理诊断·提示鳞状细胞癌。

● 最终诊断与治疗

最终诊断·右肺鳞状细胞癌,T4N2M1c,Ⅳb 期。

治疗·白蛋白结合型紫杉醇＋奈达铂＋卡瑞利珠单抗。

● 预后

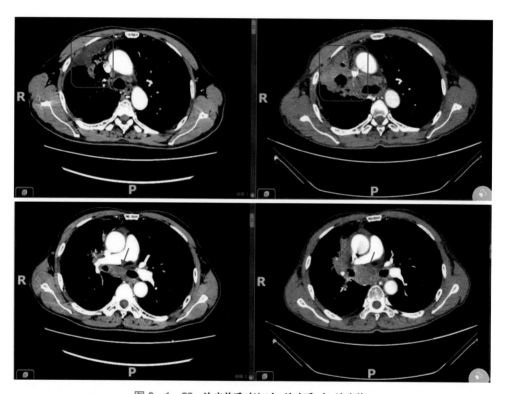

图 2‑1‑80·治疗前后对比(左:治疗后;右:治疗前)

预后·治疗后病灶缩小,目前患者免疫治疗维持。

● 诊断体会

超声支气管镜图像清晰,血管和淋巴结显示清楚,所以操作者穿刺进针方便,有助于缩短操作时间,提高操作效率,能获得足量的针吸组织行后续病理检查。

(南昌大学附属第一医院·唐建军　吴文娟)

病例 18 · 左肺下叶肿物:鳞状细胞癌(中-高分化)

● **患者基本信息**

性　别·男。

年　龄·55 岁。

主　诉·咳嗽、咳痰 2 个月。

现病史·2 个月前无诱因出现咳嗽,咳白色黏痰,无胸痛、咯血、发热。

既往史·吸烟 20 年,1 天 1 包,戒烟 1 年。

● **胸部 CT**

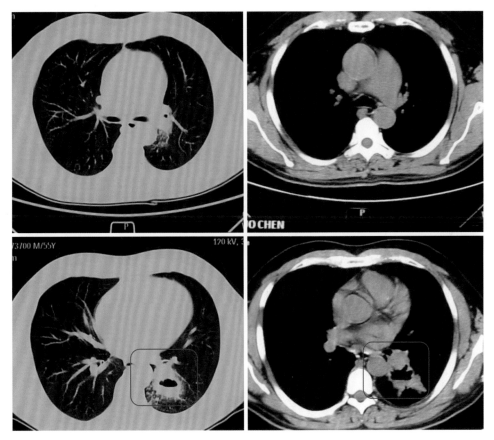

图 2 - 1 - 81 · 胸部 CT 图像

CT 表现·左肺下叶大片实变,其内可见支气管气相,并可见液体密度。

放射学诊断·左肺下叶肿块伴空洞,考虑恶性肿瘤可能性大。

● 支气管镜检查

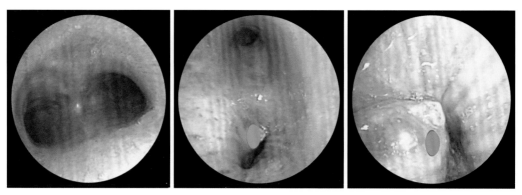

图 2 - 1 - 82 · 支气管镜图像(左:隆突;中:左主支气管;右:左肺下叶支气管;绿点为穿刺点)

内镜下所见·左肺下叶支气管开口处呈外压性狭窄,表面可见少量新生物,未见左 B6 开口,远端基底段黏膜光滑,管腔通畅。

● 超声支气管镜检查及穿刺活检

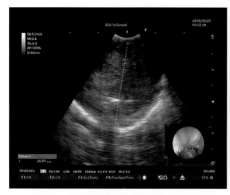

a. 左肺下叶肿物测量

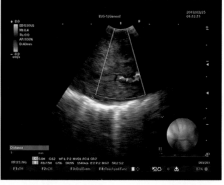

b. 彩色多普勒模式下左肺下叶肿物图像

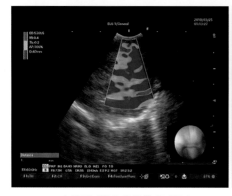

c. 左肺下叶肿物弹性模式下探查

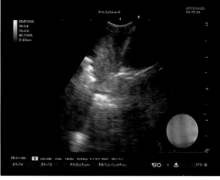

d. 左肺下叶肿物穿刺时图片

e. 穿刺操作视频

图 2 - 1 - 83 · 超声支气管镜下图像及穿刺操作视频

超声声像特征·探及左肺下叶肿物(26.87 mm),边界清楚,其内有较大血管走行,内部回声均匀。在超声引导下对左下肺叶肿物结穿刺 5 针。

● **病理**

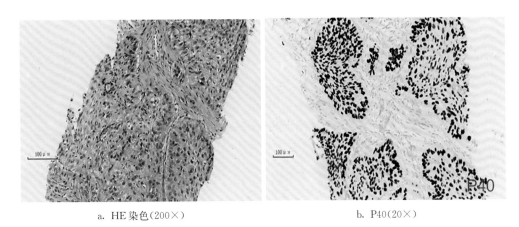

a. HE 染色(200×)　　　　　　b. P40(20×)

图 2 - 1 - 84 · 病理及免疫组化

病理所见·大量散乱的异型鳞状细胞团,伴角化珠及角化细胞,为鳞状细胞癌(中-高分化)。

● **最终诊断与治疗**

最终诊断·鳞状细胞癌。

治疗·手术切除+术后辅助化疗。

● **诊断体会**

EBUS-TBNA 系统由 SU-9 000 超声内镜系统与 EB-530US 超声支气管镜组成,探头较小,可深入右肺下叶支气管。右肺下叶的中心性占位性病变采用 EBUS-TBNA 术,活检阳性率高,出血风险小。穿刺前多普勒超声观察穿刺界面,可尽量避开血管,减少出血风险。

(北京大学第一医院·廖纪萍)

第三节 · 非小细胞肺癌

病例 19 · 7 组淋巴结：右肺上叶非小细胞肺癌

● **患者基本信息**

性　别·男。

年　龄·63 岁。

主　诉·发现右肺占位 1 个月。

现病史·检查发现右肺占位 1 个月。

既往史·无特殊。

● **胸部 CT**

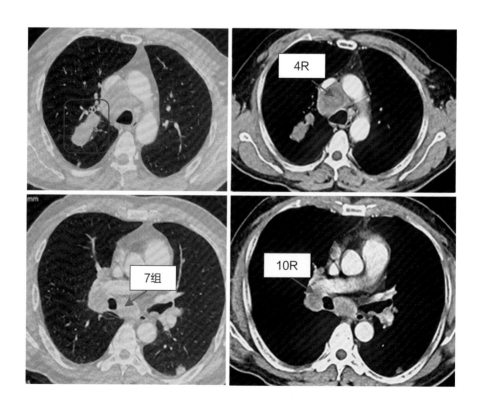

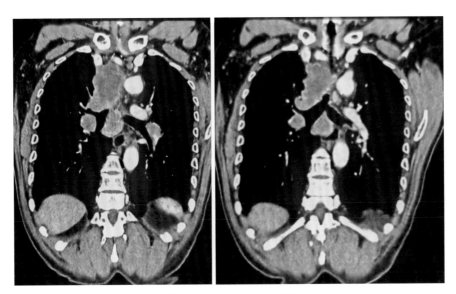

图 2 - 1 - 85 · 胸部 CT 图像

CT 表现 · 右肺上叶软组织密度肿物,边界不清,增强扫描不均匀强化。双肺多发小结节,纵隔 4R 组、7 组淋巴结肿大,部分融合。

放射学诊断 · 右肺上叶恶性肿瘤伴纵隔淋巴结转移,双肺转移。

● PET‑CT

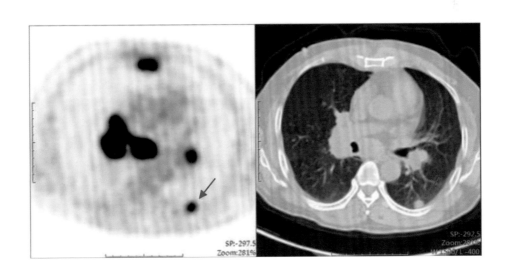

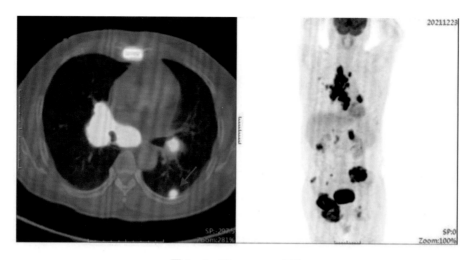

图 2-1-86·**PET-CT图像**

PET-CT表现·右肺门可见较大软组织肿块,伴放射性浓聚,SUVmax 18.0,病灶与右肺门及纵隔肿大淋巴结分界不清,较大截面约 5.3 cm×2.4 cm;右肺上叶支气管狭窄,病灶远端可见实变及斑片影。两肺可见多发结节,伴放射性摄取增高,SUVmax 9.0,较大者位于右肺上叶,大小约 2.7 cm×2.0 cm。右肺下叶胸膜下可见斑片影,未见放射性摄取增高。

右锁骨、两肺门及纵隔 2R 组、3A 组、4R/L 组、7 组淋巴结多发肿大,伴放射性浓聚,SUVmax 19.5,较大者位于纵隔 2R~4R 组淋巴结,大小约 4.5 cm×4.3 cm,其内可见放射性摄取稀疏的低密度区。腹膜后多发稍肿大淋巴结,伴放射性摄取增高,SUVmax 8.1。

● **其他辅助诊断**

头颅 MRI·大脑、小脑多发转移。

● **支气管镜检查**

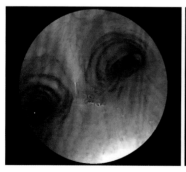
a. 隆突

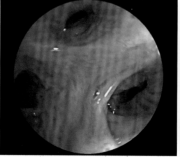
b. 右肺上叶

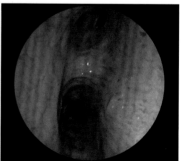
c. 右肺门

图 2-1-87·**支气管镜检查图像**

内镜下所见 · 普通支气管镜下未见明显异常。

● 超声支气管镜检查及穿刺活检

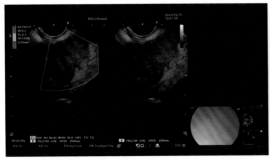 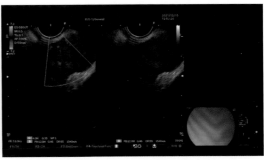

a. 7 组淋巴结超声(左:彩色多普勒模式;右:灰阶模式)　　　b. 7 组淋巴结(左:彩色多普勒模式;右:灰阶模式)

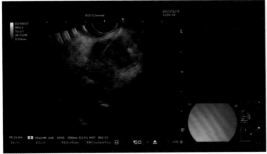 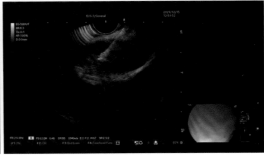

c. 7 组淋巴结 EUS - FNA 图像　　　　　　　　d. 7 组淋巴结 EUS - FNA 图像

图 2 - 1 - 88 · 超声支气管镜图像

超声声像特征 · 使用扇扫超声胃镜(型号 EG - 80UT)经食管 EUS - FNA;纵隔 7 组淋巴结肿大,截面最大径线 3.6 cm×2.9 cm,超声引导下,经无血管区域 22G 针穿刺活检,标本送检,穿刺点未见活动性出血。

● 病理

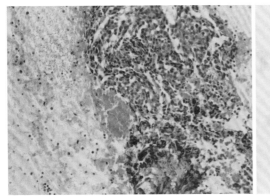 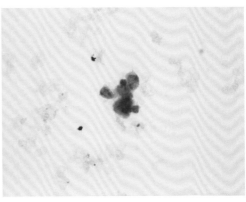

a. HE 染色(100×)　　　　　　　　b. 巴氏染色(40×)

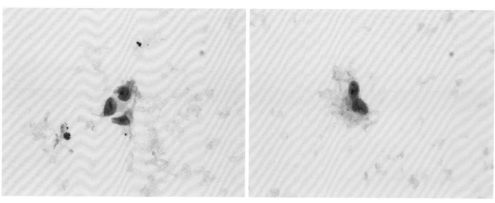

c. 巴氏染色(400×)　　　　　　　　　d. 巴氏染色(400×)

图 2 - 1 - 89·病理及免疫组化

病理及免疫组化所见

(1)(7 组淋巴结):灰褐组织一堆,最大径 0.5 cm。

(2)(7 组淋巴结)穿刺:可见异型细胞伴坏死。

(3) 免疫组化结果:ALK - Ventana(－)[ALK - Nega(－),ALK - Pos(＋)],CK5/6(－),P40(－),Napsin A(－),TTF - 1(－),PD - L1(22C3)(TPS:0)[PD - L1(22C3)阳性对照(＋),PD - L1(22C3)阴性对照(－)],ROS - 1(0),Syn(＋),CgA(少量＋),CK(弱＋),Ki - 67(＋50%~75%),倾向于非小细胞癌或大细胞神经内分泌癌。因为这是细针穿刺标本,看不到大细胞神经内分泌癌的结构(菊形团样结构),原则上要有菊形团样结构加神经内分泌标记物阳性才能诊断大细胞神经内分泌癌。

● **最终诊断与治疗**

最终诊断·右肺上叶非小细胞肺癌,纵隔淋巴结转移,双肺转移,脑多发转移,多发骨转移,肾上腺素转移,腰大肌转移。

治疗·全身化疗。

● **诊断体会**

患者右肺门病变,伴纵隔淋巴结及远处转移,支气管镜检查气管腔内未见明显占位,故选择纵隔淋巴结穿刺活检。患者对于支气管镜耐受性较差,选择经食管穿刺纵隔 7 组淋巴结,超声支气管镜对纵隔内脏器、血管及目标淋巴结显示清晰,通过多普勒扫查避开粗大血供,通过弹性成像避开淋巴结内坏死区域,成功进行了穿刺活检。此外,经食管穿刺相较于经支气管穿刺,患者的耐受性更佳。

(北京大学肿瘤医院·吴　齐)

病例 20 · 左上肺病灶：左上肺恶性肿瘤，非小细胞肺癌（经食管进镜）

● **患者基本信息**

性　别 · 男。

年　龄 · 74。

主　诉 · 反复咳嗽、气促 1 个月余。

现病史 · 患者 1 个月前受凉后出现阵发性咳嗽，可少量黄痰，不易咳出，伴有气促，活动后加重，夜间可平卧，左侧胸部隐痛，伴声音嘶哑，于外院就诊，胸部增强 CT 提示：左肺门上缘近主动脉弓旁占位淋巴结转移？肺癌？左肺上叶前段小结节，肺癌？未明确肺部病变来我院就诊。

既往史 · 既往诊断直肠息肉（锯齿状腺瘤），2020 - 02 行"升结肠癌术，术后病理为中分化腺癌"，前列腺增生。

● **胸部 CT**

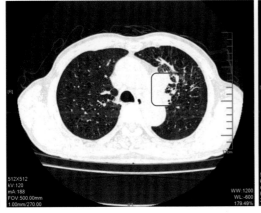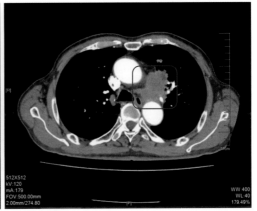

图 2 - 1 - 90 · 胸部 CT 图像

CT 表现 · 左上肺纵隔旁见不规则团块状软组织密度影，大小约 41 mm×38 mm，病灶与左肺门及纵隔淋巴结分界不清，增强扫描明显不均匀强化，CT 值约 50/71 HU。左上肺支气管稍狭窄，左上肺见斑片状及条索密度影，内见钙化灶。

放射学诊断

（1）左上肺病灶及左肺门及纵隔淋巴结增大，考虑左上肺肺癌并左肺门、纵隔淋巴结转移与左上肺结核、左肺门及纵隔淋巴结结核鉴别，建议 PET - CT 检查。

（2）拟慢性支气管炎、肺气肿、肺大疱形成。

（3）两肺散在炎症/纤维灶，左下肺部分实变，请结合临床。

● 术前诊断

病灶部位 · 左上肺。

术前诊断 · 左上肺阴影,性质待查;结肠术后。

● 超声支气管镜检查及穿刺活检

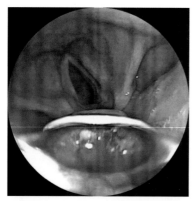

a. 超声支气管下图像,声门清晰可见,近似直视

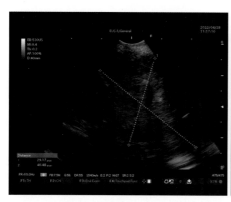

b. 左上肺病灶低回声区测量

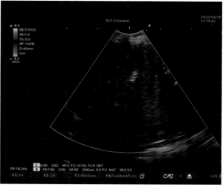

c. 彩色多普勒模式下图像

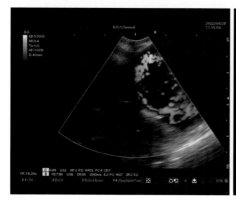

d. 能量多普勒模式下图像

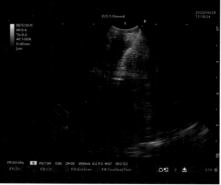

e. 左上肺病灶处穿刺时图像

图 2 - 1 - 91 · 超声支气管镜下左上肺病灶超声图像

超声声像特征 · 超声支气管镜经食管入镜,距门齿约 17 cm 处左上肺病灶处可探及超声低回声区,大小约 29 mm×40 mm,在超声实时引导下行穿刺活检,共行针吸 4 次,过程顺利。

● 病理

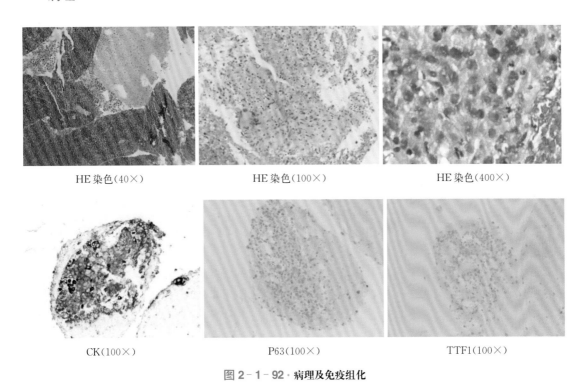

HE 染色(40×)　　　　HE 染色(100×)　　　　HE 染色(400×)

CK(100×)　　　　P63(100×)　　　　TTF1(100×)

图 2 - 1 - 92 · 病理及免疫组化

病理所见

(1)(左上肺病灶)送检血凝块可见肿瘤细胞排列呈片状或散在分布,细胞胞质稍丰富,部分核仁明显;另见凝固性坏死灶,似有多核巨细胞;组织改变符合恶性肿瘤,考虑为非小细胞肺癌,非特殊类型。

(2)免疫组化结果:CK(＋),P40(－),P63(－),Napsin A(－),TTF - 1(－),CK7(＋),CK5/6(－);特殊染色结果:GMS(－),PAS(－),抗酸(－),革兰(－),抗酸荧光(－),真菌荧光(－)。

● 最终诊断与治疗

最终诊断

(1)左上肺恶性肿瘤,非小细胞肺癌。

(2)阻塞性肺炎。

(3)结肠术后,升结肠癌术后。

治疗·完善基因检测后进一步治疗。

● **诊断体会**

对特殊位置,如角度过大或者与支气管不相通的病灶,可通过经食管方式进行取样。另外,某些呼吸衰竭或气道重度狭窄的病例,无法经气道取样,也可采取经食管方式进行。操作过程中需要注意保护胸膜,尽量在同一位置进针穿刺,避免因反复更换穿刺点,引起气胸。

(广州医科大学附属第一医院·钟长镐)

第四节·小细胞肺癌

病例 21·4R 组淋巴结:广泛期小细胞癌

● **患者基本信息**

性　别·男。

年　龄·68 岁。

主　诉·发现右肺上叶结节灶 7 天。

现病史·患者因"胸闷、乏力 1 个月"于我院消化科住院诊治,2023 - 07 - 29 胸部 CT 示:①右肺上叶前段软组织结节,恶性肿瘤病变可能性大,伴右肺门、纵隔内多发淋巴结转移。②左肺上叶尖后段、右肺上叶后段及两肺上叶后基底段多发微小结节灶。③两肺肺气肿;两侧胸膜稍增厚。④主动脉及冠状动脉壁少许钙化灶。⑤附件:肝脏多发弥漫性病变,患者无咳嗽、咳痰,无畏寒、发热,无心悸、气喘,无胸痛,为进一步诊治,拟"右肺结节"收入我科。病程中,患者精神可,纳眠可,二便正常,近 1 个月来体重减轻 8 kg。

既往史·否认高血压、糖尿病、冠心病等病史。否认肝炎、结核等传染病史。有"左侧胫骨、右侧股骨骨折手术"史 3 年,否认其他重大手术外伤史,否认输血史,否认食物、药物过敏史。

个人史·出生并生活于原籍,否认疫水接触史,吸烟指数 30 包/年,否认酗酒史,否认工业毒物、粉尘、放射性物质接触史,否认冶游史。

婚姻史·已婚已育。

家族史·否认家族性、遗传性疾病病史。

● **胸部 CT**

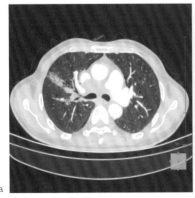 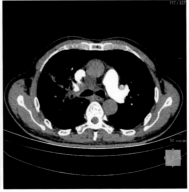

a　　　　　　　　　　　　　　　　　　b　c. 全套胸部 CT 图像

图 2 - 1 - 93 · 胸部 CT 图像

CT表现·两肺纹理增多、紊乱,两肺内见多发薄壁、无壁无肺纹理透亮区,右肺上叶尖段见钙化结节灶,右肺上叶前段见大小约2.6 cm×2.1 cm×3.3 cm的软组织结节影,边界不清,呈浅分叶,内可见充气支气管影,远端胸膜牵拉,并见斑片状渗出实变影,左肺上叶尖后段、右肺上叶后段及两肺上叶后基底段见直径约3~4 mm的微小结节灶,界清;余两肺内未见明显渗出、实变影;诸支气管通畅,右肺门增大,纵隔区、右肺门见多发增大,融合成团多个淋巴结影;两侧胸膜稍增厚。主动脉及冠状动脉壁见少许钙化灶。附见肝内多发低、稍低密度灶。

放射学诊断

(1) 右肺上叶前段软组织结节,考虑恶性肿瘤性病变,伴右肺门及纵隔内多发淋巴结转移,建议进一步增强检查。

(2) 左肺上叶尖后段、右肺上叶后段及两肺上叶后基底段多发微小结节灶,请随诊。

(3) 两肺肺气肿;两侧胸膜稍增厚,主动脉及冠状动脉壁见少许钙化灶,附见肝内多发弥漫性病变。

● **PET - CT**

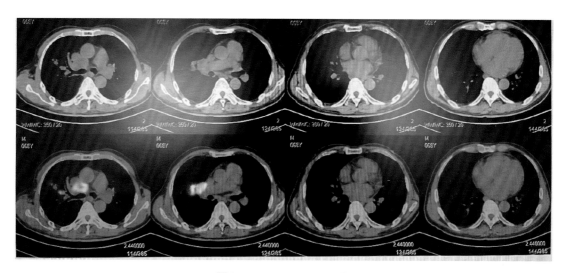

图2-1-94·**PET-CT图像**

PET-CT表现

(1) ①右肺上叶前段不规则软组织密度肿块,糖代谢增高,考虑右肺癌并侵犯水平裂胸膜,沿前段亚支气管浸润生长;②右肺门、纵隔、肝胃间隙、肝门区、门腔间隙、腹主动脉与下腔静脉周围、右侧锁骨上区等多区域淋巴结转移;③肝脏弥漫性转移、多发骨转移。以上请结合临床获得病理学诊断。

(2) 双肺多发微结节、小结节,未见糖代谢增高,建议CT随访;双肺肺气肿;心包积液(少量)。

（3）肝多发囊肿；胆囊结石，慢性胆囊炎；双肾囊肿成；右肾结石；前列腺增生钙化。

（4）升结肠 ESD 术后，局部未见异常糖代谢；慢性肾炎。

（5）甲状腺右叶后部低密度灶，未见糖代谢增高，请结合超声检查随访。

（6）L1 椎体压缩性骨折，部分椎体退行性改变；右侧股骨内固定术后所见。

（7）大脑右侧放射冠区腔梗死/软化灶。

● 其他辅助检查

肺动脉 CTA · ①纵隔、右肺门区多发淋巴结肿大，包绕右上、中肺动脉分支近段，致相应管腔变窄，请结合临床。②升主动脉非钙化斑块形成，管腔略变窄。

上腹部平扫 · ①肝脏弥漫性病灶，结合病史考虑转移瘤可能大，请结合临床。②肝脏及两肾多发囊肿。③胆囊结石，慢性胆囊炎。④胃窦部胃壁稍增厚。

肿瘤指标 · 癌胚抗原：>1 000 ng/mL，甲胎蛋白定量：2.94 ng/mL，糖类抗原 15‑3：44.3 U/mL，糖类抗原 12‑5：69.6 U/mL，糖类抗原 19‑9：>1 000 ngU/mL，糖类抗原 724：9.99 U/mL，细胞角蛋白 19 片段：107 ng/mL，NSE：>300 ng/mL，前列腺特异抗原：0.37 ng/mL，游离 PSA：0.1%，铁蛋白：1 781 ng/mL，肿瘤特异生长因子：406.3 U/mL，甲胎蛋白异质体<5%，鳞癌相关抗原 0.35 ng/mL，胃泌素释放肽前体>5 000 pg/mL。

● 术前诊断

病灶部位 · 右肺上叶前段软组织结节，右肺门及纵隔内多发淋巴结转移。

术前诊断 · 右肺上叶结节。

● 支气管镜检查

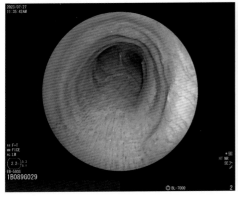 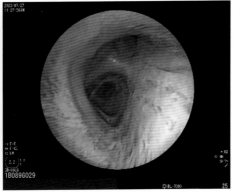

a. 隆突　　　　　　　　　　b. 右主支气管

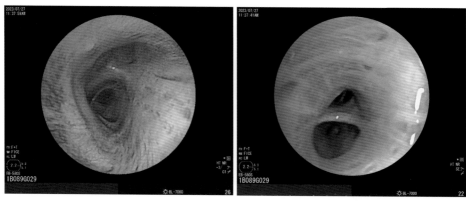

c. 右主支气管(LCI模式)　　　　　　　　　d. 右肺上叶

图 2-1-95·支气管镜检查图像

内镜下所见·声带开闭良好,气管管腔通畅,软骨环清晰,黏膜光滑,隆突锐利,未见出血、新生物。左侧支气管、左主支气管、左肺上叶、左肺下叶及各段支气管分支镜下见管腔通畅,黏膜光滑,未见明显出血、新生物。右侧支气管、右主支气管、右肺中叶、右肺下叶及各段支气管分支镜下管腔通畅,黏膜光滑,未见明显出血、新生物。右肺上叶局部黏膜隆起,部分管腔外压性狭窄,特殊光联动成像模式(LCI)进行观察,可观察到部分黏膜充血。

● **超声支气管镜检查及穿刺活检**

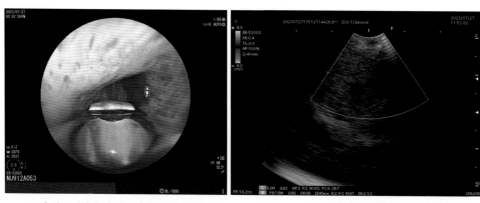

a. 右肺上叶尖段(超声支气管镜下图像)　　　　b. 4R组淋巴结探查

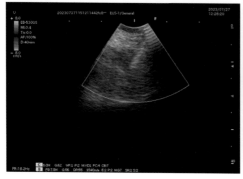

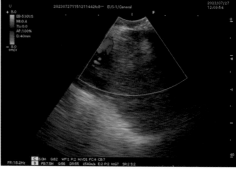

c. 4R组淋巴结穿刺　　　　　　　　　d. 2组、4组淋巴结融合

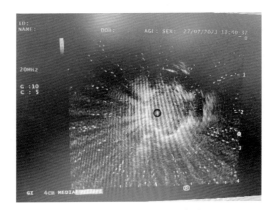

e. 4R 组淋巴结穿刺视频   f. 右肺上叶前段 rEBUS 探查

图 2 - 1 - 96 · 超声支气管镜图像及穿刺视频

超声声像特征·右肺上叶局部黏膜隆起,部分管腔外压性狭窄,于右肺上叶前段行 EBUS - TBLB,见异常回声区,于该处行 EBUS - TBLB 及灌洗刷检;于气管 4R 组淋巴结行 EBUS - TBNA。

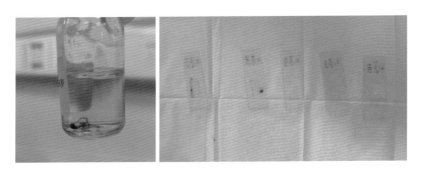

图 2 - 1 - 97 · 穿刺所得组织条及涂片

置入针芯,推出穿刺针内的组织条至标本固定液中,并推至载玻片上(图 2 - 1 - 97)制备细胞学标本,涂片用于快速现场评估(ROSE)。

◎ **病理**

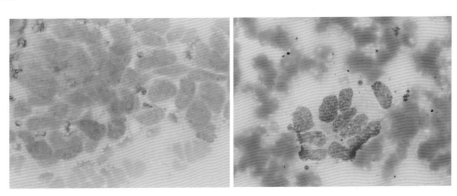

ROSE

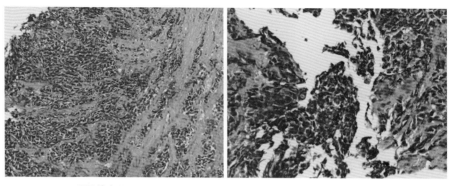

HE 染色(40×)　　　　　　　　HE 染色(200×)

图 2－1－98·病理及免疫组化

病理所见

(1)(肺右上前活检)肺小细胞癌。免疫组化结果:CK7(＋),CAM5.2(＋),TTF－1(＋),P40(－),CD56(＋),Syn(＋),Cga(＋),Nse(＋),Ki－67(80％＋)。

(2)淋巴结穿刺活检:(4组淋巴结穿刺物)纤维蛋白渗出中见异型细胞巢,结合穿刺部分符合肺小细胞癌转移/浸润。

● **最终诊断**

最终诊断·广泛期小细胞肺癌。

● **诊断体会**

在所有肺癌分类中,小细胞肺癌是一种恶性程度最高的肿瘤,多位于肺中央部,生长迅速,较早出现转移。该患者普通气管镜示右肺上叶局部黏膜隆起,部分管腔外压性狭窄,特殊光LCI 模式进行观察,可观察到部分黏膜充血。于右肺上叶前段行 rEBUS 探查,见异常回声区,于该处行 EBUS－TBLB 及灌洗、刷检;于气管 4R 组淋巴结行 EBUS－TBNA,病理均阳性。EBUS－TBNA 可以在单次操作中同时完成肺内病灶活检,进行诊断和淋巴结分期,缩短诊断时间,并且可以检出 PET－CT 为假阴性的淋巴结,从而提高分期的准确率。EBUS－TBNA对于胸内淋巴结分期的诊断准确性为 98％,灵敏性为 92.3％,特异性为 100％,远高于 CT(60.8％、76.9％、55.3％)和 PET－CT(72.5％、80％、70.1％)。EBUS－TBNA 的以上优势使之成为确定肺癌患者诊断和分期的标准工具。

EBUS－TBNA 操作总体安全可控。一项纳入了 9 项临床研究的荟萃分析表明,EBUS－TBNA的总体并发症发生率为 1.44％(19/1 317),最常见并发症包括严重出血(发生率为 0.2％)、气道损伤(<0.1％)、呼吸衰竭(0.23％)、缺氧(0.3％)、低血压(<0.1％)和气胸(0.53％);高风险因素包括年龄>70 岁、住院患者、采用深度镇静或全身麻醉实施操作和同步开展经支气管肺活检。

(上海市第十人民医院·宋小莲　泰州市第四人民医院·丁　荣)

病例 22 · 4R 组淋巴结：小细胞癌（右肺上叶鳞癌放化疗治疗后复查）

● **患者基本信息**

性　　别 · 女。

年　　龄 · 63 岁。

主　　诉 · 咳嗽、咯痰 8 年余，加重伴喘憋 1 个月。

现病史 · 患者 8 年前因咳嗽就诊，诊断为右肺上叶鳞癌，纵隔淋巴结转移，行 27 次放疗＋ 1 次 EP（E 代表依托泊苷，P 代表顺铂）方案化疗 1 周期，后定期复查，2021 - 10 咳嗽、喘憋加重，胸部增强 CT 提示右肺上叶病灶较前明显增大，2R 组、4R 组、7 组淋巴结肿大，考虑转移。

血常规 · 白细胞 $9.67×10^9$/L，中性粒细胞百分比 78.9%，C 反应蛋白 50.75 mg/L；生化检查未见明显异常。

既往史 · 既往高血压病史。

● **胸部 CT**

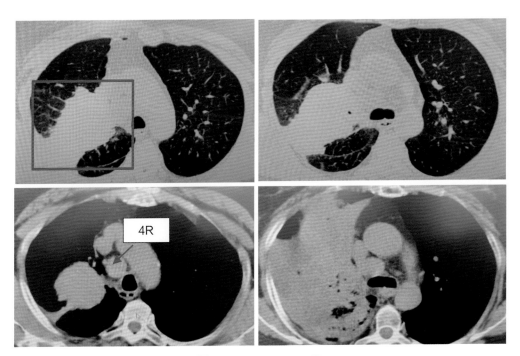

图 2 - 1 - 99 · 胸部 CT 图像

CT 表现 · 右肺中央型肺癌，伴纵隔淋巴结转移。

放射学诊断 · 右肺上叶中央型肺癌，纵隔多发淋巴结肿大，建议支气管镜进一步检查。

- **术前诊断**

  病灶部位。4R 组淋巴结。

  术前诊断。原发性中央性右肺上叶鳞癌(C－T4N3M1a，Ⅳa 期)。

- **支气管镜检查**

  患者拟行 EBUS 及右肺上叶支气管活检，遂行硬质镜检查。

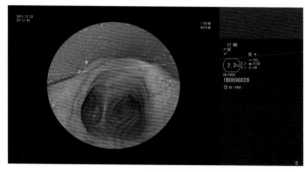

a. 隆突

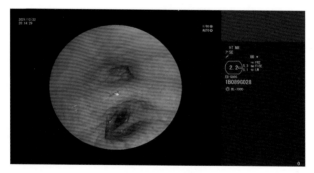

b. 右肺上叶及中间段

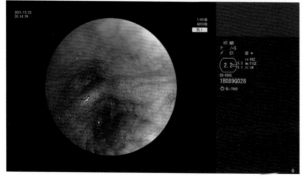

c. 右肺中间段蓝光成像(BLI)：支气管黏膜肥厚，细小血管走行紊乱

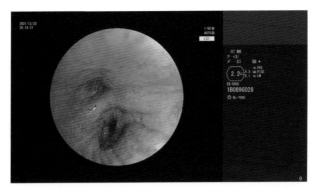

d. 右肺中间段支气管联动成像(LCI)：右肺中间段支气管下段黏膜肥厚,红染

图 2 - 1 - 100 · 支气管镜检查图像

内镜下所见·对患者行支气管镜检查,并在右肺上叶及中间段开启特殊光 BLI 及 LCI 模式进行观察,可见右肺中间支气管黏膜充血水肿,红染,细小血管紊乱。

● 超声支气管镜检查及穿刺活检

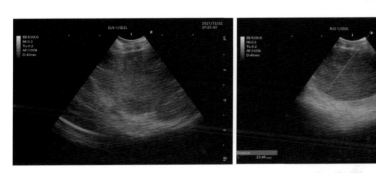

a. 4R 组淋巴结探查   b. 4R 组淋巴结测量,23.46 mm

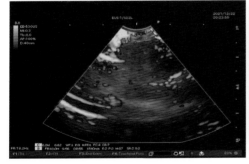 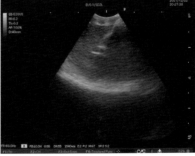

c. 能量多普勒模式下探查血管   d. 4R 组淋巴结穿刺时图像   e. 超声支气管镜穿刺视频

图 2 - 1 - 101 · 超声支气管镜图像及穿刺视频

超声声像特征·于 4R 组淋巴结探及异常回声影,最大直径约 2 cm,血流图显示未见明显血流,行 EBUS - TBNA。

● 病理

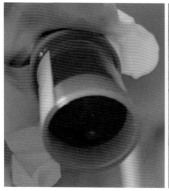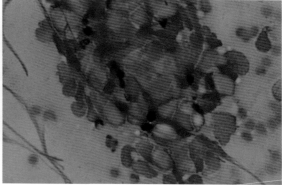

a. 穿刺所得组织条　　　　　　　　b. ROSE

病理所见

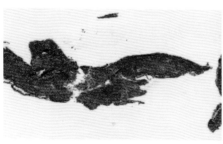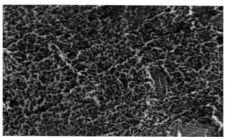

小细胞恶性肿瘤　　　　　　　　瘤细胞核均匀深染

图 2‑1‑102·病理及免疫组化

免疫组化结果·AE1/3(＋)，Vim(－)，EMA(少数＋)，P63(－)，P40(－)，CK5/6(少数＋)，SOX2(＋/－)，Calrelinin(－)，D2‑40(－)，CK7(＋)，TIF‑1(－)，Napsin A(－)，CD56(＋)，Syn(＋)，CgA(＋)，WT1(－)，CD45(－)，P16(－)，Cam5.2(＋)，Ki‑67(＞50％＋)。

● **最终诊断与治疗**

最终诊断·小细胞肺癌，广泛期。

治疗·化疗＋免疫治疗。

● **诊断体会**

在普通支气管镜检查过程中可以使用 LCI 技术/BLI 技术，对气管黏膜表面是否有异常进行观察。在穿刺之前打开彩色多普勒模式，确认周围血流情况，可以在穿刺时避免出血情况，安全穿刺。整个操作过程流畅，穿刺取得的样本可满足后续病理检查。

（北京中医药大学东直门医院·王洪武　刘　言）

病例 23 · 4R 组淋巴结:右肺小细胞肺癌,cT1aN3M0(上腔静脉阻塞)

● **患者基本信息**

主　诉 · 胸闷、气促半月。

既往史 · 甲状腺功能亢进史,心肌梗死 PCI 术后,长期口服阿司匹林治疗。

现病史 · 半月前出现胸闷、气促,自觉憋气,夜间憋醒,咽喉部有紧缩压迫感,伴颜面部水肿,无发热、盗汗、咯血等。

● **胸部 CT**

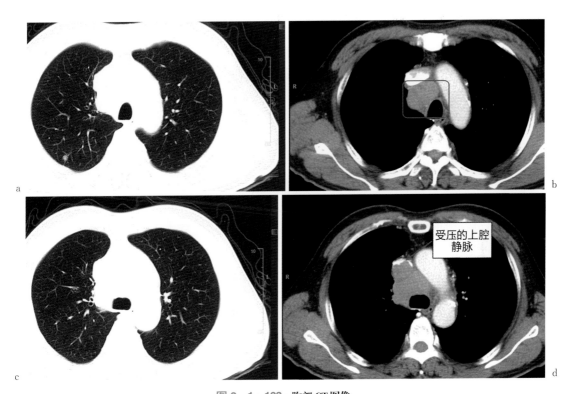

图 2 - 1 - 103 · 胸部 CT 图像

CT 表现 · 右肺上叶结节伴纵隔淋巴结肿大,侵犯并压迫上腔静脉。

放射学诊断 · 右肺癌伴纵隔淋巴结转移,上腔静脉综合征。

○ **支气管镜检查**

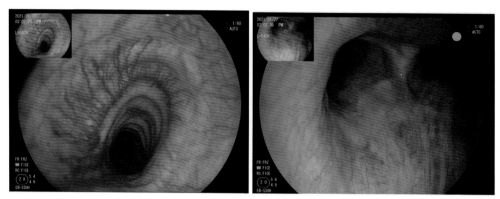

a. 气管中段   b. 隆突（绿色为穿刺点）

图 2‑1‑104 · 支气管镜检查图像

○ **超声支气管镜检查及穿刺活检**

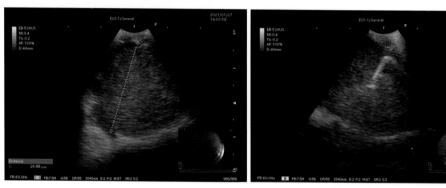

a. 4R 组淋巴结测量，26.88 mm   b. 4R 组淋巴结穿刺时图像

图 2‑1‑105 · 超声支气管镜下右肺上叶后段超声图像

超声声像特征 · 探及并测量 4R 组淋巴结，测量后对其进行 EBUS‑TBNA。

○ **ROSE**

ROSE 结果 · 见较多恶性肿瘤细胞，倾向小细胞癌（200×）。

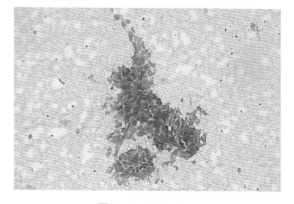

图 2‑1‑106 · ROSE

● 病理

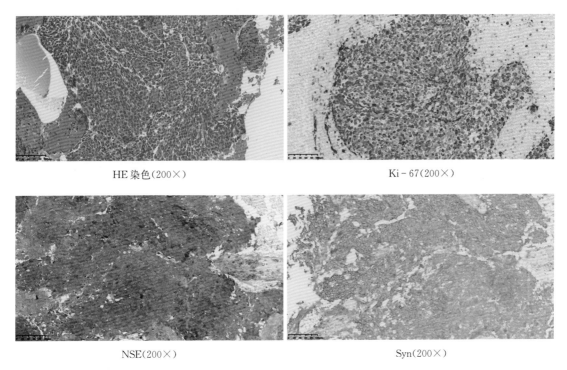

HE 染色(200×)   Ki‑67(200×)

NSE(200×)   Syn(200×)

图 2‑1‑107 · 病理及免疫组化图像

病理所见 · HE 染色考虑小细胞恶性肿瘤,免疫组化结果符合转移性肺小细胞癌,TTF‑1(+),Ki‑67(80%阳性),CD117(+),NSE(+),CgA(+),Syn(+)。

● 最终诊断与治疗

最终诊断 · 右肺小细胞肺癌,cT1aN3M0,ⅢC 期,局限期,PS 1 分。

治疗 · EC[依托泊苷(E)+卡铂(C)]方案化疗两周期后纵隔病灶放疗,后继续完善 4 周期 EC 方案化疗,一直维持 PR(部分缓解)状态。

● 预后

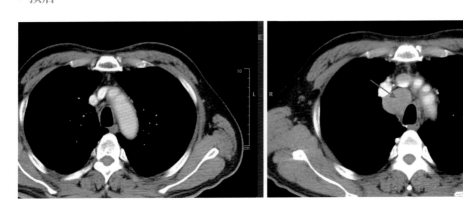

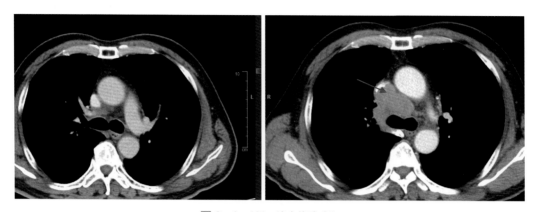

图 2-1-108·治疗前后对比

左:治疗后,右:治疗前,治疗后 CT 可见纵隔淋巴结明显缩小

● **诊断体会**

上腔静脉综合征是上腔静脉或其周围病变引起的上腔静脉完全或不完全阻塞,导致上腔静脉回流至右心房的血液部分或全部受阻,引起急性或亚急性症状。

EBUS-TBNA 高清显示血管情况,可有效避开血管穿刺,不会压迫肿块使上腔静脉阻塞加重;并能观察血管阻塞情况(血栓),上腔静脉阻塞综合征患者穿刺安全有效。

(复旦大学附属中山医院·刘子龙)

病例 24 · 4R 组及 7 组淋巴结:右肺小细胞癌,cT1N2M1b

● **患者基本信息**

性　别·男。

年　龄·61 岁。

主　诉·反复咳嗽、咳痰、喘息 6 年,加重伴乏力 1 个月。

现病史·该患者于 6 年前开始有反复冬春季节出现咳嗽、咳痰症状,多咳白色泡沫样痰,有时伴有喘息症状,多抗感染、平喘治疗后症状缓解,每次发作 1～2 个月,每年发作,逐年加重。近年活动后胸闷、气短明显。多次住院,诊断为"慢性阻塞性肺疾病",平素吸入信必可都保(布地奈德福莫特罗粉吸入剂)控制病情,1 个月前患者症状加重,自觉有乏力,无发热,对症抗感染治疗 5 天,具体不详,症状无明显缓解,来我院就诊,门诊以"慢性阻塞性肺疾病"收入院。患者自发病以来,无发作性喘息,无咯血、盗汗、乏力,无心前区闷痛,无夜间阵发性呼吸困难,无头痛、头晕,睡眠饮食差,大小便正常。既往糜烂性胃炎病史 2 年,现口服奥美拉唑 20 mg 一天 1 次治疗。

既往史·无特殊。

● **胸部 CT**

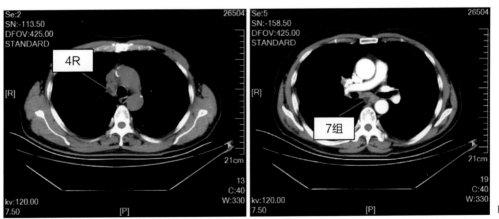

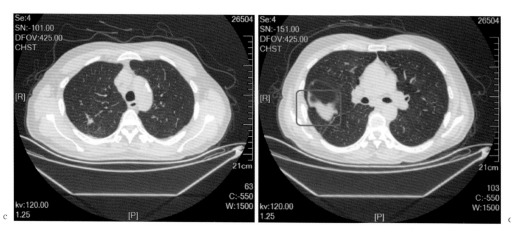

图 2 - 1 - 109 · 胸部 CT 图像

CT 表现·胸廓对称、形态正常。双肺可见散在的小斑片、斑点、结节及索条状高密度影,右肺下叶背段部分病灶边缘欠规整,中心类似结节影,长径约 9.24 mm;双肺局部透过度增强,右肺下叶后基底段见囊状薄壁透光影,长径约 17.16 mm。气管及主支气管通畅。心脏大小、形态未见异常改变。纵隔内脂肪间隙清晰,可见增大淋巴结。双侧胸膜未见增厚。胸腔内未见液体密度影。胸廓诸骨未见骨质破坏。胸壁软组织未见异常改变。

放射学诊断·纵隔淋巴结肿大原因待查;肺大疱;肺部结节性质待查。

●支气管镜检查

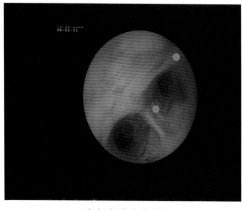

a. 隆突(绿点为穿刺点)

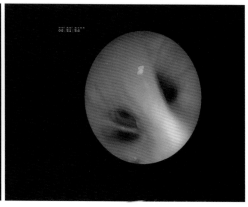

b. 右肺下叶 B6 及基底段开口

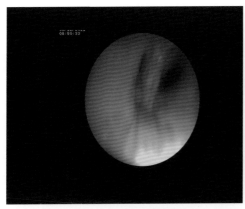

c. 右肺下叶 B6 支气管下亚段

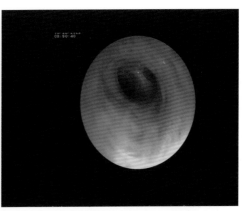

d. 右肺下叶 B6 支气管上亚段

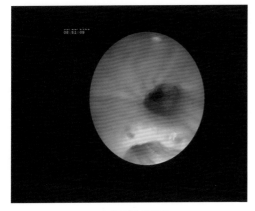

e. 右肺下叶基底段

图 2 - 1 - 110 · 支气管镜检查图像

内镜下所见 · **右肺下叶支气管黏膜充血、水肿，B6 支气管亚段水肿样狭窄。**

超声支气管镜检查及穿刺活检

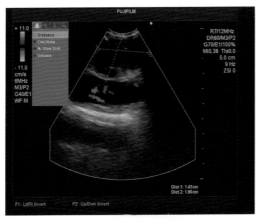

a. 4R 组淋巴结测量

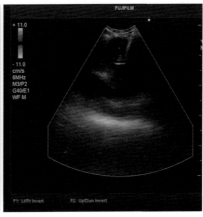

b. 4R 组淋巴结穿刺时图像

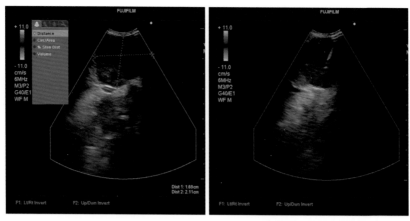

c. 7组淋巴结测量　　　　　　　　d. 7组淋巴结 EBUS-TBNA

图 2-1-111·超声支气管镜图像

● **病理**

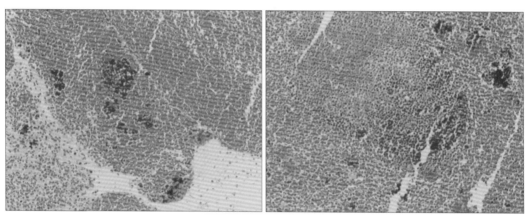

a. 4R 组淋巴结 HE 染色(100×)　　　　　　b. 7 组淋巴结 HE 染色(100×)

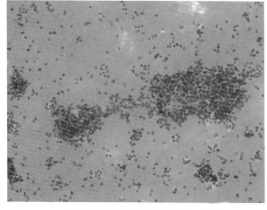

c. 7 组淋巴穿刺活检 HE 染色(100×)

图 2-1-112·病理

病理所见

（1）考虑小细胞癌；见变性蓝染裸核样细胞，可疑小细胞癌；凝血块中散在少量裸核样细胞，可见坏死。

（2）免疫组化结果：CD56（＋），CK-P（＋），CK8/18（＋），CgA（＋），Ki-67（90％＋），LCA（淋巴细胞＋），Syn（＋），TTF-1（＋）。

● 最终诊断

最终诊断·右肺小细胞癌，cT1N2M1b，ⅣA 期。

● 诊断体会

（1）通过 CT 对肺部病变定性模糊的病灶，伴有纵隔淋巴结肿大，EBUS-TBNA 可提高诊断阳性率。

（2）精准发现病变部位，获取足够大标本，是 EBUS-TBNA 对于肺癌诊断率的提高所带来的优势。

（3）实时超声引导，多普勒系统与穿刺引导线配合，帮助操作者精准穿刺病灶，规避血管，操作更安全。

（沈阳市第十人民医院·刘　娜）

病例 25·4R 组淋巴结及右肺门肿物：小细胞肺癌，T2aN2M0

● 患者基本信息

性　别·女。

年　龄·71 岁。

主　诉·反复咳嗽 1 个月余。

现病史·患者 1 个月余前无明显诱因出现咳嗽，晨起为重，主要为干咳，阵发性发作，伴有胸闷、头晕等，有发热，以低热为主，最高 37.5℃，无胸痛，无畏寒，无咯血等，至当地诊所就诊，给予对症支持治疗（具体不详），症状较前好转，现无发热，咳嗽仍反复发作。外院就诊，胸部 CT 提示：右肺中叶占位；左肺下叶感染。为进一步治疗，遂于我院就诊，门诊以"肺部阴影"收入我科，患者自发病以来，精神正常，睡眠欠佳，食欲正常，大便正常，小便正常，体重无明显下降。

既往史·无特殊。

● 胸部 CT

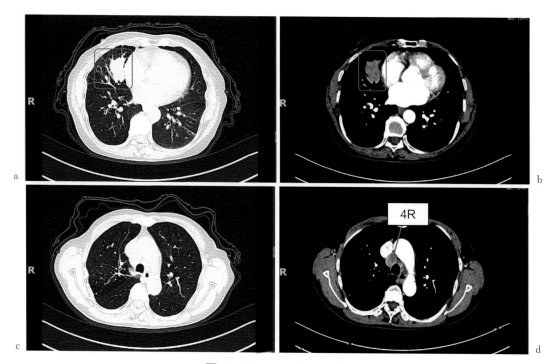

图 2-1-113·胸部 CT 图像

CT 表现·右肺中叶可见分叶状高密度结节影,大小约 3.8 cm×2.4 cm,边缘可见毛刺,密度均匀,增强可见轻中度强化,纵隔位置正常,结构清晰,其内多发肿大淋巴结影,增强可见强化。

放射学诊断·右肺恶性肿瘤可能性大,纵隔及右肺门多发淋巴结转移。

● 术前诊断

病灶部位·右肺中叶。

术前诊断·右肺占位性病变。

● 支气管镜检查

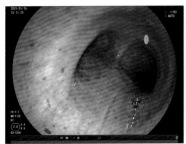 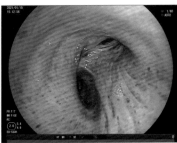 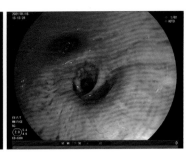

a. 隆突(绿点为 4R 组穿刺位点)   b. 右主支气管   c. 右肺中间段支气管

图 2-1-114·支气管镜检查图像

内镜下所见·普通支气管镜下未见新生物。

● 超声支气管镜检查及穿刺活检

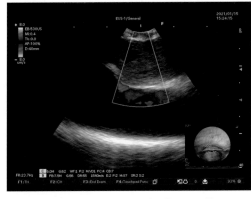 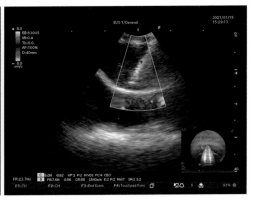

a. 4R 组淋巴结彩色多普勒模式下图像   b. 4R 组淋巴结穿刺时图像

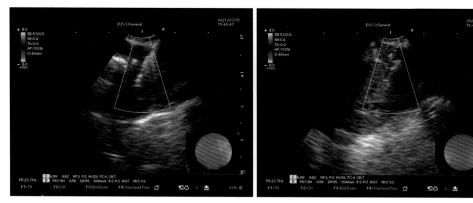

c. 右肺门肿块穿刺   d. 右肺门肿块淋巴结

图 2‐1‐115·超声支气管镜图像

*超声声像特征·*超声支气管镜下见右气管旁淋巴结肿大，获得 4R 组淋巴结穿刺组织及右肺门穿刺组织。

● **ROSE**

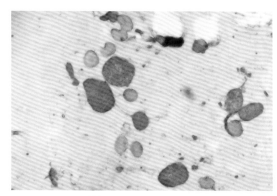

ROSE 结果·见可疑异型细胞。

图 2‐1‐116·ROSE

● **病理**

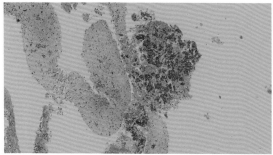

HE 染色（100×）

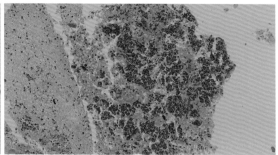

HE 染色（200×）

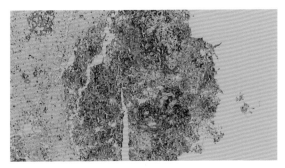

CD56（200×）

图 2 - 1 - 117 · 病理及免疫组化

病理所见 · 考虑小细胞癌；（右肺门）小细胞癌；（4R 组淋巴结穿刺物）转移性小细胞癌。

免疫组化结果 · CK（部分＋），EMA（2＋），Syn（2＋），NSE（－），CD56（2＋），CgA（少许＋），Ki - 67（60％＋），P40（－），Napsin A（－），CK7（－），TTF - 1（灶＋），P63（－），Vimentin（部分＋），D2 - 40（－），CK5/6（－）。

● **最终诊断与治疗**

最终诊断 · 小细胞肺癌，T2aN2M0，Ⅲa 期，局限期。

治疗 · EP 方案化疗。

● **预后**

治疗后电话随访，病情缓解。

● **诊断体会**

在气管或支气管内未见新生物的情况下，通过超声支气管镜 TBNA 取得组织进一步病理检查，对疾病的诊断具有重要作用。使用 EBUS，镜下图像清晰，组织结构显示清楚，进针角度适中，穿刺针容易固定，稳定良好，不易飘动误伤血管，使用舒适，能很好地获得病变组织进行后续病理检查。

（南昌大学附属第一医院 · 唐建军　吴文娟）

病例 26·7 组淋巴结:左肺下叶小细胞癌

● 患者基本信息

性　　别·男。

年　　龄·64 岁。

主　　诉·咳嗽、胸痛,检查发现左肺下叶肿物 1 个月。

现病史·同主诉。

既往史·无特殊。

● 胸部 CT

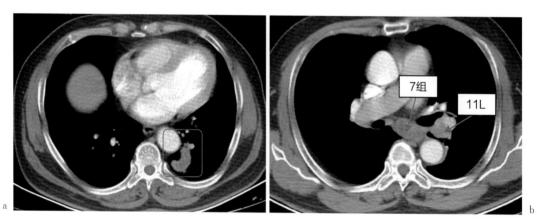

图 2‐1‐118·胸部 CT 图像

CT 表现·左肺下叶后基底段见分叶状结节,大小约 31 mm×19 mm,不均匀强化。纵隔 7 组及左肺门可见多发肿大淋巴结,较大约 33 mm×17 mm。

放射学诊断·左肺下叶占位,考虑周围型肺癌(cT2aN2)。

● PET‐CT

PET‐CT 表现·左肺下叶基底段胸主动脉旁见软组织肿块,病变呈多结节融合状,伴异常放射性浓聚,SUVmax9.0,较大截面约 3.9 cm×2.3 cm。左肺下叶钙化灶。左肺门及纵隔 4L 组、7 组淋巴结多发肿大,伴异常放射性浓聚,SUVmax7.5,较大者约 2.0 cm×1.8 cm;余纵隔及右肺门未见异常肿大淋巴结或淋巴结浓聚。心肌显影清晰。气管居中。胸膜无增厚,胸腔积液征阴性。

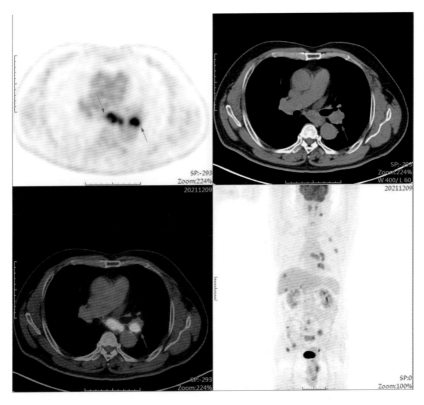

图 2 - 1 - 119 · PET - CT 图像

其他辅助检查

头颅 MRI · 右侧额叶转移瘤伴周围水肿;左侧额叶点状强化灶,考虑转移。

支气管镜检查

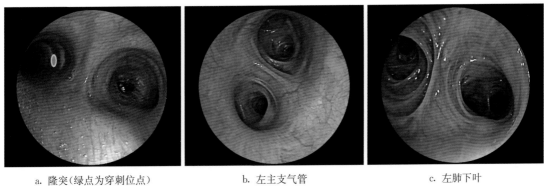

a. 隆突(绿点为穿刺位点)　　　　b. 左主支气管　　　　c. 左肺下叶

图 2 - 1 - 120 · 支气管镜检查图像

内镜下所见 · 普通支气管镜下未见明显异常。

● **超声支气管镜检查及穿刺活检**

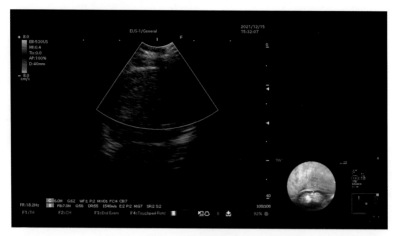

a. 7组淋巴结超声

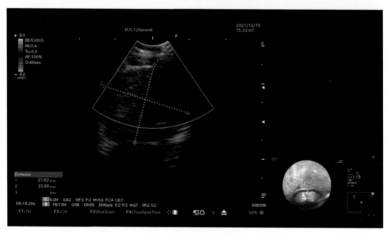

b. 7组淋巴结测量

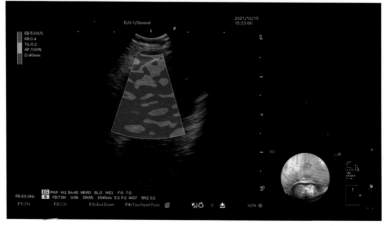

c. 7组淋巴结弹性成像模式下图像

d. 7组淋巴结穿刺时图像

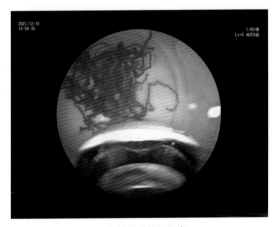

e. 穿刺得到的组织条

图 2-1-121 · 超声支气管镜下图像及穿刺所得组织条

超声声像特征 · 根据影像学结果及临床要求,探及 7 组肿大淋巴结,最大径线 2.1 cm×2.4 cm,边缘光滑,回声欠均匀,内部未见钙化影;CHS(−),CNS(−),弹性成像蓝色为主,彩色多普勒下 BFA(+),间隔血管征(−),结节聚集征(−),超声引导下经无血管区域穿刺活检 3 针,负压 10 mL,过程顺利,标本呈条状。送组织进行病理及细胞学检查。探及左肺门多发淋巴结肿大,穿刺点未见活动性出血。

● 病理

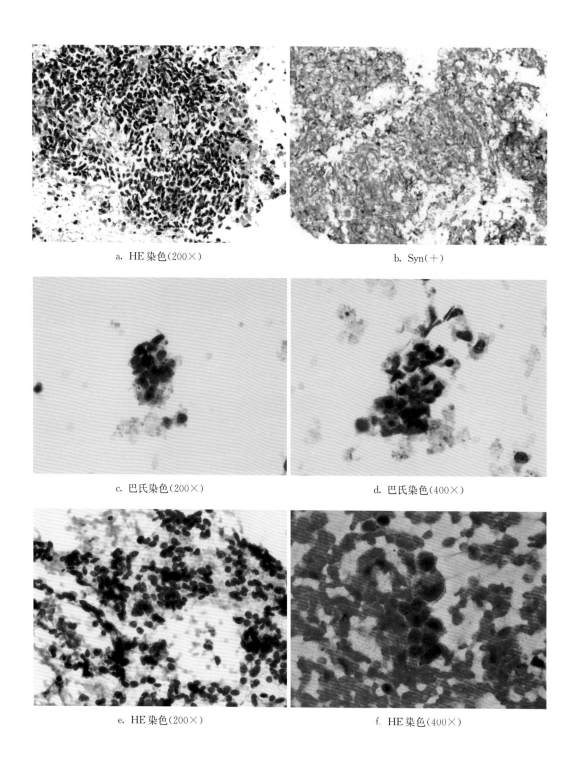

a. HE 染色(200×)

b. Syn(＋)

c. 巴氏染色(200×)

d. 巴氏染色(400×)

e. HE 染色(200×)

f. HE 染色(400×)

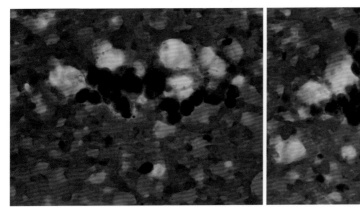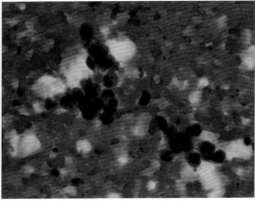

g. HE 染色(400×)　　　　　　　　h. HE 染色(400×)

图 2‐1‐122·**病理及免疫组化**

病理所见

(1) 普通涂片:阳性。

(2) 液基涂片:阳性。

(3) (7 组淋巴结)EBUS‐TBNA 普通涂片及液基涂片:可见小细胞性恶性肿瘤细胞,形态符合小细胞癌。

(4) (7 组淋巴结):灰褐组织一堆,最大径 0.4 cm。

(5) 免疫组化结果:CD56(+),CgA(+),CK(弱+),Ki‐67(+>75%),MAP2(+),P53(大部分强+),Syn(+),TTF‐1(+),P40(−),支持小细胞癌。

● **最终诊断与治疗**

最终诊断·左肺下叶小细胞癌,纵隔淋巴结转移,肝转移,右肾上腺转移,腹膜转移,多发骨转移,脑转移。

治疗·化疗联合免疫治疗。

● **诊断体会**

　　该患者为左肺下叶占位合并纵隔淋巴结肿大,支气管镜检查未见腔内明显占位,故选择 7 组淋巴结进行穿刺活检。通过超声实时引导,结合多普勒血流显像及弹性成像,能够更好、更安全地选择进针路径,同时超声支气管镜视野好,超声下图像显示对比清晰,为安全穿刺提供了保障。

(北京大学肿瘤医院·吴　齐)

病例 27 · 11L 组淋巴结:左肺小细胞肺癌,T1cN1M0

● 患者基本信息

性　别·男。

年　龄·56 岁。

主　诉·胸痛 1 周,发现肺部病变 1 天。

既往史·高血压病 10 余年,其他无特殊。

个人史·吸烟 36 年,每日 20 支,未戒烟,其他无特殊。

家族史·无特殊(一)。

就诊经历·2021 - 07 - 15—2021 - 07 - 21(首次);2021 - 09 - 17—2021 - 10 - 01(第 2 次);2021 - 10 - 19—2021 - 10 - 23(第 3 次)。

● 首次就诊 ●

现病史·1 周前无明显诱因出现左侧胸痛,持续性钝痛,可耐受,与活动、体位无明显相关性;伴纳差。无其他不适,未予重视。因上述症状不缓解,1 天前就诊于外院,胸部 CT 检查提示:左肺下叶背段高密度影,考虑黏液栓。为进一步诊治,门诊以“肺结节”收住我科。

体格检查·体温 36 ℃,脉搏 93 次/分,呼吸 20 次/分,血压 124/86 mmHg,身高 172 cm,体重 77 kg。浅表淋巴结未触及肿大。神志清,精神可,双肺呼吸音清晰,未闻及干湿啰音,律齐,心音可,腹部(一),双下肢无水肿。

一般检查·血气分析、传染性指标、血常规+C 反应蛋白、尿常规、肝肾功、电解质、心肌酶谱、凝血功能、BNP 及降钙素原、CRP 等正常。

肿瘤标记物·鳞状上皮细胞癌抗原 3.79 ng/mL(0.5～2.7 ng/mL)、CA - 724 12.81 U/mL(0.00～6.9 U/mL),余 CEA、NSE 等均正常范围。

结核相关检查·红细胞沉降率、结核感染 T 细胞检测、灌洗液 Xpert、结核菌涂片(气管刷片)均阴性。

真菌相关检查·GM 试验、G 试验、痰液及灌洗液真菌培养均阴性。

浅表淋巴结超声·未见明显肿大淋巴结。

治疗·考虑感染不能除外,给予左氧氟沙星静滴抗感染治疗。

● **胸部 CT**

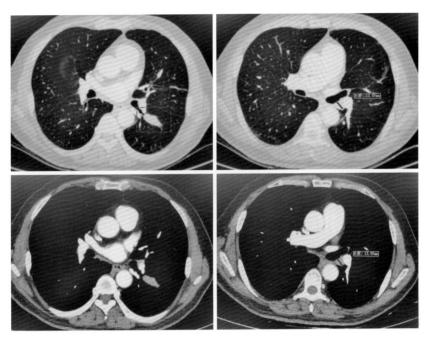

图 2 - 1 - 123 · 胸部 CT 影像

　　CT 表现 · 左肺下叶背段见长条状软组织密度影,增强扫描未见明显强化;纵隔可见稍大淋巴结影。

　　放射学诊断 · ①左肺下叶背段分支状病变,强化不明显,考虑黏液栓可能性大,建议随诊观察。②两肺散在纤维索条影,纵隔多发稍大淋巴结影。

　　初步诊断 · ①左下肺结节原因待查,肺结核? 肺癌? ②高血压病 2 级(高危)。

● **支气管镜检查**

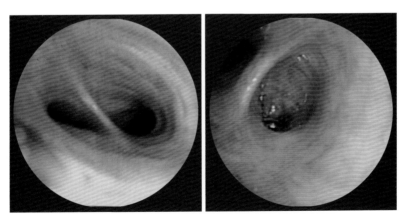

a. 左肺下叶支气管　　　　　　b. 左肺下叶背段 LB6b

图 2 - 1 - 124 · 支气管镜检查图像

内镜下所见·气管黏膜光滑,管腔通畅;隆突锐利;双侧支气管黏膜光滑,管腔通畅,未见肿物、出血及狭窄。

内镜下所见诊断·双侧支气管黏膜未见明显异常遂于 LungPro 导航下,于左肺下叶背段 b 支盲检送病理检查。

● 病理

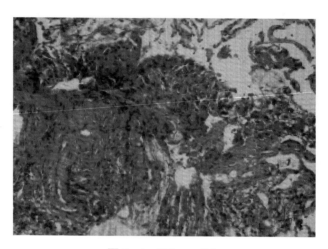

图 2 - 1 - 125 · HE 染色

肉眼所见·送检针尖大组织 6 块。

病理诊断·"左肺下叶背段盲检"支气管黏膜及肺组织。

● 随访

(1) 2021 - 07 - 21 出院。

(2) 出院医嘱:①口服莫西沙星 0.4 g qd,序贯抗感染治疗;1 个月后门诊复胸部 CT;如有不适,及时就诊。

● 第二次就诊 ●

2021 - 08 - 24 门诊复查胸部增强 CT,提示左肺下叶背段病变及左肺门淋巴结较 2021 - 07 - 16 无明显变化。遂于 2021 - 08 - 27 行体部 PET - CT 检查,提示左肺下叶背段可见不规则软组织影,大小约 15.2 mm×24.6 mm,SUVmax4.2;左肺门肿大淋巴结影,核素摄取增高,SUVmax8.4。提示:左肺下叶背段软组织影,邻近肺门肿大淋巴结,葡萄糖代谢增高,考虑左肺癌并左肺门淋巴结转移可能;双侧腋窝炎性淋巴结。

• **胸部增强 CT**

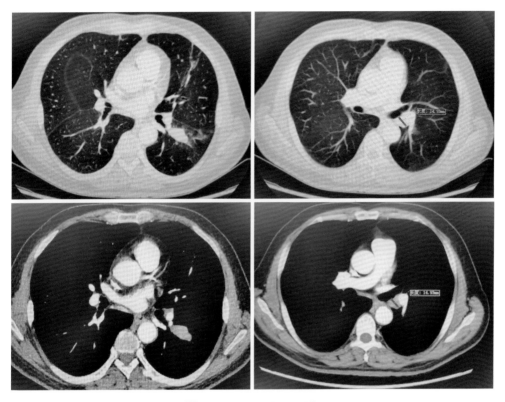

图 2 - 1 - 126 · 胸部 CT 图像

CT 表现 · 较 2021 - 07 CT 影像变化不大。

• **PET - CT**

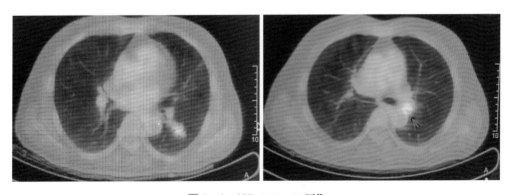

图 2 - 1 - 127 · PET - CT 图像

PET - CT 表现 · 左肺下叶背段软组织影，邻近肺门淋巴结肿大，葡萄糖代谢增高，考虑左肺癌并左肺门淋巴结转移可能；双侧腋窝炎性淋巴结。

● **出院后随诊**

考虑肺恶性肿瘤可能性大，遂再次行支气管镜检查，并进行 EBUS - TBNA。

● **第三次就诊** ●

● **支气管镜检查**

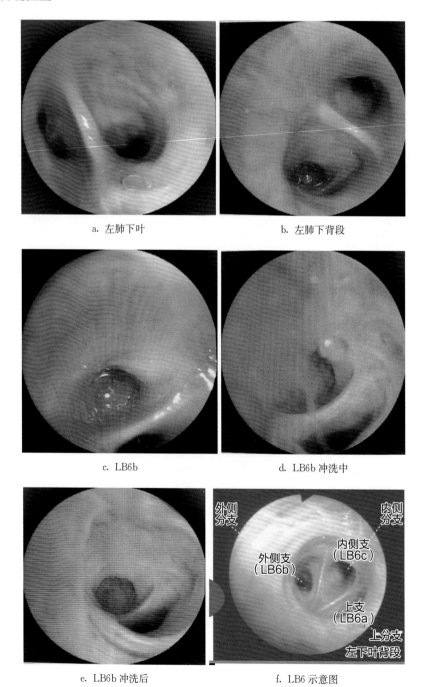

a. 左肺下叶	b. 左肺下背段
c. LB6b	d. LB6b 冲洗中
e. LB6b 冲洗后	f. LB6 示意图

图 2 - 1 - 128 · 支气管镜检查图像

内镜下所见 · 气管通畅，隆突锐利，双侧支气管黏膜光滑，左肺下叶背段亚支 LB6b 管口少许黏液。

内镜下所见诊断 · 双侧支气管黏膜未见明显异常。

● 超声支气管镜检查及穿刺活检

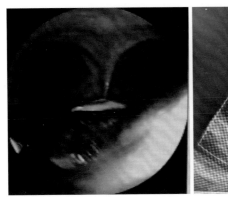

a. 隆突

b. 11L 组淋巴结

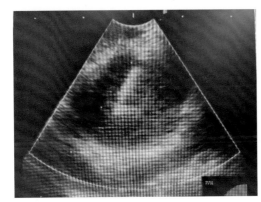

图 2 - 1 - 129
超声支气管镜图像

c. 11L 组淋巴结穿刺时图像

● ROSE

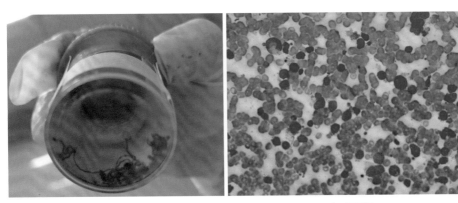

a. 标本

b. ROSE

图 2 - 1 - 130 · **标本和 ROSE**

现场快速评价(rapid on site evaluation，ROSE)·查见可疑肿瘤细胞。

● **病理**

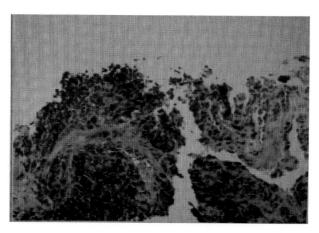

图 2-1-131·HE 染色

病理所见·"左下背段盲检、左下背段管口活检"见支气管黏膜慢性炎,小块肺组织伴间质纤维组织增生;"11L 组淋巴结针吸活检"查见小细胞恶性肿瘤。免疫组化:CK(＋),EMA(＋),CgA(＋),Syn(＋),INSM1(＋),TTF-1(＋),Napsin A(－),CK5/6(－),P40(－),Rb1(－),SSTR2(1＋),Ki-67(＋80％),PD-L1(－),ALK(－),提示小细胞神经内分泌癌。

● **最终诊断及后续治疗**

最终诊断·左肺小细胞肺癌Ⅱb期(T1cN1M0),左肺门淋巴结转移癌,高血压病 2 级(高危)。

注:其间复查神经元特异性烯醇化酶(NSE)、胃泌素释放肽前体(proGRP)均阴性。

后续治疗

(1) 已于 2021-09-28、2021-10-22 完成 2 周期 EL(依托泊苷＋洛铂)方案化疗,过程顺利。

(2) 具体方案:依托泊苷(E)180 mg d1～3,洛铂(L)60 mg d1。

(3) 由于分期较早,期待全身化疗＋局部根治性放疗,取得理想疗效。

● **诊断体会**

该患者于 2021 年 7 月份首次就诊时,行虚拟导航 TBLB,病理检查支气管黏膜及正常肺组织,遂诊断为左肺炎,造成病情些许延误,应积极行 EBUS-TBNA,争取明确诊断,做到肺癌的早诊、早治;临床医生需仔细阅片,不能单纯依赖影像科报告,增强 CT 扫描时恶性肿瘤也可不强化,肿瘤标记物可持续处于正常范围,排除诊断时应慎之又慎;ROSE 能减轻取材压力,现场判断标本,特别是肿瘤性疾病方面,病灶取材与定性难度越大,ROSE 作用越强,与 EBUS-TBNA 相结合,可在很大程度上提高阳性率;EBUS 图像清晰,尤其可清晰观察镜下鞘管,方便临床使用,可一定程度减少损伤。

(西安交通大学第一附属医院·庞亚梅)

病例 28 · 11L 组淋巴结:左肺小细胞癌,cT4N3Mx

● **患者基本信息**

性　别 · 男。

年　龄 · 61 岁。

主　诉 · 左侧胸痛 1 个月,加重 2 天。

现病史 · 患者 1 个月前无明显诱因下出现左侧肩胛下部疼痛伴汗出,呈持续性,疼痛偶尔放射至左胸部,活动后气喘,胸闷间歇性发作,于 2021 - 11 - 30 至外院就诊,CT 示:①左肺门及其上方软组织肿块:肿大淋巴结? 建议胸部增强检查;②左肺上叶胸膜下片状高密度影:转移性病变? 感染性病变? ③左肺上叶肺大疱;④右肺上叶微小结节;⑤两肺纤维灶;左侧胸膜多发性条片状及结节状增厚;⑥右肾囊肿可能。心电图示:①窦性心律;②V3R 波递增不良。住院后予哌拉西林/他唑巴坦抗感染、氨溴索＋乙酰半胱氨酸祛痰、氨酚曲马多止痛等治疗后,仍有左侧胸背部疼痛。2021 - 12 - 01 左侧肩胛部突发剧烈疼痛,自行服用"氨酚曲马多"后缓解,现患者为求进一步治疗由门诊收入院。入院时见:患者神志清,精神可,左肩胛下部间歇性发作疼痛伴汗出,间歇性发作胸闷,无咯血、心慌,无咳嗽、咳痰,无夜间阵发性呼吸困难,无恶心、呕吐,无恶寒、发热,纳尚可,夜寐欠安,小便频数,大便调畅。体重无明显变化。

既往史 · 否认高血压、糖尿病、冠心病等病史。2014 年曾因"鼻咽癌"于南京东部战区医院行切除术＋放疗＋化疗,具体用药不详,现患者恢复良好。否认肝炎、结核、疟疾等传染病史。

● **胸部 CT**

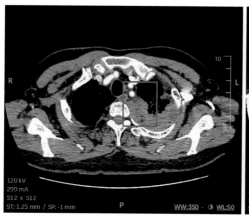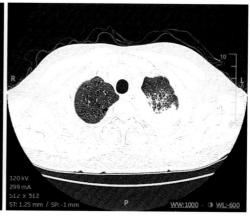

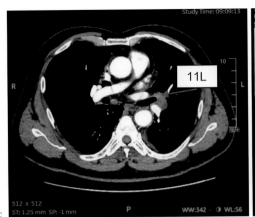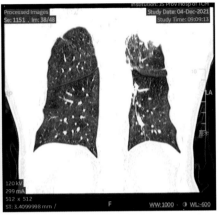

c

d

图 2-1-132·胸部 CT 图像

CT 表现·两肺上叶胸膜下见少许薄壁透亮影,左肺上叶肺门旁见大小约 2.7 cm×2.4 cm 分叶状软组织密度影,增强 CT 轻中度强化,左侧胸膜不均匀增厚,左上胸膜下见团片状软组织密度影,周围见斑片状高密度影,另见直径约 6 mm 实性结节,余两肺见多发实性及磨玻璃结节,较大者是位于右肺上叶磨玻璃结节,直径约 5 mm,左肺下叶及两肺上叶见索条影;双侧各叶、段支气管通畅。纵隔及左肺门见多发增大淋巴结,大者约 2.0 cm×1.5 cm;心脏各房室大小形态正常,主动脉钙化;右侧胸膜未见增厚,右侧胸腔未见积液,左侧胸膜局限性包裹性积液。

放射学诊断·左肺上叶肺门旁占位,伴左上胸膜不均匀增厚,考虑肺癌伴左上胸膜侵犯可能,伴局部片状炎症,建议胸部 MRI 平扫及增强检查;纵隔及左肺门淋巴结转移可能,左肺上叶及斜裂旁实性结节,转移待排,建议短期随访;左侧胸膜包裹性积液;右侧肾上腺结节,腺瘤可能,转移待排,左侧肾上腺可疑结节;两肺多发实性及磨玻璃结节,建议年度随访;左肺下叶及两肺上叶纤维化;两肺上叶少许间隔旁肺气肿。

● 支气管镜检查

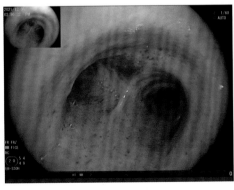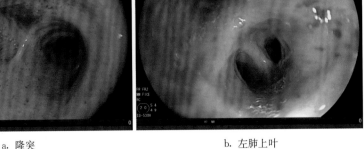

a. 隆突   b. 左肺上叶

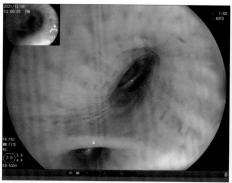

c. 左肺下叶

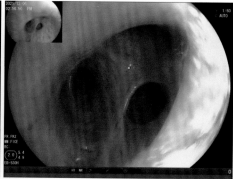

d. 右肺上叶

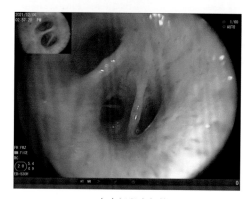

e. 右中间段支气管

图 2 - 1 - 133 · 支气管镜检查图像

内镜下所见 · 该患者镜下支气管黏膜尚光滑,管腔通畅,隆突锐利。左主支气管开口即出现黏膜肿胀,分嵴增宽。远端管腔通畅。右支气管开口均通畅,无狭窄,无新生物,各亚段均未见新生物及狭窄。

超声支气管镜检查及穿刺活检

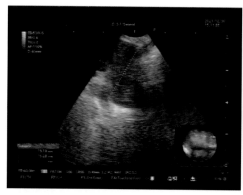

4R 组淋巴结测量(B 模式)

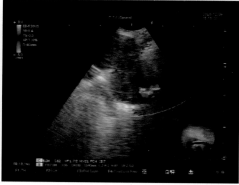

11L 淋巴结测量(CD 模式)

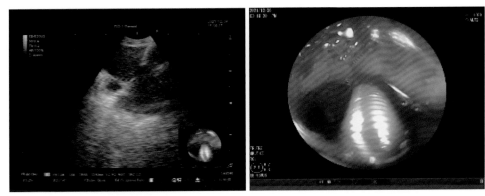

11L 组淋巴结穿刺   11L 组淋巴结穿刺

图 2 - 1 - 134·超声支气管镜图像

超声声像特征·患者无法耐受全麻手术,清醒镇静下配合欠佳。予镜下图像测量标注后,在超声气管镜引导下挑选肿大的 11L 组淋巴结行 EBUS - TBNA,取材满意,少量出血,予局部黏膜喷洒稀释肾上腺素后血止。

● **病理**

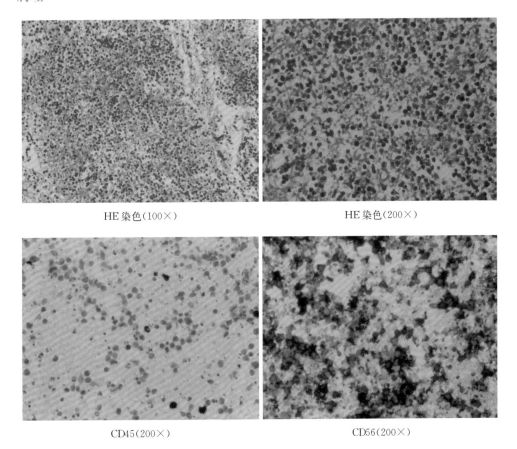

HE 染色(100×)   HE 染色(200×)

CD45(200×)   CD56(200×)

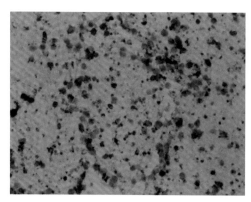

Syn(200×)

图 2 - 1 - 135 · 病理及免疫组化

病理所见·(左上肺淋巴结-11L 组淋巴结穿刺组织)结合常规及免疫组化,符合小细胞癌;见红细胞及深染细胞团。

免疫组化结果·瘤细胞表达 CD56(+),CgA(-),Syn(+),CK-P 部分(核旁点状+),Ki-67(约 90%+),Napsin A(-),TTF-1(散在+),LCA(-),P40(-),CK5/6(-)。肿瘤细胞 BER(-),PD-L1(22C3)TPS 评分约<1%。

注:①TPS 评分(tumor proportion score)即任意强度下部分或完全膜染色的活的肿瘤细胞的百分比。②PD-L1 采用小鼠抗人单克隆抗体[克隆号 22C3(DAKO)]在 DAKO Omnis 平台检测。

● **最终诊断**

最终诊断·①左肺小细胞癌 IVB 期,cT4N3Mx(肺,胸膜,肾上腺?);②鼻咽恶性肿瘤术后。

● **诊断体会**

对于不能耐受全麻,配合度欠佳合并纵隔淋巴结转移的病例,应抓紧时间,在最短的时间内完成穿刺部位的选择与 EBUS-TBNA,必要时进行 ROSE(快速床旁病理评估),减少穿刺次数,缩短穿刺时间,在保证阳性结果的前提条件下,减少患者的痛苦。同时在穿刺点的选择上,也尽量先通过仔细阅读 CT 片,构思大概定位点,然后通过 EBUS 快速进行穿刺前的精准定位。

(江苏省中医院·陈 石)

第五节·神经内分泌癌

病例 29·11Rs 组淋巴结:右上肺神经内分泌癌

● **患者基本信息**

　性　　别·女。

　年　　龄·63 岁。

　主　　诉·体检发现右上肺肿物 4 天。

　现病史·患者 4 天前于外院体检行胸部 CT 检查时,发现右上肺前段胸膜下见团块状密度增高影,直径约 3 cm,考虑周围型肺癌待除外,无咳嗽、咳痰、胸痛、咯血等。门诊以"右上肺肿物待查"收入院。

　既往史·无特殊。

● **胸部 CT**

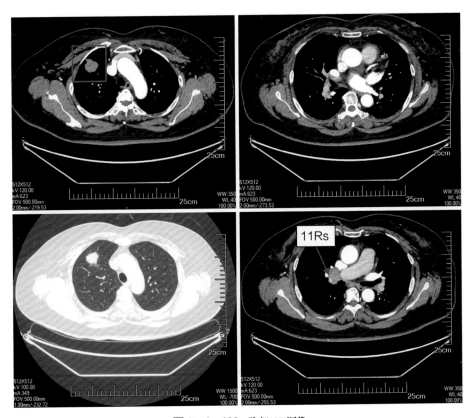

图 2‐1‐136·胸部 CT 图像

CT表现·右上肺前段见团块影,大小约3.0 cm×2.5 cm,分叶状,有毛刺,邻近胸膜增厚,周围可见少许磨玻璃影。增强扫描轻度强化,各期CT值分别为44、66、63 HU。左上肺下舌段少许斑片索条影,边界模糊。余肺实质未见明确病变。气管、支气管未见狭窄或扩张,管腔内未见明确异常。左侧肺门未见增大,右侧肺门见肿大淋巴结,较大者短径约2.4 cm。纵隔数个小淋巴结。

放射学诊断·①右上肺前段占位,考虑周围型肺癌并右侧肺门淋巴结转移,未除外纵隔淋巴结转移;请结合临床。②左上肺下舌段少许慢性炎症。

● 支气管镜检查

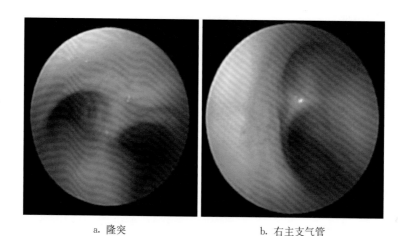

a. 隆突　　　　　　　　　　b. 右主支气管

图2-1-137·支气管镜检查图像

内镜下所见·气管、双侧支气管及分支未见异常。

● 超声支气管镜检查及穿刺活检

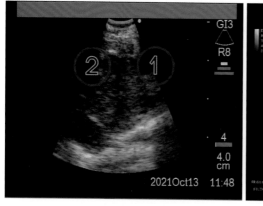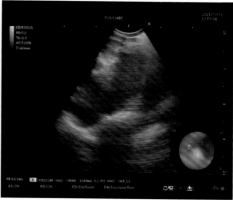

a. 超声支气管镜图像　　　　　　　　b. 11R组淋巴结图像

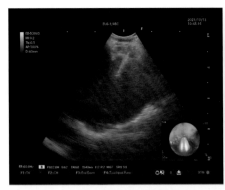
c. 11R 组淋巴结穿刺时图像

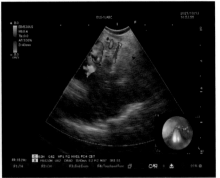
d. 11R 组淋巴结彩色多普勒图像

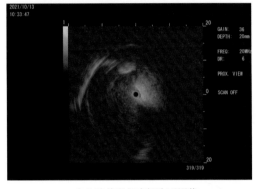

图 2 - 1 - 138
超声支气管镜图像

e. 右上叶前段超声探头下图像

超声声像特征 · 支气管镜下行右上肺前段占位超声(r - EBUS,图 2 - 1 - 38e),显示病灶在支气管旁,遂取出超声探头,行支气管镜下透壁肺活检。为评估右肺门 11R 组淋巴结有无转移,诊断分期后决定治疗方案,对 11Rs 组淋巴结行 EBUS - TBNA。开始我们用一般超声支气管镜检查,见 11R 组淋巴结在右肺动脉(a 1)和右肺静脉(a 2)之间,因考虑穿刺针进入约 30°,两边大血管中间进入困难,遂改用 EB - 530US 超声支气管镜检查,EB - 530US 超声支气管镜进针角度大,约 75°,可顺利穿刺。

● **病理**

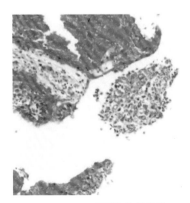
HE 染色(10×)

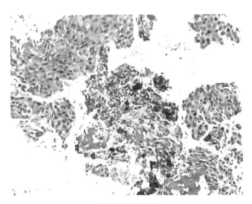
HE 染色(40×)

图 2 - 1 - 139 · **病理及免疫组化**

病理所见

（1）（右上叶前段——超声小探头引导透壁肺活检）送检黏膜组织中可见少许异型细胞，核圆形，椭圆形，可见明显核仁，胞质稍丰富，组织改变为肺低分化非小细胞癌，结合 2 号片免疫组化结果，倾向于伴有大细胞特征的高级别神经内分泌癌。

（2）（11R 组淋巴结）送检血凝块中可见癌细胞排列呈巢团状结构，细胞核圆形，椭圆形，胞质稍丰富，核分裂易见。

免疫组化结果·CK（＋），Napsin A（－），TTF - 1（－），P63（－），P40（－），ALK - P（D5F3）（－），ALK - P(Neg)（－），CD56（＋），NUT（－），Ki - 67（约 80％＋），原位杂交结果：EBER（－），组织改变为转移性癌，结合免疫组化，考虑为伴有大细胞特征的高级别神经内分泌癌。

● 最终诊断结果及治疗

最终诊断·右上肺神经内分泌癌并右肺门淋巴结转移。

术后病理·右上肺、右肺门淋巴结神经内分泌癌。

治疗·手术切除右上肺及右肺门淋巴结清扫。

● 诊断体会

患者有右上肺病灶，同时有右肺门淋巴结肿大，需要行肺活检明确诊断，同时因手术需要评估右肺门淋巴结是否有转移，右肺门 11Rs 组淋巴结偏小，且右肺动脉、右肺静脉在淋巴结两侧，对穿刺造成一定困难，因凸面超声支气管镜引导的穿刺进针的角度大，可达 75°，能很好地避免损伤血管，同时也能穿刺病灶的远端，从而顺利获取组织。

（广州医科大学附属第一医院·唐纯丽）

病例 30 · 右上叶后段：高级别神经内分泌癌

患者基本信息

性　别 · 男。

年　龄 · 69 岁。

主　诉 · 胸闷、咯血 2 周，发热 4 天。

现病史 · 患者 2 周前无明显诱因出现胸闷，以右侧为主，伴有咯血，痰中带血为主，量少，咳痰，色白，伴气促，活动后气促加重，无胸痛，无发热、畏寒，无腹痛、腹泻。于外院就诊，气管镜病理活检未见恶性肿瘤细胞。4 天前患者开始发热。

既往史 · 无特殊。

胸部 CT

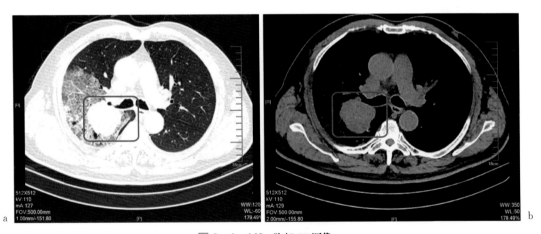

图 2 - 1 - 140 · 胸部 CT 图像

CT 表现 · 原右上肺后段软组织密度影较前明显增大，大小约 5.5 cm×5.4 cm（原大小约 1.6 cm×1.4 cm），肿块边缘毛糙，增强扫描不均匀强化，前后 CT 值约 30/51/39 HU。右上肺见多发斑片状、小结节状及实变影，边缘较模糊，小叶间隔增厚，内见支气管气相征。

放射学诊断 · 右上肺后段软组织密度影较前明显增大，考虑右上肺周围型肺癌可能性大，建议活检，右上肺间实质病灶，拟间实质炎症可能性大，不除合并癌性淋巴管炎，请结合临床及随访。

术前诊断

病灶部位 · 右肺上叶。

术前诊断 · 右肺占位，性质待定；右肺炎。

● 支气管镜检查

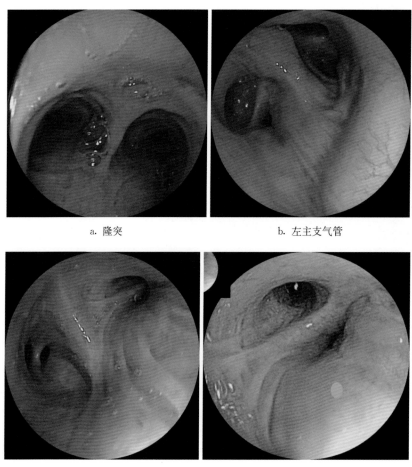

a. 隆突　　　　　　　　　　　　　b. 左主支气管

c. 右肺上叶支气管　　　　d. 右肺上叶后段支气管(绿点为穿刺位点)

图 2-1-141 · 支气管镜下检查图像

内镜下所见 · 可见声门对称、活跃,关闭好。气管通畅,见血迹,黏膜光滑,隆突锐利。右主支气管通畅,右肺上叶后段黏膜肿胀,管腔狭窄,见血迹,右肺中叶、下叶支气管及各段、亚段支气管通畅,黏膜光滑,少量白色分泌物,未见新生物。左主支气管通畅,左肺上叶、下叶支气管及各段、亚段支气管通畅,黏膜光滑,少量白色分泌物,未见新生物。

● 超声支气管镜检查及穿刺活检

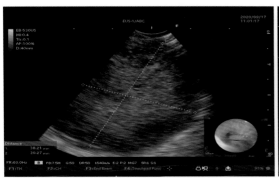

a. 右肺上叶后段低回声区测量

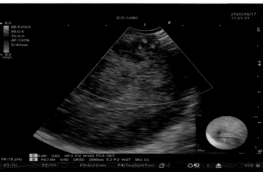

b. 彩色多普勒模式下探查

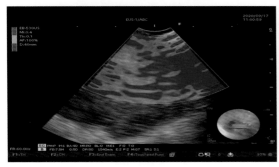

c. 弹性成像模式探查

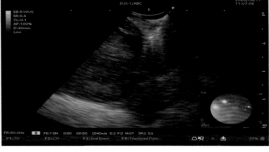

d. 穿刺时图像

图 2 – 1 – 142 · 超声支气管镜下右上叶后段超声图像

超声声像特征 · 于右肺上叶后段探及超声实性低回声区,行超声实时引导下针吸活检术。

● 病理

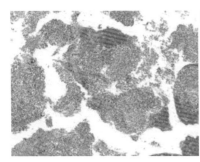

HE 染色(40×)

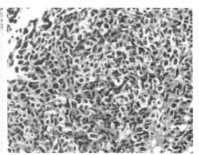

HE 染色(100×)

HE 染色(400×)

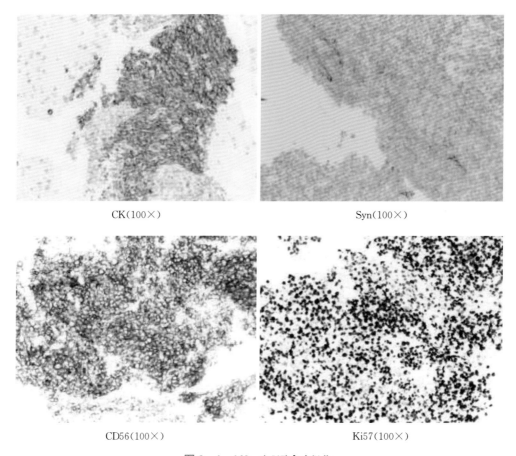

CK(100×)　　　　　　　Syn(100×)

CD56(100×)　　　　　　Ki57(100×)

图 2 - 1 - 143 · 病理及免疫组化

病理所见·(右上叶后段)恶性肿瘤,考虑为具有大细胞特征的高级别神经内分泌癌。

免疫组化结果·CK(部分+),CgA(-),Syn(个别+),TTF - 1(+),CD56(+),Ki - 67(约80%+),P40(-),P63(-),Napsin A(-)。

● 最终诊断

最终诊断·高级别神经内分泌癌。

● 诊断体会

EBUS - TBNA 系统具有良好的光镜视野,本例操作中仅使用超声支气管镜就完成全程取样。超声声像分析提示,右肺上叶病灶直径超过1cm,边界清晰,后方回声增强,弹性成像显示蓝色区域为主,均为恶性征象,对穿刺部位的选择具有重要意义;气道内外压型病例经气道活检取样,经常因活检钳受压明显,无法正常张合,经超声引导穿刺能有效取样。

(广州医科大学附属第一医院·钟长镐)

第六节·胸腺瘤

病例 31·4R 组淋巴结:胸腺瘤(A 型)

● **患者基本信息**

性　别·男。

年　龄·81 岁。

主　诉·头晕 2 个月。

现病史·2 个月前,患者无明显诱因出现头晕,清晨发作,活动后有所缓解,不伴恶心、呕吐,无眩晕,无胸闷、胸痛,无发热、盗汗。于 2023-02-21 至外院神经内科就诊,头部＋颈部螺旋 CT 血管成像提示:双侧颈内动脉及右侧椎动脉颅内段局部钙化斑,管腔轻度狭窄;左侧椎动脉起自主动脉弓,全程较对侧纤细;颈椎退变并曲度变直,C3/4～C6/7 膨出;双侧脑室前后角脑白质脱髓鞘可能,脑萎缩;双侧上颌窦炎症;扫描范围内上纵隔内气管右前方淋巴结肿大,建议完善相关检查。服用灯盏生脉胶囊、长春胶囊后头昏无明显缓解(具体用药不详),为明确上纵隔占位性质,故于 2023-03-02 至我院门诊,胸部增强 CT 检查提示:①气管前腔静脉后肿块,考虑巨淋巴结增生症? 其他肿瘤性病变? 建议进一步检查;②双肺散在小结节,考虑炎性结节可能,随诊;③右肺中叶内侧段、双肺下叶散在少许纤维灶。门诊以"纵隔淋巴结肿大"收住院治疗。

既往史·患者平素健康状况良好,否认高血压病史,否认糖尿病病史,否认冠心病病史,否认传染病史,否认手术、外伤史,否认输血史,按规定接种疫苗,否认食物、药物过敏史。

个人史·出生于重庆市市辖区开州区,生长于重庆市市辖区开州区,否认疫区、疫情、疫水接触史,否认吸烟史,否认饮酒史,否认放射性物质及化学毒物接触史。

婚姻史·已婚,20 岁结婚,配偶健康状况良好。

家族史·父母已故,否认家族性遗传病史,否认家族性肿瘤病史。

● **胸部 CT**

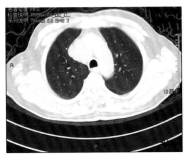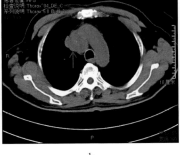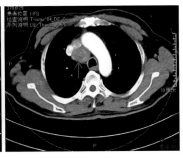

a　　　　　　　　　　b　　　　　　　　　　c

图 2-1-144·胸部 CT 图像

　　CT 表现·两侧胸廓对称,气管居中。纵隔脂肪间隙及血管影清晰,气管前腔静脉后见类圆形软组织肿块,大小约 3.5 cm×3.2 cm,边界较清,邻近血管似受推移改变,增强扫描动脉期不均匀明显强化,静脉期呈持续性强化。两侧肺门不大,所见气管、支气管及分支无明显狭窄等改变。双肺支气管血管束清晰,双肺散在实性结节、磨玻璃影,大小约 3~5 mm,右肺中叶内侧段、双肺下叶散在条索影,余双肺未见明显异常密度影,增强扫描未见明显异常强化影。胸膜腔未见明显异常。

　　放射学诊断·气管前腔静脉后肿块,考虑巨淋巴结增生症? 其他肿瘤性病变? 建议进一步检查。

● **其他辅助检查**

　　NSE 352 ng/mL(参考值 0~16.3 ng/mL),血常规、生化指标等正常。

● **术前诊断**

　　病灶部位·前上纵隔。

　　术前诊断·前上纵隔占位待查:胸腺瘤? 巨淋巴结增生症? 其他?

● **支气管镜检查**

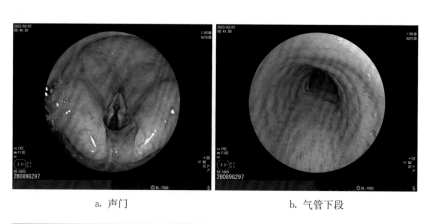

a. 声门　　　　　　　　　　　　　　b. 气管下段

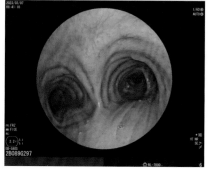

图 2-1-145
支气管镜检查图像

c. 隆突

内镜下所见 · 全麻下经口置入 4 号喉罩,全程机械通气下操作,经呼吸三通置入外径 5.8 mm 的电子支气管镜,镜下见声带活动正常,气管通畅,黏膜光滑,隆突锐利。双侧支气管及其余各叶段支气管开口正常,管腔通畅,黏膜光滑,痰潴留情况:1 分。

● 超声支气管镜检查及穿刺活检

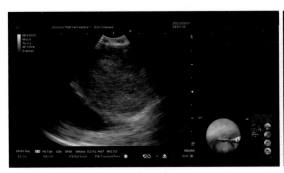

a. 4R 组淋巴结

b. 4R 组淋巴结测量

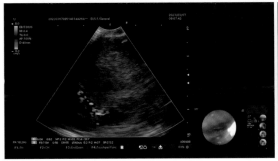

c. 4R 组淋巴结彩色多普勒

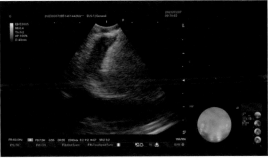

d. 4R 组淋巴结超声穿刺

e. 超声引导下穿刺视频

图 2-1-146 · 超声支气管镜图像及穿刺视频

超声声像特征 · 超声支气管下可见气管旁、隆突上探及多枚淋巴结,淋巴结边界清楚、肿大、融合,淋巴结存在小血管。4R 组淋巴结长径约为 3.0 cm,固定气管镜,经工作孔道置入 21G EBUS-TBNA 专用穿刺针,彩色多普勒超声排除血管,使用穿刺针在最大淋巴结处穿刺,穿刺深度 2.0 cm,共穿刺 3 针,获得发丝样标本数条。穿刺抽吸液抗酸杆菌(夹层杯法)、结核菌培养。

● 病理

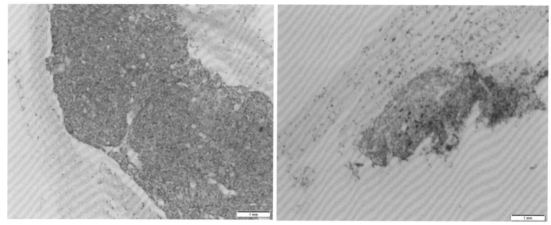

a. HE 染色(10×)　　　　　　　b. TDT 少许细胞(＋)(10×)

图 2‐1‐147·病理及免疫组化

病理所见·送检组织见肿瘤组织,根据 HE 染色及免疫组化结果,考虑胸腺瘤(A 型)。

免疫组化结果·CK7(＋),TTF‐1(－),SPB(－),Napsin A(－),CK(＋),CK19(＋),CD5 个别细胞(＋),TDT 少许细胞(＋),CD117(－),CEA(－),S‐100 部分细胞(＋),P63(＋),SMA(－),Calponin(－),Ki‐67 热点区 20％(＋)。

● 最终诊断

最终诊断·胸腺瘤(A 型)。

● 后续诊疗

胸腔镜下胸腺肿瘤切除＋上腔静脉修补术治疗。

免疫组化结果·CK7 上皮(＋),CK19 上皮(＋),P4 上皮 0(＋),CD20 部分上皮(＋),CD1α 背景细胞上皮(＋),CD99 背景细胞上皮(＋),CD5 背景细胞上皮(＋),TdT 背景细胞上皮(＋),CD117(－),Ki‐67 15％(＋)。

术后诊断·纵隔胸腺瘤(AB 型)。

● 复诊

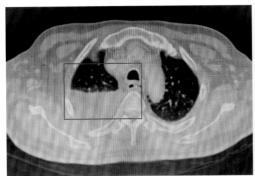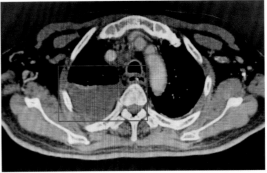

图 2-1-148 · 术后 2 个月复查胸部 CT,原纵隔肿块消失,新增胸腔积液

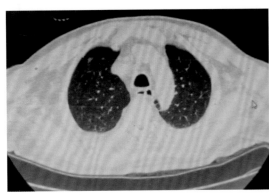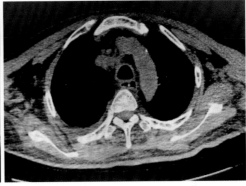

图 2-1-149 · 术后 3 个月复查胸部 CT,胸腔积液进一步减少

● 诊断体会

　　患者老年男性,体健,既往无基础疾病,因"头昏"在当地医院就诊时发现纵隔阴影,进一步于我院完善胸部增强 CT,提示纵隔类圆形肿块影,大小约 3.5 cm×3.2 cm,边界较清,邻近血管似受推移改变,动脉期不均匀强化,静脉期均匀强化。体格检查无特殊,血生化结果正常。

　　该患者 4R 组淋巴结肿大,与 7 组淋巴结穿刺比较,4R 组穿刺难度较大,因气管管腔粗大,该组淋巴结不容易探查、不容易固定、不容易穿刺,且气管软骨环比较粗,穿刺针容易扎到软骨、切割软骨,进而阻塞针心,导致取材困难。因镜子不容易固定,故在穿刺时容易偏向。笔者团队在穿刺 4R 组淋巴结时有一些小技巧,如加装水囊,这样使镜头更能固定和贴壁,显影更清晰;穿刺前将超声探头向上提一点,下针时更容易穿刺到病灶中心;必要时选用柔顺性更好的 21G 或 22G 穿刺针;加用弹性成像,指导穿刺层面的选择。

(重庆医科大学附属第一医院 · 李一诗)

病例 32·右下肺后纵隔区:胸腺瘤(倾向 B3 型或 B2 型)

● 患者基本信息

性　别·男。

年　龄·44 岁。

主　诉·右肺占位性病变 1 周余。

现病史·患者 1 周余前因"双下肢水肿"于外院就诊,胸部 CT 示:右肺底及前纵隔不规则软组织密度肿块,考虑恶性肿瘤,原发灶来源待定,伴右侧胸膜及右心膈角区、腋窝多发转移,右肺内多发转移瘤,右侧中-大量胸腔积液,右肺膨胀不全伴散在少许炎症;患者有咳嗽、非刺激性干咳,无咳痰、胸痛、咯血、发热、盗汗等症状,外院予胸腔闭式引流,约引流出深黄色胸腔积液约 8 000 mL,并行电子支气管镜检查+活检,术后病理提示:送检(右下肺叶)灰褐色组织一堆,考虑梭形细胞增生病变,免疫组化结果未见。现为求进一步明确诊断就诊于我院,门诊拟以"右肺占位性病变查因"收入院。患者现腰骶部以下及阴囊重度水肿,活动后气促,带右侧胸腔置管,小便量少。

既往史·1 年前因"腰椎骨折"行手术治疗,当时有输血(具体不详)。

个人史、婚姻史、家族史·无特殊。

● 胸部 CT

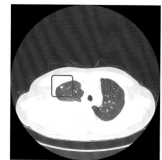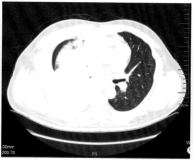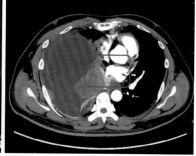

a. 右肺上叶尖段实性结节(左),肺窗(中)及纵隔窗(右)

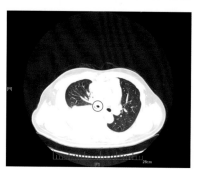

b. 红色圈为右中间段支气管　　　c. 完整胸部 CT 图像

图 2-1-150·胸部 CT 图像

CT 表现·胸廓对称。右肺中、下叶支气管截断、闭塞,右肺下叶及前纵隔见多发不规则肿块、结节影,密度不均匀,其中位于前纵隔者部分可见钙化,大者位于右下肺,大小约 71 mm×48 mm,增强不均匀强化,前后 CT 值约 44、51、73 HU,病灶与右肺门及右侧心包分界不清,病灶包绕右肺动静脉及分支,相应血管走行僵硬、截断。右中下肺远端实变、不张,增强均匀强化。右侧胸膜亦见多发结节影,大者大小约 24 mm×10 mm,边界清,可见强化,余右侧胸膜均匀增厚。右上肺尖见实性结节(图 2-1-150a),直径约 7 mm,边界清。右侧胸腔大量积液,部分包裹。余左肺未见间、实质病变。余气管、各大支气管通畅,未见明显狭窄或扩张,未见管壁增厚及腔内外肿物。右侧心膈角见数个肿大淋巴结,大者短径约 38 mm×23 mm,边界清,均匀强化。余左侧肺门、纵隔未见肿大淋巴结。心脏未见异常。左侧胸腔未见积液,左侧胸膜未见增厚。所见胸廓骨骼未见骨质异常。完整 CT 影像可以扫描二维码(图 2-1-150e)查看。

放射学诊断·①右肺下叶及前纵隔见多发不规则肿块、结节影,考虑恶性肿瘤,以右下肺肺癌并右肺门、纵隔、右侧心膈角多发淋巴结转移、右侧胸膜转移可能性大,肿块累及右肺动静脉及分支、右侧心包;右中下肺远端实变、肺不张,右侧胸腔大量积液,部分包裹。②右上肺尖段实性结节,拟转移与炎性结节鉴别,前者可能性大。右侧腋窝增大淋巴结,考虑转移可能性大。

● 其他辅助检查

肿瘤指标·神经元特异性烯醇化酶:25.00 ng/mL;铁蛋白:1 243 ng/mL;糖类抗原 125:428.00 U/mL;非小 C 肺癌相关抗原:19.60 ng/mL;鳞状上皮细胞癌抗原:10.70 U/mL。

肝功能·谷丙转氨酶:21.1 U/L;总蛋白:32.9 g/L;白蛋白:15.7 g/L;γ-谷氨酰转肽酶:24.5 U/L;肌酸激酶同工酶:52.0 U/L;乳酸脱氢酶:412.2 U/L;羟丁酸脱氢酶:280.0 U/L。

炎症指标·超敏 C 反应蛋白:3.12 mg/L。

血常规·白细胞:8.78×10⁹/L;中性粒细胞百分比:81.9%;淋巴细胞百分比:8.9%;单核细胞百分比:8.5%;嗜酸性粒细胞百分比:0.3%;嗜碱性粒细胞百分比:0.4%;血红蛋白:178 g/L;血小板:308×10⁹/L。

● 术前诊断

病灶部位·后纵隔。

术前诊断·右肺占位性病变,肿瘤可能性大;肾病综合征。

● 支气管镜检查

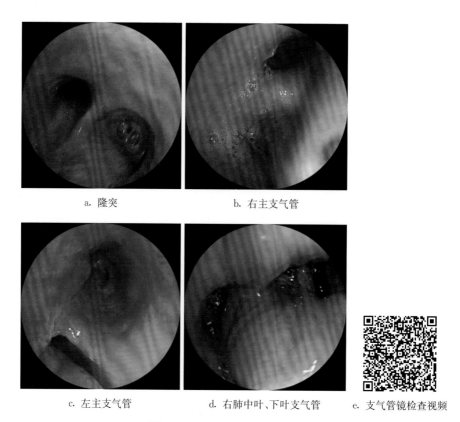

| a. 隆突 | b. 右主支气管 |
| c. 左主支气管 | d. 右肺中叶、下叶支气管 | e. 支气管镜检查视频 |

图 2-1-151·支气管镜检查图像

内镜下所见·可见声门对称、活跃,关闭好。气管通畅,黏膜光滑,隆突锐利。右主支气管通畅,右肺上叶支气管及各段、亚段支气管通畅,黏膜光滑,中量白色分泌物,予吸除,未见新生物。右肺中叶黏膜充血肿胀,支气管狭窄,右肺下叶支气管重度外压性狭窄,黏膜充血肿胀。左主支气管通畅,左肺上叶、下叶支气管及各段、亚段支气管通畅,黏膜充血肿胀,中量白色分泌物,予吸除,未见新生物。扫描二维码(图 2-1-151e)可以观看支气管镜检查视频。

● 超声支气管镜检查及穿刺活检

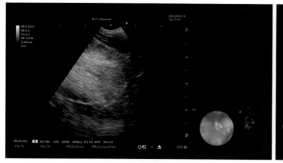
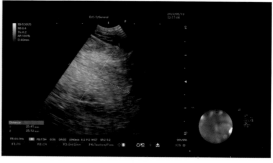

a. 右下肺病灶   b. 右下肺病灶测量

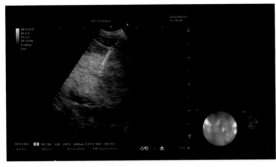
c. 右下肺病灶超声穿刺

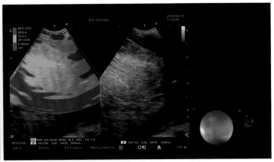
d. 右下肺病灶弹性成像

e. 超声支气管镜检查视频

图 2 - 1 - 152 · 超声支气管镜图像及操作视频

超声声像特征 · 右下肺可探及后纵隔区超声实性低回声区(图 2 - 1 - 152a),大小约 25 mm×25 mm(图 2 - 1 - 152b),行超声实时引导下针吸活检术,穿刺取样 4 次,过程顺利(图 2 - 1 - 152c),并在弹性模式下对此肿物进行探查(图 2 - 1 - 152d)。可扫描二维码(图 2 - 1 - 152e)观看超声支气管镜检查视频。

● 病理

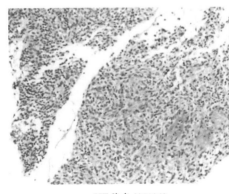
a. HE 染色(100×)

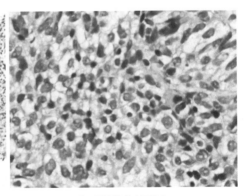
b. HE 染色(400×)

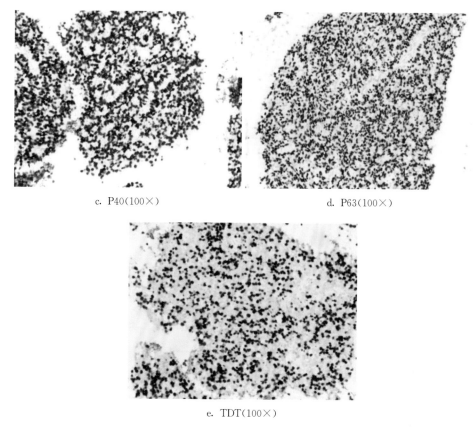

c. P40(100×)

d. P63(100×)

e. TDT(100×)

图 2-1-153·病理及免疫组化

病理所见

（1）（后纵隔病灶）送检血凝块中可见肿瘤细胞排列呈实性巢团状结构，部分瘤细胞围绕血管周围呈栅栏状排列，细胞核圆形，椭圆形，胞质稍丰富，间质可见淋巴细胞浸润。

（2）免疫组化结果：CK（+），TTF-1（-），Napsin A（-），P40（+）（c），P63（+）（d），CD5（+），CD117（-），TDT（+）（e），原位杂交结果：EBER（-）。

（3）病理诊断：组织改变为胸腺瘤，倾向于 B3 或 B2 型，建议肿物完整切除后进一步分型。

● **最终诊断**

最终诊断·右下胸腺瘤（倾向于 B3 型或 B2 型）。

● **诊断体会**

本病例胸部增强 CT 提示为后纵隔占位病变，与气道不相通，经超声支气管镜探查，于右肺下叶后段支气管探及纵隔旁病灶，在超声实时引导下行针吸活检，明确为胸腺瘤，对此类胸部 CT 上与气道不毗邻的病例，可通过内镜对气道适当加压，贴近纵隔病变，实施活检，明确诊断。

（广州医科大学附属第一医院·钟长镐）

第七节·其他

病例 33·4R 组及 4L 组淋巴结:胆管细胞癌,左肺转移

● **患者基本信息**

性　别·男。

年　龄·66 岁。

主　诉·肝癌术后半年,发现左上肺门占位 1 周。

现病史·患者半年前体检发现"肝左叶巨大占位"入我院,完善相关检查并排除禁忌后,于 2022 - 07 - 05 行"腹部左半肝切除术",术后病理:胆管细胞癌,中-低分化。术后予多次放化疗及抗血管靶向治疗,肿瘤控制稳定。2022 - 12 感染新冠病毒后停止抗肿瘤,其间患者出现双侧大腿疼痛,评分约 3 分,逐渐向上发散,至双肩及双上臂疼痛,影响睡眠,伴气急,至外院查胸部增强 CT 示:左肺上叶病变,占位伴阻塞性炎症首先考虑,现患者为进一步诊治就诊于我院,门诊拟"左肺上叶占位性病变;阻塞性肺炎"收住入院。发病以来,患者大小便正常,睡眠可,体重无明显变化。

既往史·既往糖尿病病史 30 余年,平素皮下注射胰岛素治疗,空腹及餐后血糖控制较好。

个人史、婚姻史、家族史·无特殊。

● **胸部 CT**

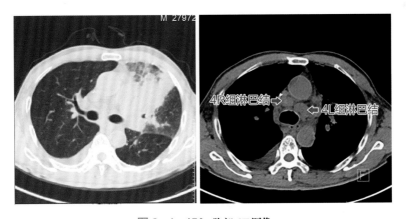

图 2 - 1 - 154·胸部 CT 图像

CT 表现·胸部显像清晰,两肺纹理未见增多;左肺上叶肺门旁软组织占位,周围可见斑片状放射性增高实变影伴磨玻璃影;纵隔及两肺门多发淋巴结肿大。

放射学诊断·左肺上叶肺门旁占位,左上肺阻塞性肺炎。

● **PET - CT**

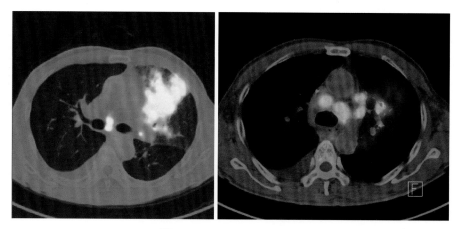

图 2 - 1 - 155 · **PET - CT图像**

PET - CT 表现·胸部显像清晰,两肺纹理未见增多;左肺上叶肺门旁软组织占位,放射性摄取异常增高,SUVmax＝12.94,边界模糊,可见支气管截断征,周围可见斑片状放射性增高实变影伴磨玻璃影;另两肺散在条索影及实性结节,较大者位于左肺下叶外基底段,径约9 mm,界清,放射性摄取未见明显增高;右肺下叶散在斑片影及条片影,右侧胸腔积液伴邻近肺组织膨胀不全;纵隔及两肺门多发淋巴结肿大,放射性摄取异常增高,SUVmax＝10.03;胸膜、肋骨及胸壁软组织未见明显异常。

● **其他辅助检查**

血常规＋C 反应蛋白·白细胞:6.8×10⁹/L,红细胞 3.55×10¹²/L(↓),血红蛋白109 g/L(↓),淋巴细胞百分比 16.0%(↓),中性粒细胞百分比 67.8%,全血 C 反应蛋白23.2 mg/L(↑)。

生化检查·谷丙转氨酶:14 U/L,谷草转氨酶:12 U/L,白蛋白 31.2 g/L(↓),葡萄糖7.22 mmol/L(↑),尿酸 205 μmol/L(↓),肌酐 63.3 μmol/L。

肿瘤标记物·糖类抗原 125 54.5 U/mL,细胞角蛋白 19 片段(CA - 211)17.6 ng/mL。

● **术前诊断**

病灶部位·左侧肺门。

术前诊断·左肺占位性病变:肿瘤首先考虑;胸腔积液;胆管细胞癌术后;糖尿病。

● 支气管镜检查

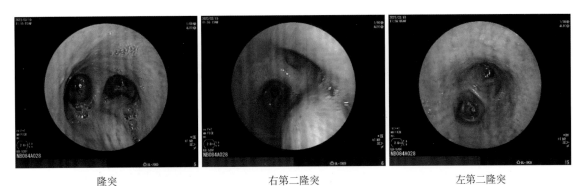

| 隆突 | 右第二隆突 | 左第二隆突 |

图 2 - 1 - 156 · 支气管镜检查图像

内镜下所见 · 气管环存在,隆突增宽,活动可,气管及左、右两侧各叶支气管黏膜正常,管腔通畅,未见狭窄、出血及新生物,于左舌叶行肺泡灌洗术。

● 超声支气管镜检查及穿刺活检

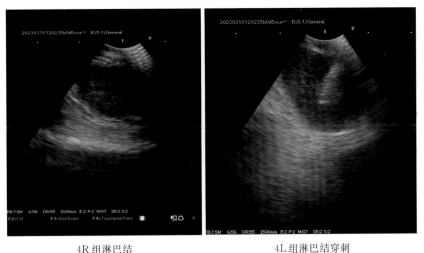

| 4R 组淋巴结 | 4L 组淋巴结穿刺 |

图 2 - 1 - 157 · 超声支气管镜图像

超声声像特征 · 4R、4L 组淋巴结部位可见低回声团块,内部回声均匀,边界清楚,4R 组淋巴结大小约为 15 mm×15 mm,4L 组淋巴结大小约为 18 mm×17 mm,用 NA - 201SX - 4022 穿刺针进针,进针深度 20 mm,负压吸引后在 4R 组淋巴结穿刺 3 针,4L 组淋巴结穿刺 2 针,获取组织,送病理检查。

● 超声引导下淋巴结穿刺

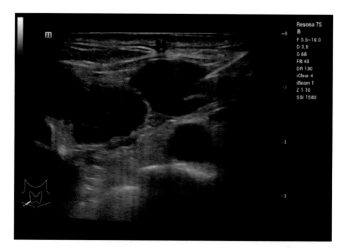

图 2 - 1 - 158 · 超声引导下右侧锁骨上淋巴结穿刺

操作描述 · 超声引导下右侧锁骨上淋巴结穿刺活检术,取样长度 1.0 cm,于淋巴结活检 4 针,取出 4 条约 0.5 cm 组织,放置于福尔马林固定液中,送病理检查。

● 病理

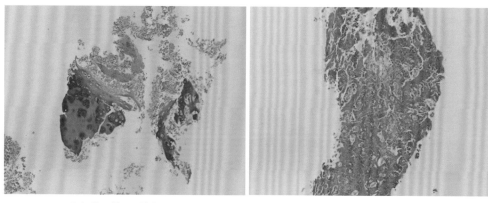

a. 4R 组淋巴结 HE 染色(100×)　　　　b. 右锁骨上淋巴结 HE 染色(100×)

图 2 - 1 - 159 · 病理

病理所见

(1)(4R 组淋巴结)见软骨及腺癌细胞,(4L 组淋巴结)见软骨及腺癌细胞,(7 组淋巴结)见腺癌细胞。

(2)(右侧锁骨上淋巴结)见腺癌,结合病史和免疫组化,考虑转移性胆管细胞癌,大胆管型。

免疫组化 · CK7(＋),CK20(－),TTF‐1(8G7G3/1)(－),CDX2(－),GATA‐3(－),SATB2(－),Ki‐67 10％(＋),CD56(－),EMA(＋)。

● **最终诊断**

最终诊断 · 胆管细胞癌,左肺转移,4R 组淋巴结、4L 组淋巴结、7 组淋巴结及锁骨上淋巴结多发转移。

● **后续治疗**

治疗 · 行奥沙利铂(乐沙定)100 mg d1＋盐酸吉西他滨 1.4 g(d1,d8)化疗＋信迪利单抗200 mg 免疫治疗。

● **诊断体会**

本病例胸部 CT 提示为左肺门旁占位病变,纵隔及两肺门多发肿大淋巴结,气管镜下气管及左右两侧各叶支气管黏膜正常,管腔通畅,经超声支气管镜探查 4R、4L 组淋巴结部位,见低回声团块。4L 组淋巴结毗邻肺动脉,穿刺角度较大,穿刺时需选择合理位置进针,并注意固定气管镜。穿刺过程中应关注超声所示的针道方向。超声支气管镜提供实时超声影像,帮助精准定位淋巴结及周围血管,减少意外损伤及出血风险,实现精准穿刺,并且提供了足够量的标本以完成病理检查,为临床诊疗提供关键的依据。

(浙江大学医学院附属第二医院 · 周凌霄　嘉兴市第一医院 · 周佳琦)

病例 34·右上肺尖段肿物：右上肺低分化癌，T2NxM0

● 患者基本信息

性　别·男。

年　龄·60 岁。

主　诉·右侧肩胛区疼痛 2 个月余。

现病史·"右侧肩胛区疼痛 2 个月余"至我院胸外科就诊，胸部 CT 平扫＋增强示：①右上肺脊柱旁肿块，考虑纵隔型肺癌可能，纵隔多个小淋巴结，不除外转移可能，建议活检；②双肺散在小结节，考虑炎性结节，建议复查；③双肺尖多发肺气肿；双肺尖纤维灶；左肺上叶下舌段节段性肺不张。全身 PET-CT：①右肺上叶尖段纵隔旁软组织肿块，代谢增高（SUVmax 25.7），考虑肺恶性肿瘤，邻近纵隔胸膜受侵可能，请结合组织学活检；②纵隔及双肺门多发增大淋巴结，分布较对称，代谢增高，暂考虑反应性增生，建议定期复查；③肺气肿；双肺多发肺大疱、肺气囊；右肺下叶内基底段炎症，建议治疗后复查；右肺上叶多发小结节，代谢未见增高，拟炎症；左肺上叶下舌段节段性肺不张/纤维灶。结合患者全身 PET-CT 与增强 CT 结果，胸外科认为患者病变贴近大血管与胸膜，难以直接手术切除，转入我科进一步诊疗。

既往史·高脂血症，冠状动脉硬化，变应性鼻炎。

个人史、婚姻史、家族史·无特殊。

● 胸部 CT

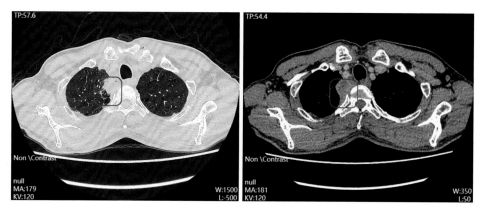

图 2-1-160·胸部 CT 图像（红色区域为右上肺尖段病灶）

CT 表现·右上肺尖脊柱旁见类圆形软组织肿块影，似宽基底与胸膜相连，较大截面约 45 mm×27 mm，边界尚清，密度均匀，CT 值约 32 HU，增强扫描中度均匀强化。纵隔未见明显肿大淋巴结。

放射学诊断·右上肺脊柱旁肿块,考虑纵隔型肺癌可能。

- **PET - CT**

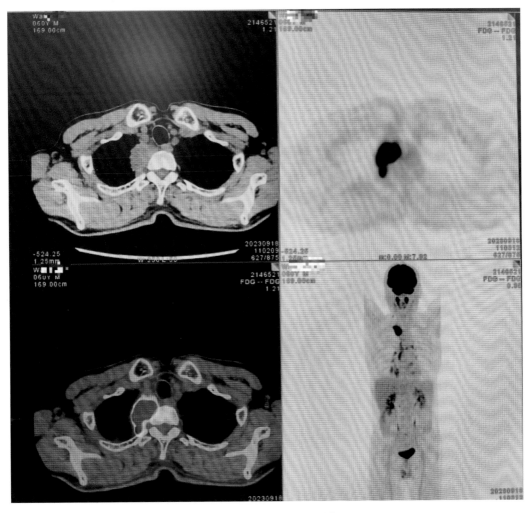

图 2 - 1 - 161 · **PET - CT 图像**

PET - CT 表现·右上肺尖段纵隔右旁见一不规则软组织肿块,大小约 3.6 cm×3.0 cm×3.1 cm,边界欠清,呈分叶状,边缘见毛刺影,与纵隔胸膜分界不清,边缘见斑片状磨玻璃密度影,FDG 摄取增高,SUVmax 25.7。

- **其他辅助检查**

血常规·白细胞:$7.07×10^9$/L;中性粒细胞百分比:58.2%;淋巴细胞百分比:31.9%;单核细胞百分比:8.7%;嗜酸性粒细胞百分比:0.6%;嗜碱性粒细胞百分比:0.6%;血红蛋白:100 g/L;血小板:$288×10^9$/L。

血生化检查·谷丙转氨酶:19 U/L;谷草转氨酶:16 U/L;总蛋白:73 g/L;白蛋白:35 g/L;γ-谷氨酰转肽酶:30 U/L;乳酸脱氢酶:145 U/L。

肿瘤指标·癌胚抗原:3.86 μg/L;神经元特异性烯醇化酶:9.74 ng/mL;非小细胞肺癌相关抗原:2.46 ng/mL;鳞癌抗原:1.8 μg/L,CA125:20.1 U/mL。

- **术前诊断**

病灶部位·右上肺尖段。

术前诊断·右上肺癌。

- **支气管镜检查**

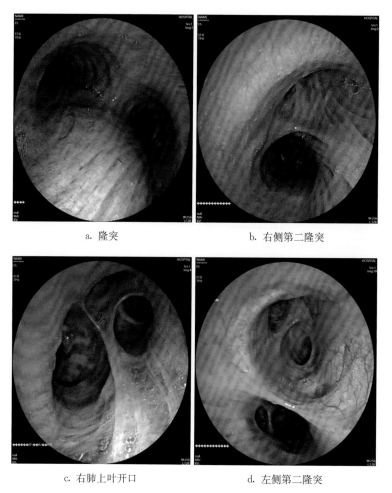

a. 隆突　　　　　　　　b. 右侧第二隆突

c. 右肺上叶开口　　　　d. 左侧第二隆突

图 2 - 1 - 162 · 支气管镜检查图像

内镜下所见 · 经鼻入镜,声门活跃,闭合良好,隆突锐利。气管及双侧四级以内支气管管腔通畅,黏膜无充血、水肿、糜烂,未见新生物、异物及活动性出血。

● 超声支气管镜检查及穿刺活检

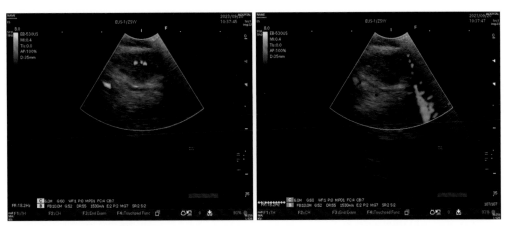

a. 右上肺病灶　　　　　　　　b. 右上肺病灶

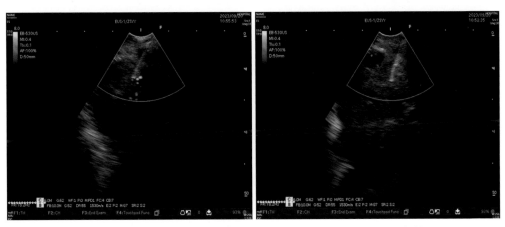

c. 右上肺病灶穿刺　　　　　　d. 右上肺病灶穿刺

e. 超声支气管镜操作视频

图 2 - 1 - 163 · 超声支气管镜图像及操作视频

超声声像特征 · 经鼻入镜,行 EBUS - TBNA,根据胸部 CT 提示,于气管中上段右后侧壁探及右上肺病灶回声,超声引导下于右上肺病灶穿刺 4 针,取组织送病理检查,穿刺液送检液基细胞学检查。

● **病理**

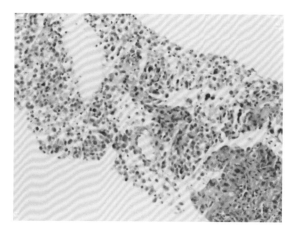

图 2-1-164·HE 染色(200×)

病理所见·(右上肺病灶穿刺物)镜下见异型肿瘤细胞,略呈巢团状排列,瘤细胞异型性显著,可见核分裂象,形态初步考虑为癌细胞。

● **最终诊断**

最终诊断·右上肺低分化癌(T2NxM0),低分化鳞癌需与低分化腺癌相鉴别。

● **诊断体会**

本病例胸部 CT 及全身 PET-CT 提示右上肺占位病变,考虑纵隔型肺癌,无支气管通向病灶。根据胸部 CT 提示,气管中上段右后侧壁经超声支气管镜探及纵隔旁右上肺病灶,在超声实时引导下行针吸活检,明确为低分化肺癌。对此类肺部外周病变,无支气管通向病灶,又邻近中央气道,可通过超声支气管镜对气道适当加压,贴近纵隔或肺病变,实施超声引导下穿刺活检,以明确诊断。

(中山大学附属第一医院·廖　槐)

第二章

良性疾病

第一节・结节病

病例 1・4R 组淋巴结:结节病 II 期

● **患者基本信息**

性　别・男。

年　龄・34 岁。

主　诉・咳嗽、咳痰 1 个月,胸闷、气短 1 周。

现病史・1 个月前无明显诱因出现咳嗽、咳痰,痰呈白色黏痰,量中等,较易咳出,无臭味及血丝,无发热、寒战,无盗汗,无鼻塞、流涕,无全身肌肉酸痛,无胸痛及放射痛,无心悸及心前区不适,无头晕、头痛,无恶心、呕吐,无尿频、尿急、尿痛,未重视。1 周前出现胸闷、气短,与活动无明显关系,体检胸部 CT 发现肺部结节、阴影(具体结果不详),为求进一步诊疗,遂至我院。胸部 CT:双肺间质性肺炎,继发型肺结核? 多发纵隔淋巴结肿大,门诊以"双肺间质性肺炎、结核待排?"收入我科。本次病程中,精神、饮食及睡眠尚可,大小便正常,近期体重变化不详。

既往史、个人史、家族史・无特殊。

● **胸部 CT**

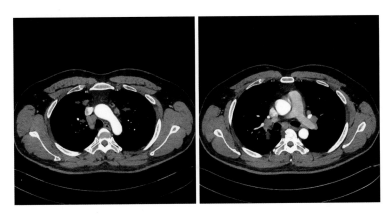

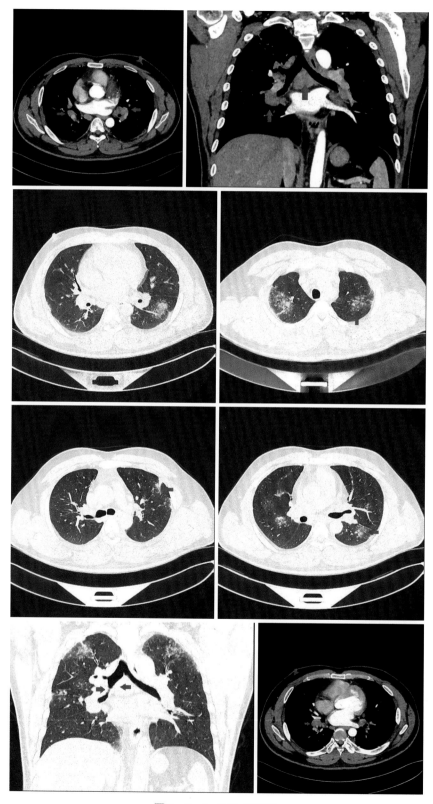

图 2 - 2 - 1 · 胸部 CT 图像

CT 表现·双肺叶间裂区多发小斑片状、结节状、斑点状密度增高影,不除外继发性肺结核,双侧支气管壁稍微增厚,局部内壁不光滑,纵隔内多发肿大淋巴结,双侧胸膜局部增厚。

放射学诊断·双肺间质性肺炎,继发型肺结核?

● **其他辅助检查**

T-spot(γ 干扰素释放试验)阴性;红细胞沉降率 8 mm/h;结核抗体阴性;白细胞 6.43× 10^9/L,中性粒细胞百分比 67%,血红蛋白 155 g/L,血小板 259× 10^9/L;C 反应蛋白<10 mg/L(参考值:0~10 mg/L);血清淀粉样蛋白 A 10.44 mg/L(参考值:0~10 mg/L);自身免疫系列和血管炎系列阴性。

● **术前诊断**

术前诊断·双肺间质性肺炎,纵隔淋巴结肿大,结节病? 结核?

● **支气管镜检查**

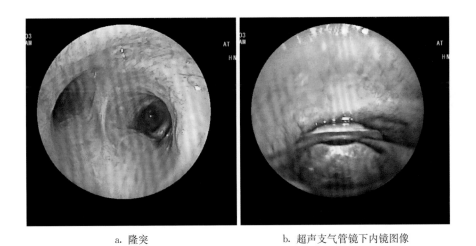

a. 隆突　　　　　　　　b. 超声支气管镜下内镜图像

图 2‑2‑2·支气管镜检查图像

内镜下所见·双肺支气管管腔通常,黏膜轻度充血,管腔内可见少量白色黏痰,支气管镜可视范围内未见新生物、狭窄和出血。

● **超声支气管镜检查及穿刺活检**

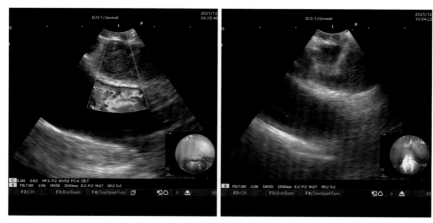

a. 4R 组淋巴结探查（彩色多普勒模式）　　　b. 4R 组淋巴结穿刺

图 2-2-3·超声支气管镜图像

超声声像特征·患者接受 EBUS-TBNA 检查，多发纵隔淋巴结肿大（4R 组、7 组、10 组）。对 4R 组、7 组淋巴结穿刺。

● **病理**

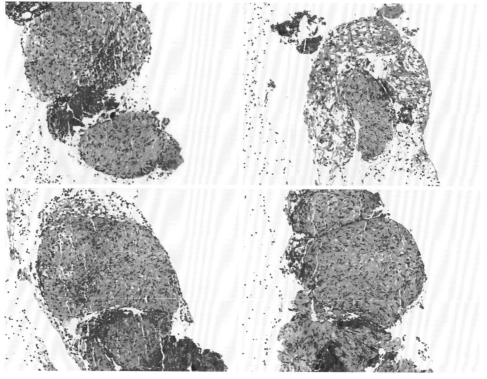

HE 染色（200×）

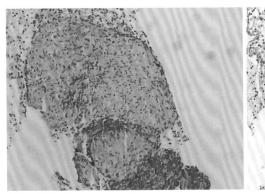

PSA 染色   抗酸染色

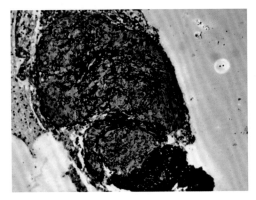

六胺银染色

图 2 - 2 - 4 · **病理及免疫组化**

病理所见

(1) 组织学检查：见类上皮细胞性肉芽肿结构，PAS 染色(一)、抗酸染色(一)、六胺银染色(一)。

(2) (纵隔 4R 组淋巴结)见类上皮细胞性肉芽肿结构。特殊染色：PAS(一)，抗酸(一)，六胺银(一)，请结合实验室相关检查首先排除结核等特异性感染。

● **最终诊断**

最终诊断 · 结节病(Ⅱ期)。

● **后续治疗**

泼尼松口服。

● **诊断体会**

结节病是一种特发性肉芽肿性疾病，是一种累及全身多脏器的疾病，尤其是肺、淋巴结、皮肤等最常受累。患者可出现发热、咳嗽、哮鸣、呼吸困难、斑点或丘疹样皮疹以及关节痛等临床表现,也有部分患者无临床症状而在体检时发现。虽然原因尚不完全清楚,但结节病的发病机制涉及遗传易感宿主中的抗原暴露,导致典型的肉芽肿性炎症,并伴有显著的 Th1 细胞介导的免疫反应。

结节病需要与结核和淋巴瘤等疾病鉴别,尤其是结节病和肺结核在细胞学上都表现出肉芽肿性炎症,因此在结核病负担高的国家和地区,诊断结节病具有挑战性。结节病的诊断需要兼顾临床特征和病理结果,纵隔淋巴结穿刺活检是重要的诊断方法。大量的研究已经证实 EBUS - TBNA 是诊断结节病的安全有效的方法,应在可行的情况下常规使用。我们的经验是对高度疑似为结节病的患者进行 EBUS - TBNA 时尽量多穿刺几组淋巴结,并且尽可能多地获取组织学标本,同时对伴随肺部病变者可酌情在进行 EBUS - TBNA 的同时行支气管镜下肺活检(TBLB),以明确诊断。

(西安医学院第一附属医院·陈　晖)

病例 2 · 4R 组及 7 组淋巴结:结节病 I 期

● 患者基本信息

性　别 · 女。

年　龄 · 53 岁。

主　诉 · 胸闷、胸痛 1 个月余。

现病史 · 患者 1 个月前无明显诱因下出现活动后胸闷、气喘,休息后可缓解,偶有胸前区疼痛,无明显咳嗽、咳痰,无畏寒、发热,夜间能平卧,无双下肢水肿,未予重视,未行特殊治疗,近 2 周患者活动后胸闷症状进一步加重,遂至我院门诊就诊,心电图未见异常,胸部 CT:①两肺多发小结节,建议密切随诊复查;②两肺弥漫性小斑片结节影,泛细性支气管炎? ③纵隔内及两肺门多发肿大淋巴结;结节病? 淋巴瘤? 现患者为进一步诊治,来我院就医,门诊拟"肺结节病"收住入院,患者病程中无咯血,无畏寒、发热,饮食睡眠可,近期体重无明显下降。

既往史 · 高血压病史。

个人史、婚姻史、家族史 · 无特殊。

● 胸部 CT

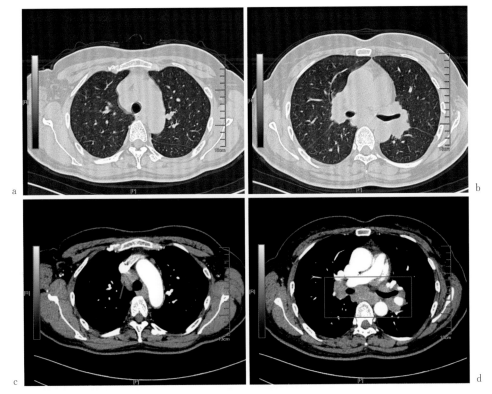

图 2 - 2 - 5 · 胸部 CT 图像

CT 表现·胸部 CT 平扫＋增强:两肺可见多发结节,部分为实性,部分为磨玻璃结节,较大者如下:左肺上叶尖后段见磨玻璃结节,大小约 6 mm×4 mm。其余:两肺可见弥漫性多发小斑片结节状高密度影,边界模糊;右肺门增大。气管及支气管:未见狭窄或扩张,其内未见明确异常密度影。纵隔、心脏及大血管:纵隔居中,纵隔内及两肺门多发肿大淋巴结,增强扫描轻度强化。

放射学诊断·①两肺多发小结节,建议密切随诊复查(3 个月);②两肺弥漫性小斑片结节影,泛细性支气管炎? 请结合临床;③纵隔内及两肺门多发肿大淋巴结;结节病? 淋巴瘤? 请结合临床及进一步检查;④甲状腺双侧叶密度不均,请结合超声检查。

● 其他辅助检查

血常规·白细胞 5.0×10⁹/L;中性粒细胞百分比 61.9%;淋巴细胞百分比 19.1%;单核细胞百分比 13.4%;嗜酸性粒细胞百分比 5.2%;嗜碱性粒细胞百分比 0.4%;血红蛋白 114 g/L;血小板 233×10⁹/L。

肿瘤标记物·癌胚抗原<0.50 ng/mL;非小细胞肺癌相关抗原 21-1 2.37 ng/mL;神经元特异性烯醇化酶 25.5 ng/mL。

肝功能·谷丙转氨酶 49.2 U/L;谷草转氨酶 46.6 U/L;白蛋白 36.7 g/L。

C 反应蛋白·5.6 mg/L。

T-SPOT·阴性。

● 术前诊断

病灶部位·纵隔、肺门。

术前诊断·纵隔淋巴结肿大;肺门淋巴结肿大;双肺多发结节;高血压病 2 级(高危)。

● 支气管镜检查

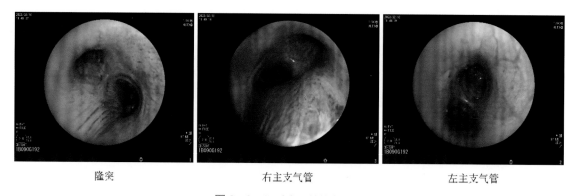

| 隆突 | 右主支气管 | 左主支气管 |

图 2-2-6·支气管镜检查图像

内镜下所见·患者静脉麻醉后,支气管镜由鼻腔插入,经会厌见声带开闭良好,入气管见气管隆突,气管管腔通畅,软骨环清晰,黏膜光滑,隆突锐利,未见出血、新生物。

(1) 左侧支气管:左主气管、左肺上叶、左肺下叶及各段支气管管腔通畅,黏膜光滑,未见出血、新生物。

(2) 右侧支气管:右主气管、右肺上叶、右肺中叶、右肺下叶及各段支气管管腔通畅,黏膜光滑,未见出血、新生物。并于右肺上叶尖段、后段、前段灌注生理盐水 80 mL,回收 30 mL 送细胞学、病原学、GM 试验、X‐PERT 等检查,并于此处刷片送检,结束操作。

● 超声支气管镜检查及穿刺活检

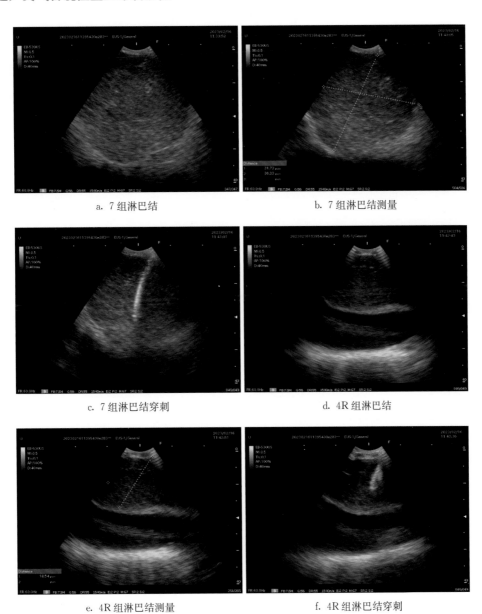

a. 7 组淋巴结

b. 7 组淋巴结测量

c. 7 组淋巴结穿刺

d. 4R 组淋巴结

e. 4R 组淋巴结测量

f. 4R 组淋巴结穿刺

图 2‐2‐7·超声支气管镜图像

　　超声声像特征·超声支气管镜由口腔插入,超声下探及 7 组、4R 组淋巴结肿大,边界清晰,内部回声不均匀,穿刺 3 针,送液基行细胞学检查及病理检查。

● 病理

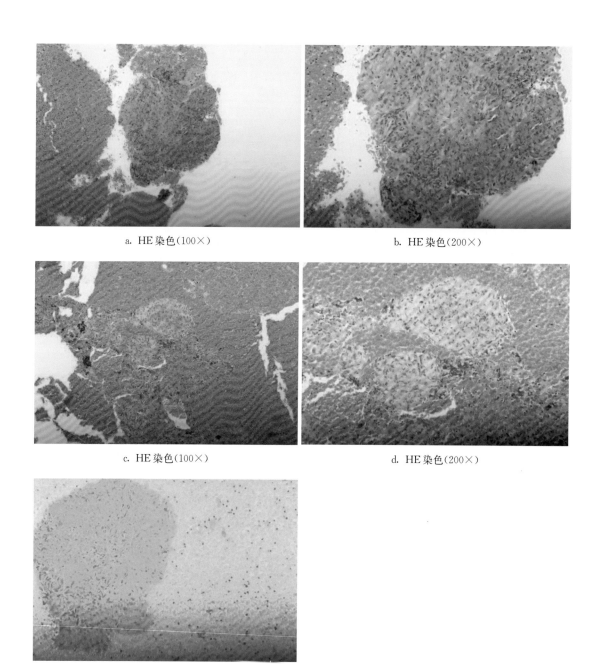

a. HE 染色(100×)　　　　　　　　　　　b. HE 染色(200×)

c. HE 染色(100×)　　　　　　　　　　　d. HE 染色(200×)

e. 抗酸阴性(200×)

图 2-2-8·7 组、4R 组淋巴结穿刺活检病理

病理所见

(1)（肺泡灌洗液细胞分类）：淋巴细胞8%；组织细胞92%。

(2)（纵隔4R、7组淋巴结EBUS穿刺活检）：肉芽肿性病变，倾向结节病，请结合临床排除特殊感染等。特殊染色：抗酸（－）。

● **最终诊断**

最终诊断·肺结节病Ⅰ期；高血压病2级（高危）。

● **诊断体会**

结节病是多系统受累的肉芽肿性疾病，病因不明，全世界范围内均有发病，病理特征是受累脏器存在非干酪样肉芽肿。本病通常累及年轻成人，最初表现为以下异常中的1项或多项：①双侧肺门淋巴结肿大；②肺部网状影；③皮肤、关节和/或眼部病变。肺受累的典型表现是弥漫性间质性肺疾病，其他较少见的肺部表现包括气胸、胸膜增厚、乳糜胸和肺高压。

在支气管镜下进行支气管肺泡灌洗（BAL）、支气管内活检和经支气管活检是结节病的传统微创检查方法。BAL在这种情况下主要用于排除其他诊断，虽然灌洗液中发现淋巴细胞增多且占比≥25%，提示肉芽肿，但该表现对诊断结节病既无特异性也无敏感性。支气管内和经支气管肺活检可使患者避免接受外科活检。所有进行纤维支气管镜检查的患者，均应观察气道，寻找有无支气管内病变，约40%的Ⅰ期结节病患者和约70%的Ⅱ期或Ⅲ期结节病患者存在支气管内病变。结节病中支气管内黏膜活检结果通常为阳性。但该患者支气管镜下检查未见明确气管内病变，肺内未见明确结节病累及表现，故未行黏膜活检及经支气管镜肺活检术。

对于纵隔淋巴结肿大且临床上怀疑结节病的患者，支气管内超声引导的胸腔内淋巴结针吸活检的检出率为80%～90%。该患者胸部CT可见多处淋巴结肿大，4R组、7组、10组淋巴结均出现明显肿大改变，选取多部位肿大淋巴结行EBUS-TBNA，最终明确诊断。

（南京鼓楼医院·余　敏）

病例 3·4R 组及 7 组淋巴结:结节病Ⅱ期

● 患者基本信息

性　别·女。

年　龄·74 岁。

主　诉·咳嗽伴消瘦 6 个月。

现病史·患者 6 个月前无明显诱因出现咳嗽间作,偶有胸闷,间歇性气喘发作,予蓝芩口服液止咳化痰 1 个月后症状未见改善,于我院老年科就诊,胸部 CT 示:两肺多发实性小结节、磨玻璃结节,建议定期复查(6 个月);右上肺前段、左下肺条片影,考虑炎性机化灶;两肺胸膜下间质性改变;纵隔及两肺门多发淋巴结肿大,建议完善增强或 MRI 检查排除淋巴瘤;心包少许积液,主动脉及冠状动脉粥样硬化;胸椎退变;附见肝内线样钙化,考虑血吸虫肝硬化可能,建议血液科就诊,排除淋巴瘤,后血液科予复方蓝白胶囊、清肺口服液后,胸闷、气喘较前好转。复查胸部 CT:纵隔及两肺门多发淋巴结肿大、两肺间质性改变伴多发结节,对比 2021 - 08 - 13 CT,部分结节新增,结节病可能,淋巴瘤待排,建议结合临床及相关实验室检查;主动脉及冠状动脉粥样硬化;胸椎退变;空肠肠壁局部稍增厚,建议肠镜检查;肝内及部分肠壁线样钙化,考虑血吸虫病可能,胸腰椎椎体退行性改变,L4 椎体稍前移。现为求进一步诊治,由门诊收住入院。入院时见:咳嗽偶作,偶咳白痰,胸闷、气喘不显,纳寐可,二便调,近 6 个月来体重减轻 9 kg。

既往史·否认"高血压"等病史。否认肝炎、结核病、疟疾等传染病史。2021 - 01 于我院消化内镜科行"胃息肉摘除术"。

● 胸部 CT

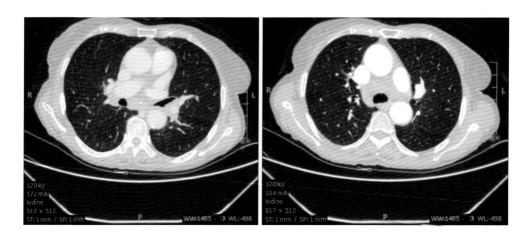

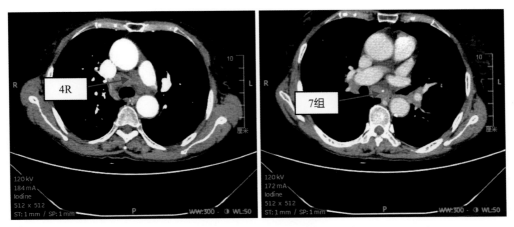

图 2-2-9·胸部 CT 图像

CT 表现·两肺见多发实性小结节影,部分结节沿支气管束排列,呈树芽征。最大者位于右肺底,约 9 mm,两肺另见多发磨玻璃结节影,部分未混杂磨玻璃结节,最大者约 7 mm,位于右中肺外侧段,两肺散在少许条片影,边界模糊;两肺胸膜下小叶间质增厚;双侧各叶、段支气管通畅。纵隔内及两肺门见多发淋巴结肿大,增强扫描可见均匀强化,部分淋巴结钙化;心脏各房室大小形态正常,主动脉及冠状动脉壁见钙化影;双侧胸膜增厚,胸腔内未见积液。

放射学诊断·纵隔及两肺门多发淋巴结肿大,两肺间质性改变伴多发结节,对比 2021-08-13 CT,部分结节新增,结节病可能,淋巴瘤待排,建议结合临床及相关实验室检查,主动脉及冠状动脉粥样硬化。

● 支气管镜检查

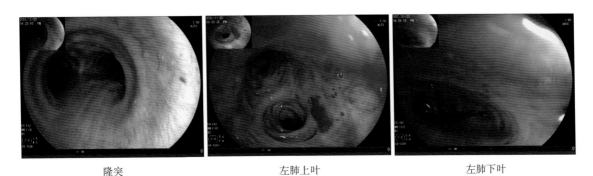

隆突　　　　　　　　左肺上叶　　　　　　　　左肺下叶

图 2-2-10·支气管镜检查图像

内镜下所见·支气管黏膜光滑,管腔通畅,隆突锐利。左、右支气管开口均通畅,无狭窄,无新生物,局部黏膜充血,表面尚光滑。

● **超声支气管镜检查及穿刺活检**

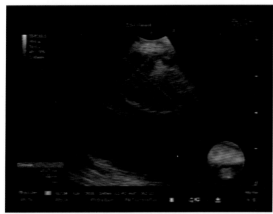

a. 4R 组淋巴结测量

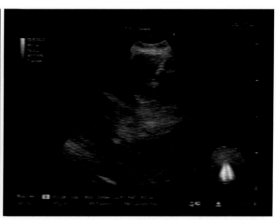

b. 4R 组淋巴结穿刺

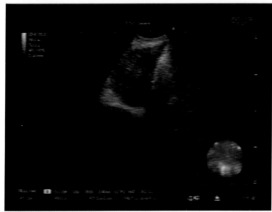

c. 7 组淋巴结穿刺

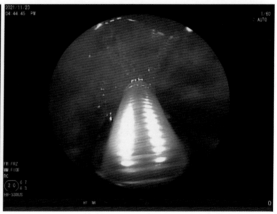

d. 4R 组淋巴结穿刺时内镜图像

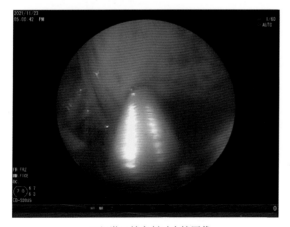

e. 7 组淋巴结穿刺时内镜图像

图 2-2·11·超声支气管镜图像

超声声像特征·右气管旁、隆突下、隆突远端均探及肿大淋巴结,未见丰富血供。予镜下图像测量标注后,行 EBUS-TBNA,取材满意,较多条状蚯蚓样穿刺物,少量出血,未予止血处理,自行止血。

● **病理**

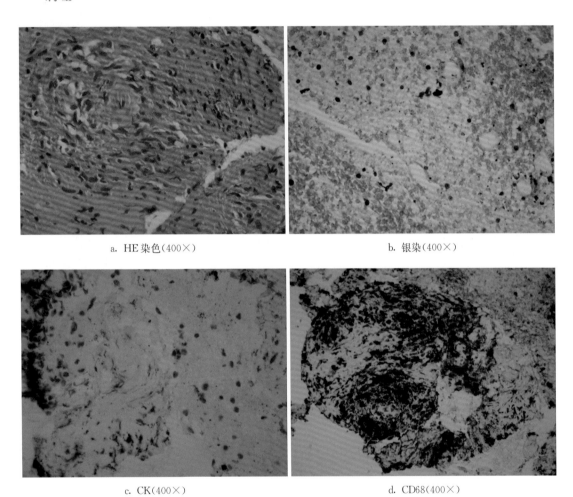

a. HE染色(400×)　　　　　　　　b. 银染(400×)

c. CK(400×)　　　　　　　　d. CD68(400×)

图 2-2-12·病理及免疫组化

病理所见

(1)(7组淋巴结穿刺涂片及液基细胞学检查)见上皮样细胞团,考虑为肉芽肿性病变。

(2)(4R组淋巴结涂片及液基细胞学检查)见上皮样细胞团,考虑为肉芽肿性病变。

(3)(4R淋巴结穿刺组织)凝血块中见淋巴细胞及中性粒细胞。

(4)(7组淋巴结穿刺组织)凝血块中见少量支气管黏膜,小灶纤维组织增生伴炎细胞浸润,肉芽肿特殊染色:抗酸(-),PAS(-),银染(-)。

免疫组化·CK(-),P(-),CD68(组织细胞+)。

● 最终诊断

最终诊断·结节病Ⅱ期。

● 诊断体会

对于较为典型纵隔淋巴结肿大患者,特别是合并多部位淋巴结肿大,通过超声支气管镜引导下行 TBNA,可进行多部位多次穿刺以获取足够组织量,提高诊断率。通过穿刺纵隔肿大淋巴结并进行特殊染色,可以获得较为明确的诊断,指导治疗。

（江苏省中医院·陈　石）

病例 4·4R 组、4L 组、11L 组及 11R 组淋巴结:结节病Ⅱ期

● **患者基本信息**

性　别·女。

年　龄·54 岁。

主　诉·胸闷 1 个月余。

现病史·患者于 2023-08 起自感乏力,且体重减轻(近 2 个月减轻 7~8 斤),当时未予重视。09-17 起感冒,有咳嗽、咳痰,无发热、咽痛、声嘶等伴随症状,自行在家服用乙酰半胱氨酸、头孢类抗生素后症状好转,但持续有胸闷症状并持续 1 个月余。2023-10-08 于外院行 PET-CT,考虑淋巴瘤可能,胸部 CT 示:①全身多发肿大淋巴结,考虑淋巴瘤可能;②肝左内叶血管瘤;③左肾微小囊肿;④两肺散在小结节。遂于 2023-10-16 至我院北院介入科门诊就诊,门诊拟"全身多发性淋巴结肿大"收入院,并行淋巴结穿刺活检术,病理示淋巴结肉芽肿性病变,未见坏死,建议结合病原菌检查,鉴别特殊病原菌感染及结节病。免疫组化未见结果。

追问病史,患者于 2022-12 感染新型冠状病毒,后持续咳嗽、咳痰。患者遂于 2022-12-28 行胸部 CT,示两肺多枚小结节、右肺下叶小片状高密度影、纵隔内多发淋巴结肿大。后予以左氧氟沙星、头孢哌酮舒巴坦抗感染,盐酸氨溴索化痰,症状较前缓解,复查胸部 CT,示两肺多枚小结节,右肺下叶高密度影较前明显吸收。患者自从新型冠状病毒感染起,出汗量较前明显增多,但夜间汗少。为求进一步诊治,门诊拟"淋巴结增大"收入院。

患者发病以来,神清,精神可,睡眠较差,目前吡唑坦 2♯qd,胃纳可,二便无殊,体重近 2 个月减轻 7~8 斤。

既往史·健康状况一般,无高血压、糖尿病等慢性病史。否认乙肝、结核等传染病史,自述父亲曾患肺结核。1999 年行剖腹产。无输血史。无食物过敏史,青霉素及磺胺类药物过敏。

个人史·出生、生长于原籍,无疫区疫水接触史。

婚育史·已婚已育,育有一子,24 岁,体健。

家族史·否认相关遗传病史。

● **胸部 CT**

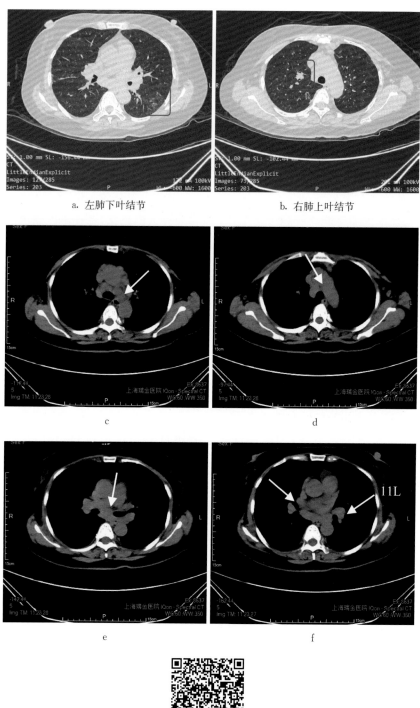

a. 左肺下叶结节   b. 右肺上叶结节

c   d

e   f

g. 全部胸部 CT 图像

图 2 - 2 - 13 · 胸部 CT 图像

CT 表现 · 双肺多发结节影,其中亚实性结节中较大的位于左肺下叶背段,长径约13 mm,另一枚较大的位于右肺上叶尖段,长径约 5 mm,可见胸膜凹陷征象;实性结节中较大的位于右肺上叶尖段,长径约 15 mm,可见分叶、毛刺、胸膜凹陷征象,另一枚较大的位于右肺水平裂,长径约 7 mm。两肺散在条絮状模糊影及条索影,双侧胸膜局部略增厚。气管支气管影可见。双侧锁骨区、胸壁内乳血管区、腋窝、两肺门、纵隔内、心膈角区、小网膜囊区见多发肿大淋巴结影,部分融合,边界不清,大者位于气管隆突下约 48 mm×22 mm。主动脉壁多发钙化。附见脾大。

放射学诊断 · 双侧锁骨区、胸壁内乳血管区、腋窝、两肺门、纵隔内、心膈角区、小网膜区多发肿大淋巴结,拟淋巴瘤可能? 附见脾大,密切随诊;两肺散在多发斑片渗出影,散在小、微小结节;双侧胸膜局部略增厚;主动脉壁多发钙化。请结合临床及其他相关检查,随诊。

● **其他辅助检查**

A 医院

2022-12-28 胸部 CT　两肺多枚小结节;右肺下叶小片状高密度影;纵隔内多发淋巴结肿大。

2023-01-09 胸部 CT　两肺多枚小结节,右肺下叶高密度影较前明显吸收。

2023-10-13 增强 CT　全身多发肿大淋巴结,考虑淋巴瘤可能;肝左内叶血管瘤;左肾微小囊肿;两肺散在小结节。

B 医院

2023-09-26 胸部 CT　两肺门、纵隔内、两侧颈部、两侧锁骨上窝、两侧腋窝、腹膜后多发肿大淋巴结,两侧胸膜局部结节状改变,两肺多发结节,结节病可能。

C 医院

2023-10-08 PET-CT　考虑淋巴瘤可能。

我院

2023-10-16 血常规　淋巴细胞 12.8%(↓)。

2023-10-16 病理　淋巴结肉芽肿性病变,未见坏死,建议结合病原菌检查,鉴别特殊病原菌感染及结节病。

2023-10-20 脱落细胞学　见少量类上皮细胞,未见恶性依据。

● **术前诊断**

术前诊断 · 腹腔淋巴结肿大(淋巴瘤可能);肺结节病;肝血管瘤。

● 支气管镜检查

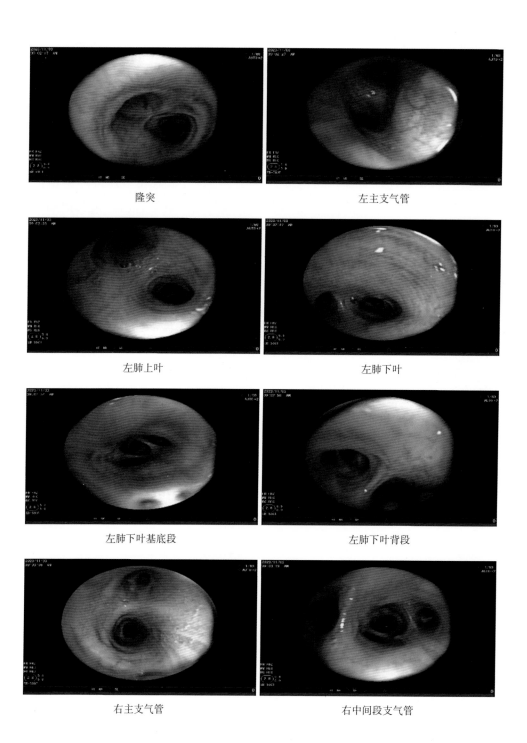

隆突

左主支气管

左肺上叶

左肺下叶

左肺下叶基底段

左肺下叶背段

右主支气管

右中间段支气管

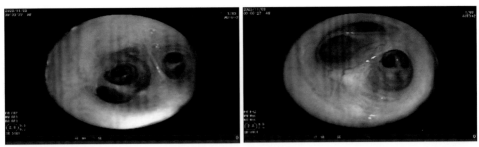

右肺下叶　　　　　　　　　　　　　　右肺上叶

图 2 - 2 - 14 · 支气管镜检查图像

内镜下所见·声门活动对称,气管管腔通畅,软骨环清晰,黏膜光滑,隆突锐利,未见出血、新生物。左右主支气管及各叶、各段支气管管腔通畅,黏膜光滑,未见出血、新生物。

内镜下诊断·慢性气道炎症。

超声支气管镜检查及穿刺活检

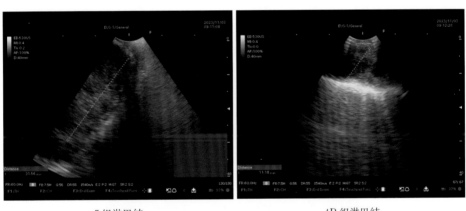

7 组淋巴结　　　　　　　　　　　　　4R 组淋巴结

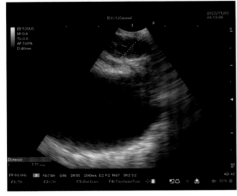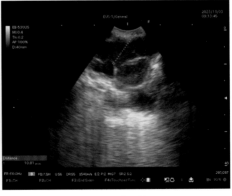

4L 组淋巴结　　　　　　　　　　　　11R 组淋巴结

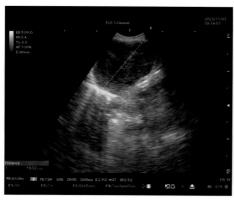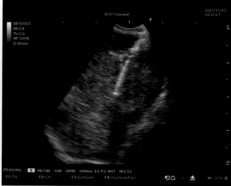

11L 组淋巴结　　　　　　　　　　　　7 组淋巴结穿刺

图 2 - 2 - 15·超声支气管镜图像

超声声像特征·经右侧支气管探及 7 组淋巴结长径约 3.1 cm,密度不均匀,边界欠清,血供欠丰富,使用穿刺针穿刺,获得病理组织 1 条,涂片×6(细菌×1,真菌×1,TB×1,脱落细胞×3),液基×1(脱落细胞×1)。

探及 4R 组淋巴结长径约 1.1 cm,密度不均匀,边界欠清,血供欠丰富,未穿刺。

探及 4L 组淋巴结长径约 0.7 cm,密度不均匀,边界欠清,血供欠丰富,未穿刺。

探及 11R 组淋巴结长径约 1.0 cm,密度不均匀,边界欠清,血供欠丰富,未穿刺。

探及 11L 组淋巴结长径约 1.9 cm,密度不均匀,边界欠清,血供欠丰富,未穿刺。

可见 7 组、4R 组、4L 组、11R 组、11L 组淋巴结肿大。

● **EBUS - GS**

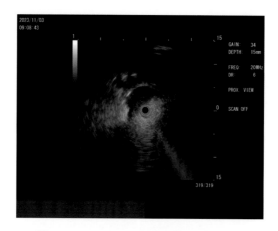

图 2 - 2 - 16·右肺上叶尖段病灶(EBUS - GS)

经支气管超声引导下的经支气管肺活检术(EBUS - GS)·右肺上叶尖段进入超声探头,经引导鞘管确认精确位置,可及小片状稍微不均质回声病灶。局部予以刷检、活检及灌洗。

● 病理

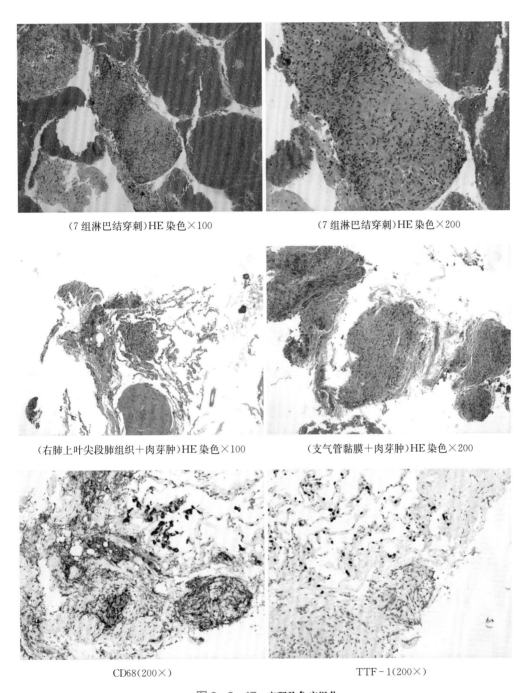

（7 组淋巴结穿刺）HE 染色×100

（7 组淋巴结穿刺）HE 染色×200

（右肺上叶尖段肺组织＋肉芽肿）HE 染色×100

（支气管黏膜＋肉芽肿）HE 染色×200

CD68（200×）

TTF-1（200×）

图 2-2-17·病理及免疫组化

病理所见

（1）7 组淋巴结穿刺活检标本，灰褐穿刺样碎组织一堆，大小 1.5 cm×1.0 cm×0.3 cm。

送检血凝块内见少量类上皮样组织细胞结节,考虑肉芽肿性病变,由于送检组织较少,可评价成分有限,请结合临床及实验室检查等综合判断。

(2)右肺上叶大段病灶穿刺活检标本,送检少许肺组织、支气管黏膜组织及软骨组织,局灶少量类上皮样组织细胞结节,首先考虑肉芽肿性病变,由于送检组织较少,可评价成分有限,请结合临床及实验室检查综合判断,免疫组化结果排除恶性疾病,特殊染色排除结核感染。

最终诊断

最终诊断·结节病Ⅱ期。

诊断体会

患者中年女性,胸部影像特点和既往新型冠状病毒感染病史,以及外院浅表淋巴结穿刺活检,临床疑诊为结节病。纵隔淋巴结的病理活检有助于进一步确认结节病的诊断和淋巴瘤等其他纵隔肿瘤的鉴别诊断。

使用超声支气管镜,在局麻下可顺利过声门,进入气道,超声定位精确,穿刺顺利,获取组织量满意,最终提供了结节病的病理诊断依据。

(上海交通大学医学院附属瑞金医院·陈　巍)

病例 5 · 7组淋巴结:结节病 I 期

● **患者基本信息**

性　别 · 女。

年　龄 · 44 岁。

主　诉 · 反复胸闷 1 个月。

现病史 · 患者 1 个月前开始自觉睡前胸闷,可入睡,无夜间阵发性呼吸困难,近 1 周自觉体力下降,步行数百米后自觉气促,需停下休息;无发热、乏力,无胸痛、咳嗽、咳痰、咯血、恶心、呕吐等。患者 1 周前至我院复查 CT,提示:双肺散在实性小结节影;双侧肺门及纵隔多发肿大淋巴结。现患者为行进一步诊治收入我科。

既往史 · 患者 4 年前体检发现右前纵隔肿物,于某肿瘤医院行胸腔镜前纵隔肿物切除术,术后诊断为"胸腺瘤,B2 型(pT1aN0M0)",术后患者长期随访。

个人史、婚姻史、家族史 · 无特殊。

● **胸部 CT**

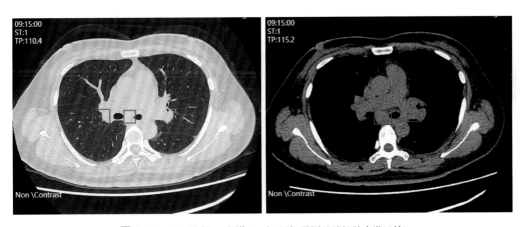

图 2 - 2 - 18 · 胸部 CT 图像(红色区域:纵隔及肺门肿大淋巴结)

CT 表现 · 双侧肺野清晰,右肺上叶后段、中叶外侧段及下叶前基底段近斜裂处可见条状高密度影,与邻近胸膜粘连,边界稍模糊;双肺散在实性密度小结节影,直径约 2～8 mm,边界光滑,余未见异常。双肺支气管血管束走行分布自然。气管、支气管通畅,管壁光滑,未见狭窄、扩张或受压改变。双侧肺门及纵隔可见多个肿大淋巴结,最大者大小约 20 mm×12 mm,边界清楚,密度均匀,未见囊变坏死密度。心脏大小形态正常。胸廓形态正常,胸壁无异常改变,胸腔未见积液。双侧腋窝未见肿大的淋巴结。所见之肋骨、胸椎未见明确骨质破坏。

放射学诊断·①双肺散在实性小结节影。②双侧肺门及纵隔多发肿大淋巴结。以上病灶,性质待定,建议结合既往影像资料及CT增强检查。

● **其他辅助检查**

血常规·白细胞:$6.66×10^9$/L;中性粒细胞百分比:59.1%;淋巴细胞百分比:32.7%;单核细胞百分比:6.8%;嗜酸性粒细胞百分比:1%;嗜碱性粒细胞百分比:0.4%;血红蛋白:128 g/L;血小板:$312×10^9$/L。

肝功能·谷丙转氨酶:14 U/L;谷草转氨酶:17 U/L;总蛋白:77.9 g/L;白蛋白:45.3 g/L;γ-谷氨酰转肽酶:16 U/L;乳酸脱氢酶:188 U/L。

肿瘤指标·癌胚抗原:2.31 μg/L;甲胎蛋白:3.80 μg/L;非小细胞肺癌相关抗原:1.2 ng/mL;鳞癌抗原:0.60 μg/L。

● **术前诊断**

病灶部位·纵隔、肺门淋巴结。

术前诊断·纵隔、肺门淋巴结肿大查因:结节病?

● **支气管镜检查**

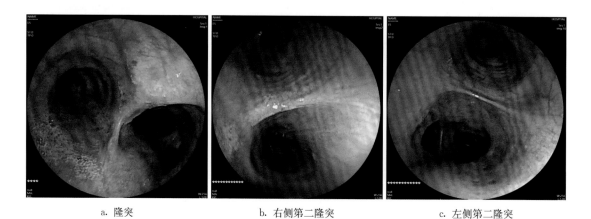

a. 隆突   b. 右侧第二隆突   c. 左侧第二隆突

图2‐2‐19·支气管镜检查图像

内镜下所见·经鼻入镜,声门活跃,闭合良好,隆突锐利。气管及双侧四级以内支气管管腔通畅,黏膜无充血、水肿、糜烂,未见新生物、异物及活动性出血。

● **超声支气管镜检查及穿刺活检**

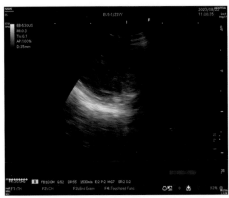

a. 7 组淋巴结

b. 7 组淋巴结

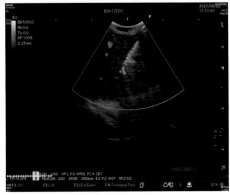

c. 7 组淋巴结穿刺

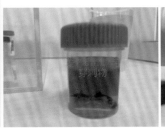

d. 标本

e. 超声支气管镜下穿刺操作视频

图 2-2-20 · 超声支气管镜图像、标本及操作视频

超声声像特征 · 经鼻入镜，行 EBUS-TBNA 术，可探及 4R 组、7 组、11Rs 组及 11L 组纵隔、肺门淋巴结肿大，超声引导下予 21G 穿刺针分别于第 7 组淋巴结穿刺 4 针，11L 组淋巴结穿刺 4 针，取组织送病理检查，送穿刺液进行液基细胞学检查，组织及穿刺液 NGS 检查，观察无活动性出血后退镜。

● 病理

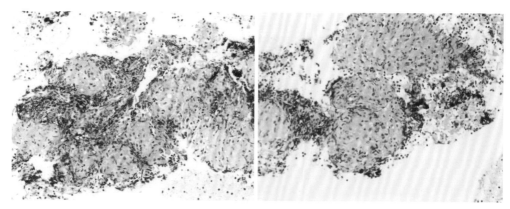

图 2-2-21·HE染色(100×)

病理所见·(7组淋巴结标本)(11L组淋巴结标本)穿刺淋巴组织内见多灶上皮样细胞巢,符合慢性肉芽肿性炎。2号标本免疫组化:CD68多量组织细胞(+),CK(-),CK7(-)。特殊染色:PAS及六胺银(真菌)未见特殊病原体,抗酸(-)。

● 其他检查

穿刺组织病原 NGS 检测未检出。

● 最终诊断

结节病(Ⅰ期)。

● 诊断体会

本病例胸部CT提示纵隔及双侧肺门淋巴结肿大,性质待定,临床考虑良性病变可能性大。经超声支气管镜探及4R组、7组、11Rs组及11L组纵隔及肺门淋巴结肿大,在超声实时引导下行针吸活检,明确为慢性肉芽肿性炎,排除特殊慢性感染后,明确为结节病。对此类纵隔淋巴结良性病变,需要穿刺较多组织才可以明确诊断,穿刺时尽可能选择19G或21G较粗穿刺针(本例选用21G穿刺针),必要时联合超声支气管镜引导下纵隔淋巴结活检术。本病例在清醒浅表麻醉下15分钟内顺利完成超声支气管镜穿刺活检操作,在熟练掌握 EBUS-TBNA 技术的情况下,在内镜室局麻条件下常规开展此技术是可行的。

(中山大学附属第一医院·廖 槐)

病例6·7组淋巴结:结节病Ⅱ期

● **患者基本信息**

性　别·男。

年　龄·31岁。

主　诉·反复胸闷4个月余。

现病史·患者4个月余前无明显诱因出现胸闷,无发热盗汗、乏力气促等不适,患者未予重视,未做特殊处理。后症状反复,遂前往他医院就诊查,胸部CT示:①考虑双肺感染性病变可能,结核待排。②纵隔多发淋巴结肿大,钙化。予患者对症治疗后出院,患者于我院复查CT示:双肺多发结节影,双侧肺门、纵隔多发肿大淋巴结。为求进一步诊治,门诊拟以"纵隔淋巴结肿大,肺部阴影"收入我科。患者自起病以来,神志清,精神可,饮食睡眠可,二便正常,近期体重无明显变化。

既往史·平素健康状况良好。否认乙肝结核等病史。

● **实验室检查**

血常规正常,降钙素原<0.05 ng/L,痰找抗酸杆菌3次(阴性),痰TB(一),DNA(一),余实验室检查大致正常。

● **胸部CT**

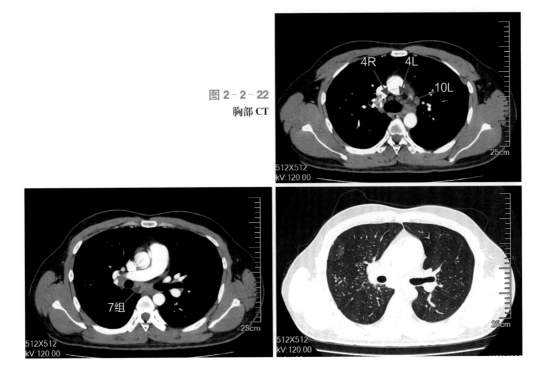

图 2-2-22
胸部CT

CT 表现 · 胸廓对称。双肺见多发斑点、结片影,较大者位于右上肺尖段(c),大小约 13 mm×7 mm,形态不规则,部分沿支气管血管束分布,右肺为著。右斜裂亦见多发小结节。余肺野清晰,未见间、实质病变。气管、各大支气管通畅,未见明显狭窄或扩张,未见管壁增厚及腔内外肿物。双侧肺门、纵隔见多发稍大淋巴结影,大者位于右肺门,短径约 19 mm,部分内见数个钙化影,增强扫描均匀强化。心脏大血管管腔显影良好,未见形态异常,未见明显充盈缺损。两侧胸腔未见积液,胸膜未见增厚。所见胸廓骨骼未见骨质异常。食管未见明显肿块及管腔扩大。胸廓软组织未见异常。

放射学诊断 · 双肺多发结节影,双侧肺门、纵隔多发肿大淋巴结,病因待定,结节病(Ⅱ期)与结核相鉴别。请结合活检。

● **支气管镜检查**

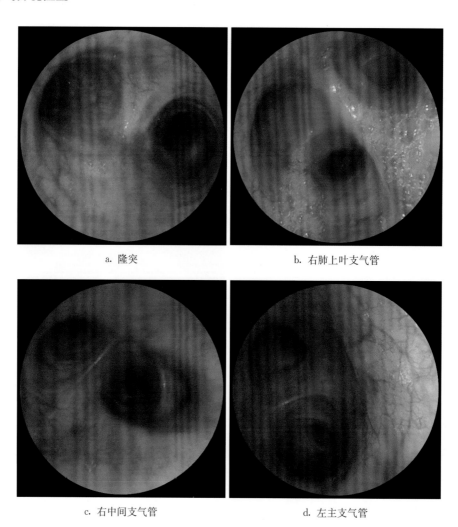

| a. 隆突 | b. 右肺上叶支气管 |
| c. 右中间支气管 | d. 左主支气管 |

图 2 - 2 - 23 · 支气管镜检查图像

内镜下所见 · 双侧支气管黏膜光滑,少量透明气道分泌物,考虑肺内弥漫病灶,予以经支气管右上肺活检。

● 超声支气管镜检查及穿刺活检

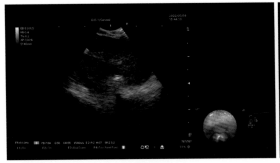
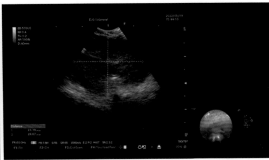

a. 7组淋巴结探查　　　　　　　　　　　b. 7组淋巴结测量

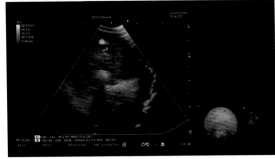
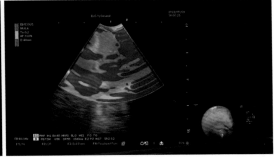

c. 7组淋巴结多普勒模式下图像　　　　　d. 7组淋巴结弹性成像下图像

图 2-2-24 · 超声支气管镜图像

超声声像特征 · 对7组淋巴结进行测量;于能量多普勒模式下观察血流情况,见散在小血管;弹性成像模式下观察淋巴结,硬度评分约为2~3分。

● 病理

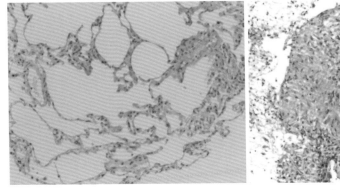
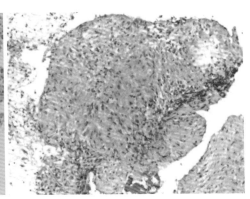

HE染色(10×)　　　　　　　　　7组淋巴结 HE染色(10×)

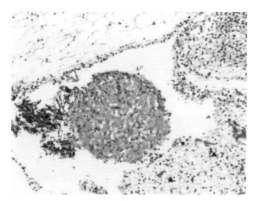

11R 淋巴结 HE 染色(10×)

图 2-2-25·病理

病理所见

(1)(右肺上叶后段)送检肺组织,肺泡腔内可见个别组织细胞,间质散在淋巴细胞浸润,组织改变为肺间质性炎症,未见肉芽肿病灶。

(2)(7 组淋巴结、11R 组淋巴结)送检两份标本,镜下可见多个肉芽肿结节,结节边界较清楚,未见明显坏死。免疫组化:ACE(+);特殊染色结果:抗酸(一),抗酸荧光(一),真菌荧光(一),GMS(一),Ag(+)。组织改变为肉芽肿性病变,考虑为结节病。

● **最终诊断**

最终诊断·肺结节病Ⅱ期。

● **诊断体会**

结节病患者病灶有可能累及支气管黏膜,如果 CT 上有明确的肺部病变,如本病例 CT 有肺内多发结节,我们可以行 TBLB,如果支气管镜下见黏膜充血、肿胀,甚至有些病例见支气管镜下多发小结节,在结节处活检可提高诊断的准确率。超声支气管镜引导的淋巴结穿刺,穿刺时如多发淋巴结肿大,尽量选取容易穿刺的淋巴结,如 7 组、4R 组淋巴结,每个淋巴穿刺针数在 4～5 针,同一淋巴结不同的切割面,尽量多取组织以明确诊断,同时能尽可能排除结核感染。

(广州医科大学附属第一医院·唐纯丽)

病例 7·7 组、11L 组淋巴结:结节病Ⅱ期

● **患者基本信息**

性　　别·男。

年　　龄·41 岁。

主　　诉·体检发现肺部结节 5 个月余。

现病史·患者 5 个月余前因"发现体重下降 10 kg"在当地医院体检,肺部 CT 发现双肺多发结节,多次行纤维支气管镜检查,均未发现结核或肿瘤,考虑肺结节病可能性大,未做进一步治疗。病程中患者偶有干咳,呈阵发性刺激性连声咳,无畏寒、发热。2019-01-05 来我院就诊,门诊查肺部 CT,示双肺、双肺门及纵隔病变,考虑结节病、淋巴瘤、真菌感染,建议 CT 增强检查,示腹膜后多发淋巴结肿大,为进一步诊治,门诊拟"肺结节病?"收住我科。

既往史·既往体健,对"磺胺"过敏。

个人史·吸烟 20 余年,约 10 支/天。

婚姻史、家族史·无特殊。

● **胸部 CT**

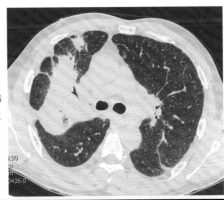

图 2-2-26
胸部 CT 图像

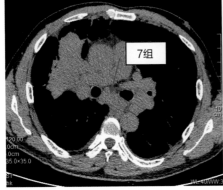

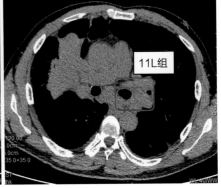

CT 表现·双肺纹理弥漫性增粗,呈网格状改变,边缘模糊;双肺可见多发结节状、斑点状、斑片状密度增高影,边缘模糊,密度不均,其内可见充气的支气管影像,气管及支气管通畅,未见截断。双肺门及纵隔内见多发淋巴结肿大,最大者约 29 mm×32 mm,密度均匀,无相互融合。

放射学诊断·双肺、双肺门及纵隔病变,考虑结节病、淋巴瘤、真菌感染,建议 CT 增强检查,腹膜后多发淋巴结肿大。

● **实验室检查**

血常规、凝血功能均无异常。

● **术前诊断**

病灶部位·双肺、双肺门及纵隔。

术前诊断·双肺病变查因:结节病? 淋巴瘤?

● **支气管镜检查**

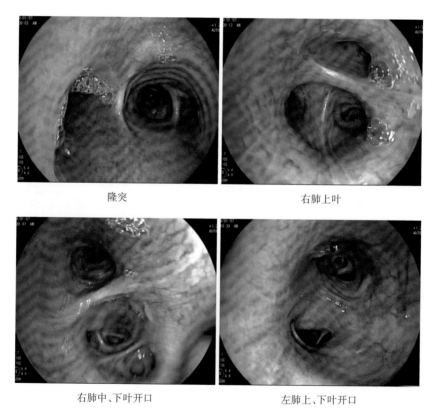

隆突　　　　　　　　　　　　　　　右肺上叶

右肺中、下叶开口　　　　　　　　　左肺上、下叶开口

图 2-2-27·支气管镜检查图像

内镜下所见·经右鼻腔入镜,声门活跃,闭合正常。气管管腔通畅。隆突锐利居中。左主

支气管及各叶段分支管腔通畅,黏膜充血、肿胀。右主支气管及各叶段分支管腔通畅,黏膜充血、肿胀,根据 CT 提示,在右肺上叶 B2、B3 做 BAL 与冷冻肺活检术,术后注入肾上腺素,术程顺利。

在右肺上叶用 0.9% 氯化钠注射液 60 mL 灌洗,取部分灌洗液送细菌、真菌、结核菌、液基细胞学检查。在右肺上叶 B2、B3 上用冷冻冻取肺组织,送病理检查。

● 超声支气管镜检查及穿刺活检

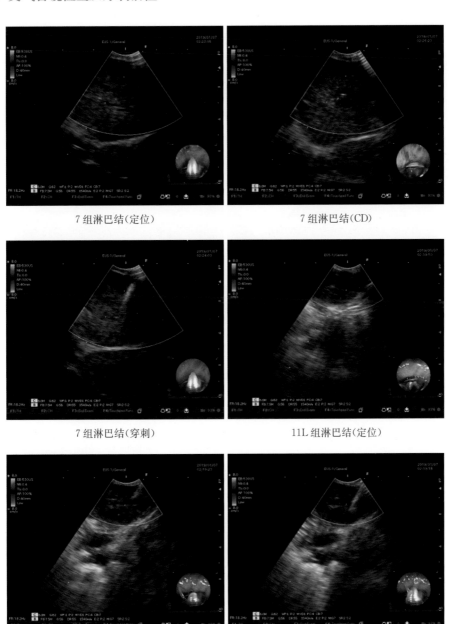

图 2 - 2 - 28 · 超声支气管镜图像

　　超声声像特征·7组淋巴结区用超声探头探查,可见边界清晰的大片不均等低回声区,7组淋巴结区超声实时引导下行针吸活检术。11L组淋巴结区用超声探头探查,可见边界清晰的大片不均等低回声区,11L组淋巴结超声实时引导下行针吸活检术,分别在7组、11L淋巴结区用穿刺针穿刺,穿刺液送细菌、真菌、结核菌、脱落细胞学、液基细胞学检查。

● 其他检查

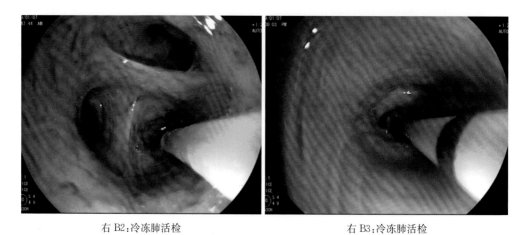

右B2:冷冻肺活检　　　　　　　　　　　　右B3:冷冻肺活检

图 2 - 2 - 29 · 根据 CT 提示在右肺上叶 B2、B3 上做冷冻肺活检术

● 病理

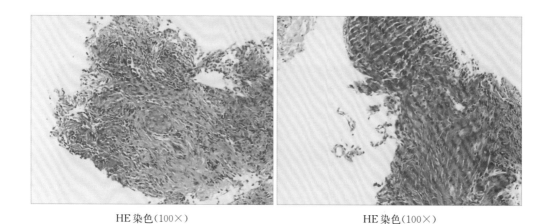

HE 染色(100×)　　　　　　　　　　　　HE 染色(100×)

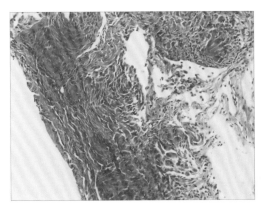

HE 染色(100×)

图 2-2-30·病理

病理所见·送检肺组织可见肉芽肿结节,由上皮样细胞、多核巨细胞构成,无干酪样坏死,结节外周界限清楚。

病理诊断·考虑为肺结节病。

● **最终诊断**

最终诊断·结节病Ⅱ期。

● **后续治疗**

后续口服泼尼松 0.5 mg/(kg·d)。

● **随访**

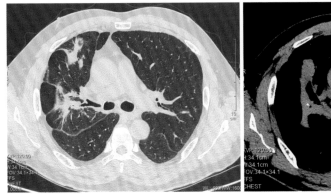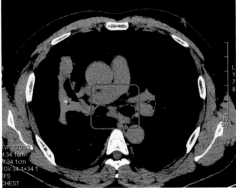

7 组淋巴结

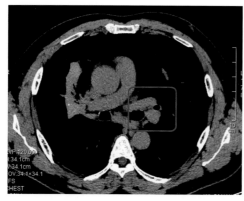

11L 组淋巴结

图 2 - 2 - 31 · 术后 1 年随访胸部 CT

与 2019 - 01 - 04 片比较,双肺多发结节状、斑点状、斑片状密度增高影较前吸收减少,病灶体积缩小;双肺网格状影(小叶间隔增厚)较前明显吸收减少;原双肺门、纵隔内多发淋巴结肿大较前明显缩小。

● **诊断体会**

结节病常侵犯肺及双侧肺门淋巴结,90%以上患者有肺的改变,确诊主要依靠组织学证实上皮样细胞形成的非干酪样坏死肉芽肿。文献报道,通过 EBUS - TBNA 证实特征性的病理学改变为 85%～93%。目前常用于诊断胸部结节病的手段有 TBLB(经支气管镜肺活检)、传统 TBNA、气管内活检、BAL、纵隔镜等。尽管 TBLB 有 46%～90% 的诊断率,气胸和出血的风险分别为 2% 和 5%。传统 TBNA 和 TBLB 联用可使结节病Ⅱ期患者诊断率增加到 80%～90%,但很少有一种手段单用对结节病Ⅰ、Ⅱ期的诊断优于 EBUS - TBNA。我们对 EBUS - TBNA 诊断结节病的研究提示,多个部位淋巴结(LN)穿刺并尽可能获得较多组织量,对结节病诊断是必要的。由于传统纵隔镜不能对肺门 LN 取样,EBUS - TBNA 在诊断结节病方面可能优于纵隔镜。因此,我们认为,对临床怀疑结节病Ⅰ、Ⅱ期患者,应首先进行 EBUS - TBNA 检查。

(中国科学院大学深圳医院·龙　发　付　鹏)

第二节 · 结核

病例 8 · 4R 组、7 组淋巴结:纵隔淋巴结结核

● 患者基本信息

性　别 · 男。

年　龄 · 56 岁。

主　诉 · 反复发热 3 个月余,再发 3 天。

现病史 · 患者于 3 个月前新型冠状病毒感染后出现反复发热,多以低热为主,最高体温 38℃,伴有咳嗽,多以干咳为主,无贫血、胸痛、鼻塞等不适,就诊于当地县医院,胸部 CT 平扫示两肺多发炎症,考虑肺部感染,予以抗感染(亚胺培南、哌拉西林舒巴坦联合莫西沙星)对症处理,仍反复发热,遂至上海某三甲医院就诊,完善相关检查,予以万古霉素抗感染、升白细胞、升血小板等对症处理,2023 - 06 - 20 行 CT 引导下经皮肺穿刺术,术后病理提示右肺下叶机化性肺炎,体温渐降至正常。后因全血细胞减少明显至外院血液科就诊,住院期间完善 CT 检查,示两肺多发病变,结核菌素试验、T - SPOT 试验阳性,且近 3 天仍发热,以高热为主,最高体温 39.5℃,不排除结核可能,遂至我院专科诊治。患者精神一般,小便如常,大便干结,饮食睡眠尚可,近期体重未监测。

既往史、个人史、婚姻史、家族史 · 无特殊。

● 胸部 CT

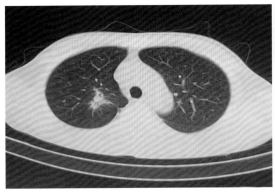
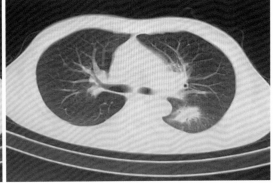

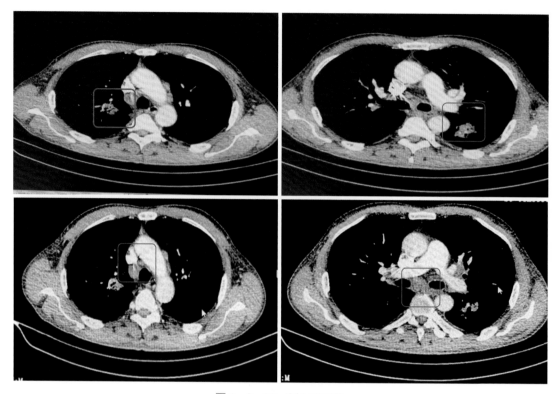

图 2 - 2 - 32 · 胸部 CT 图像

CT 表现 · 两肺见不均匀分布的斑片状、结节状、团块状及条索状密度增高影,边界欠清,增强扫描呈轻度不均匀强化,邻近胸膜牵拉粘连,纵隔内见肿大淋巴结,两肺胸腔无积液。肝内类圆形无强化低密度灶,边界尚清。

放射学诊断 · ①两肺病变伴纵隔淋巴结肿大,感染性病变可能性大(结核?),其他待排,建议进一步检查;②肝囊肿。

● 实验室检查

肿瘤指标 · 神经元特异性烯醇化酶:9.24 ng/mL;糖类抗原 125:17.87 U/mL;癌胚抗原:1.02 ng/mL;鳞状上皮细胞癌抗原:0.63 U/mL;细胞角蛋白 19 片段 4.0 ng/mL;铁蛋白 3 146.4 ng/mL。

肝功能 · 谷丙转氨酶:24 U/L,谷草转氨酶:19 U/L;总蛋白:64.8 g/L;白蛋白:33.1 g/L;γ-谷氨酰转肽酶:52 U/L。

炎症指标 · 超敏 C 反应蛋白:188.42 mg/L。

血常规 · 白细胞:2.57×10^9/L;中性粒细胞百分比:87.9%;淋巴细胞百分比:7.1%;单核细胞百分比:4.9%。

术前诊断

病灶部位 · 右上肺及左下肺。

术前诊断 · 肺部阴影,纵隔淋巴结肿大。

支气管镜检查

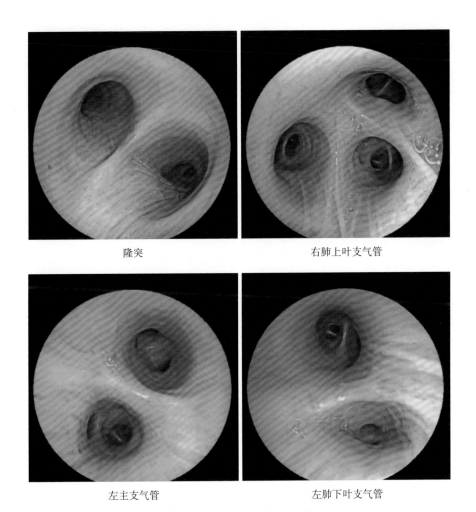

隆突	右肺上叶支气管
左主支气管	左肺下叶支气管

图 2 - 2 - 33 · 支气管镜检查图像

内镜下所见 · 气管隆突锐利。气管及左肺上、舌、下叶及右肺上、中、下叶各级支气管轻度充血水肿,管腔内少许黏液性分泌物,予以吸除,管腔通畅,未见新生物。

● **超声支气管镜检查及穿刺活检**

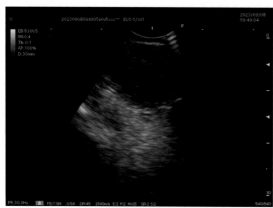

a. 7 组淋巴结探查

b. 7 组淋巴结测量

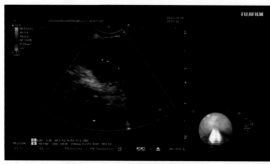

c. 彩色多普勒下 7 组淋巴结

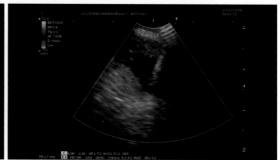

d. 7 组淋巴结超声穿刺

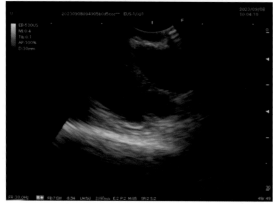

e. 4R 组淋巴结探查

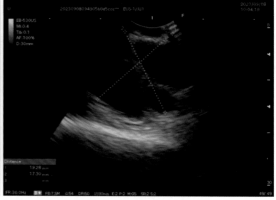

f. 4R 组淋巴结测量

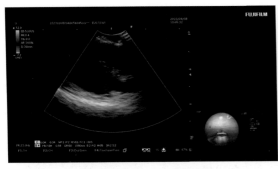
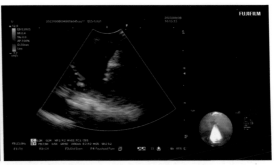

g. 彩色多普勒下 4R 组淋巴结　　　　　　　　　h. 4R 组淋巴结超声穿刺

i. 4R 组淋巴结穿刺视频　　　　j. 7 组淋巴结穿刺视频

图 2 - 2 - 34 · 超声支气管镜图像及穿刺操作视频

超声声像特征 · EBUS 探及 4R 组、7 组肿大淋巴结,多普勒模式显示其内无明显血流信号,在此用 21G 穿刺针行 EBUS - TBNA,7 组和 4R 组各 2 针。

● R - EBUS

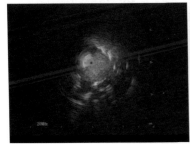
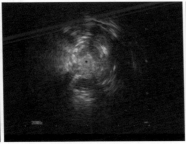
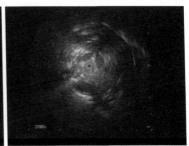

a. 径向超声(R - EBUS)左下肺病灶

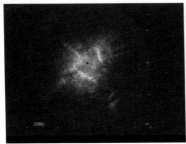
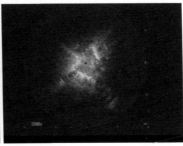

b. R - EBUS 右上肺病灶

图 2 - 2 - 35 · R - EBUS 图像

超声声像特征·R-EBUS在左下肺及右上肺探及可疑软组织影,分别在左下肺及右上肺行R-EBUS-TBLB。

● 病理

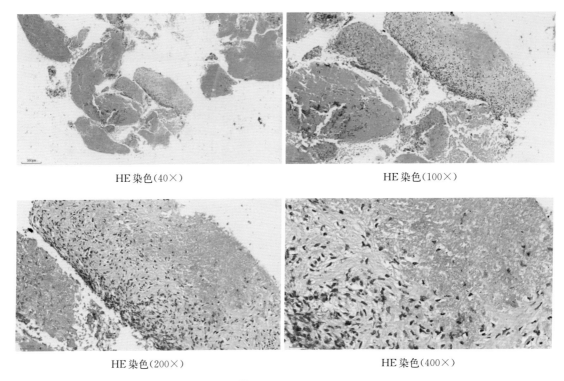

HE 染色(40×)　　　　　　　　　　HE 染色(100×)

HE 染色(200×)　　　　　　　　　　HE 染色(400×)

图 2-2-36·病理

病理所见·①(右上肺)TBLB:镜下见支气管黏膜及肺泡组织,黏膜下纤维组织增生伴玻璃样变,部分肺泡腔内见较多红细胞。②(左下肺)TBLB:镜下见细支气管膜及肺泡组织,肺泡隔增宽,肺泡Ⅱ型上皮增生,见少量纤维素样坏死物。③(7组淋巴结)EBUS-TBNA:镜下见血凝块及完全性坏死组织,少数类上皮样细胞,抗酸染色(+),六胺银染色(-)。④(4R组淋巴结)EBUS-TBNA:镜下见血凝块及完全性坏死组织,抗酸染色(+),六胺银染色(-)。补充报告:结核分枝杆菌(PCR-荧光探针法)核酸检测(+)、分枝杆菌(PCR-反向点杂交法)菌种鉴定(结核分枝杆菌复合群+),诊断为结核性病变。

● 最终诊断

最终诊断·纵隔淋巴结结核,病理(+),初治;继发性肺结核,右上肺,左下肺,涂(阴),培(阴),初治;白细胞减少。

● **诊断体会**

　　该患者为中年男性,两肺多发病变伴有纵隔淋巴结肿大,以反复发热为主要表现,外院相关辅助检查考虑结核可能,我院行径向超声引导下 TBLB,同时联合 EBUS - TBNA,病理提示结核分枝杆菌核酸阳性,且分枝杆菌菌种鉴定检出结核分枝杆菌复合群,最终诊断明确。支气管内超声以及分子病原学的发展与进步对于疾病的诊断大有裨益。

（安徽省胸科医院·唐　飞　胡淑慧）

病例 9 · 4L 组、7 组淋巴结:右肺继发性肺结核

● **患者基本信息**

性 别·男。

年 龄·67 岁。

主 诉·咳嗽 2 个月。

现病史·患者自诉于 2 个月前无明显诱因开始咳嗽,为阵发性干咳,偶有夜间盗汗,无咳痰、咯血,无声嘶,无发热,无胸闷、胸痛,无明显加重及缓解因素,2022 - 12 - 05 于我院门诊就诊,肺部 CT 提示:右上肺多行性病变,纵隔内淋巴结增大伴钙化,结核可能性大,右中肺外段胸膜及叶间裂结节状增厚,结核性胸膜炎可能,存在活动性不确定的 CT 征象;右肺门多发融合结节,考虑淋巴结肿大,建议支气管镜检排除肿瘤病变可能。患者为进一步诊治,收住我科。起病以来,患者精神、食欲可,大便正常,小便发黄,无尿频、尿急,体重无明显变化。

既往史·2015 年诊断肺结核,治疗半年后因肝功能异常停药,后未复查。否认"高血压、冠心病、糖尿病"等慢性病史,否认"肝炎、伤寒"等传染病史。无外伤史、手术史,无血制品输注史,无食物或药物过敏,预防接种史不详。

个人史·出生于原籍,无外地久居史,无血吸虫病疫水接触史,无地方病或传染病流行区居住史,无毒物,粉尘及放射性物质接触史,否认冶游史。吸烟 20 余年,约 3 包/天,已戒烟 10 余年。有嗜酒史,饮酒 20 余年,30 度白酒,150 mL/d。

婚姻史·患者已婚,30 岁结婚,育有 2 子,家庭和睦,配偶及儿子均体健。

家族史·家族中无类似病史,否认家族性遗传病及传染病史。

● **胸部 CT**

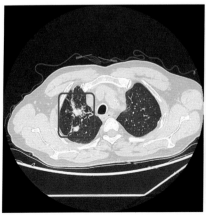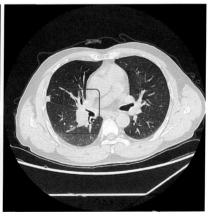

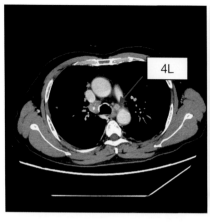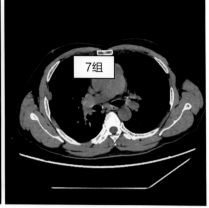

全套胸部 CT 图像

图 2-2-37 · 胸部 CT 图像

CT 表现 · 双肺支气管血管束增多,支气管壁增厚。右上肺可见多发结节状、条索状、斑片状密度增高影,边缘模糊,邻近胸膜牵拉增厚,所有结节内均可见钙化;余双肺内可见多发长径≤5 mm 微小结节。右中肺胸膜结节状增厚,最大层面大小约 16 mm×9 mm,平扫 CT 值约 35 HU,增强后呈轻度不均匀强化,动脉期 CT 值约 32～59 HU,静脉期 CT 值约 28～66 HU,边缘斑片状密度增高影。右肺中叶内侧段新见少许小结节状、条索状密度增高灶。双下肺胸膜下见少许条索状密度增高影。右肺门见多发融合结节约 21 mm,右肺中叶局部支气管管壁增厚。纵隔内可见肿大淋巴结,部分伴钙化,大者短径约 15 mm。无胸腔积液征。肝脏大小形态未见异常,表面光滑,各叶比例适中,密度均匀,肝实质未见异常密度影及异常强化灶。胆囊不大,内未见异常密度影。肝内外胆管未见扩张。门脉血管显示清楚。脾脏可见长径约 5 mm 类圆形强化减低灶。门静脉未见异常改变。双肾可见多发类圆形稍低密度灶,较大者位于右肾,大小约 14 mm×12 mm,部分囊壁可见钙化,平扫 CT 值约 31 HU,增强后未见明显强化。腹膜后未见肿大淋巴结。

放射学诊断 · ①右上肺多形性病变,纵隔内淋巴结肿大伴钙化,结核可能性大;右中肺外侧段胸膜及叶间裂结节状增厚,结核性胸膜炎可能;右中肺内侧段新见小结节状、条索状密度增高灶,存在活动性不确定的 CT 征象,请结合临床和实验室等相关检查,综合评价及追踪复查。②右肺门多发融合结节,右肺中叶局部支气管管壁增厚,纵隔淋巴结增大,考虑肿瘤病变可能,建议支气管镜检。③支气管炎;双下肺胸膜下少许炎症。④双肺多发微小结节,LU-RADS 2 类,建议年度复查。⑤脾脏强化减低灶,性质待定,脉管瘤? ⑥双肾高密度囊肿伴囊壁钙化可能。

◦ **其他辅助检查**

(1) 血常规、大小便常规、凝血功能、输血前四项均正常。

(2) 红细胞沉降率(ESR):68.0 mm/h;结核感染 T 细胞:阳性。

（3）肝功能、肾功能、血糖、血脂、心肌酶、甲状腺功能、新 C12 结果均正常。

（4）心电图：窦性心律，偶发室上性早搏，T 波改变（Ⅱ、Ⅲ、aVF）。

● 术前诊断

病灶部位·右上、中肺。

术前诊断·右肺病变（感染？癌症？结核？）。

● 支气管镜检查

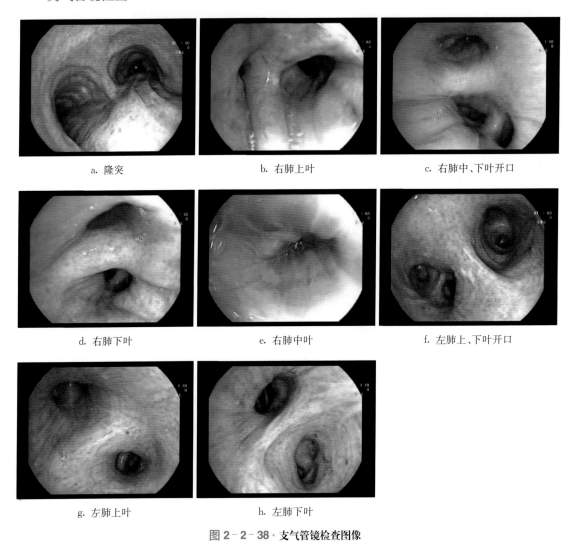

a. 隆突　　　　　　b. 右肺上叶　　　　　c. 右肺中、下叶开口

d. 右肺下叶　　　　e. 右肺中叶　　　　　f. 左肺上、下叶开口

g. 左肺上叶　　　　h. 左肺下叶

图 2-2-38·支气管镜检查图像

内镜下所见·全麻经喉罩进入支气管镜。气管、隆突未见异常。右肺中叶支气管开口外压闭塞，表面光滑；余 1～4 级支气管黏膜充血肿胀，散在少许色素沉着，表面光滑，管腔通畅，未见活动性出血及新生物。左肺 1～4 级支气管黏膜充血肿胀，散在少许色素沉着，表面光滑，

管腔通畅，未见活动性出血及新生物。右肺中叶支气管予生理盐水灌洗，留取肺泡灌洗液行病原学检测。

● 超声支气管镜检查及穿刺活检

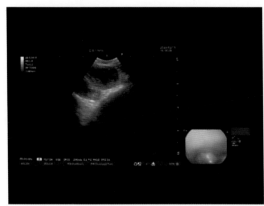

a. 4L 组淋巴结

b. 4L 组淋巴结测量

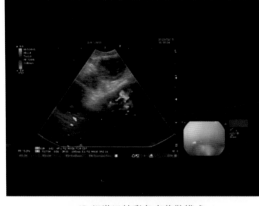

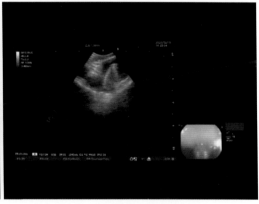

c. 4L 组淋巴结彩色多普勒模式

d. 4L 组淋巴结穿刺

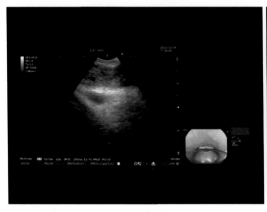

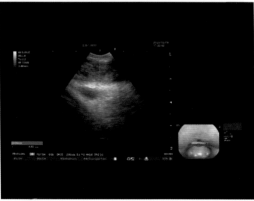

e. 7 组淋巴结

f. 7 组淋巴结测量

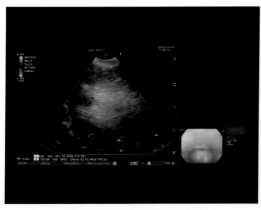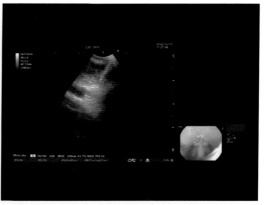

g. 7组淋巴结彩色多普勒模式   h. 7组淋巴结穿刺

图 2 - 2 - 39 · 超声支气管镜图像

　　超声声像特征 · 于4L组、7组淋巴结分别探及类圆形串珠样结节,直径分别约 10.63 mm、8.82 mm,包膜欠清晰,边缘欠整齐。4L组淋巴结结节呈低回声,内部回声不均匀,可见液化;7组淋巴结结节呈高回声,内部回声均匀质韧;均未见淋巴结门。CDFI:结节内未见血流信号/结节周边血流丰富。4L组、7组淋巴结分别穿刺 2 针,获得较多组织条及组织碎片,标本能够满足检查要求。

● **病理**

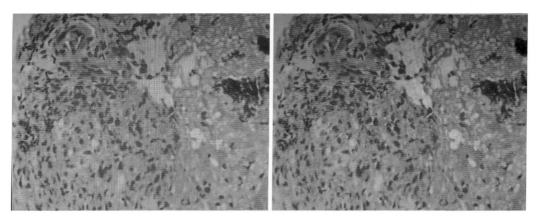

图 2 - 2 - 40 · HE 染色(40×)

　　病理所见 · 4L组、7组淋巴结 EBUS - TBNA 穿刺组织:送检组织见较多坏死,少量挤压、变形的核异质细胞,建议免疫组化及特殊染色进一步分析。抗酸染色(−),消化 PAS(＋),衬染(−),PAS 染色(−)。

● **其他检查**

（1）肺泡灌洗液细菌、真菌培养、GM 试验、涂片抗酸染色均阴性。

（2）肺泡灌洗液结核＋RIF 耐药分子检测：结核分枝杆菌复合群（MTB）DNA 检测阴性；利福平耐药基因检测阴性。

（3）淋巴结穿刺液结核＋RIF 耐药分子检测：结核分枝杆菌复合群（MTB）DNA 检测阳性；利福平耐药基因检测阴性。

● **最终诊断**

最终诊断·继发性肺结核（右肺，分子生物学阳性）。

● **诊断体会**

该例患者为老年男性，以"咳嗽、偶有夜间盗汗"起病，既往有"肺结核"病史（未完成抗结核疗程），血 T‑SPOT 阳性；肺部 CT 示右上肺多形性病变，纵隔内淋巴结肿大伴钙化，右中肺内侧段见小结节状、条索状密度增高灶。综上所述，该患者考虑"继发性肺结核"可能性大。但患者有长期吸烟史，且肺部 CT 示右肺门多发融合结节，右肺中叶局部支气管管壁增厚，纵隔淋巴结肿大，需排除恶性病变。

EBUS‑TBNA 是一项成熟、安全、微创和精准的内镜检查技术，已成为纵隔和肺门占位、淋巴结肿大等病变诊断的首选方法。该患者的 EBUS 图像示淋巴结呈串珠样排列，其内见液化，符合淋巴结结核超声影像学特征，但仍需要病理学证据确诊。EBUS‑TBNA 组织病理结果显示见较多坏死，考虑与穿刺到淋巴结的坏死部位有关。

因此，找到病原学依据至关重要。传统的结核分枝杆菌检测方法，如抗酸杆菌涂片镜检，要求标本中每毫升必须存在 5 000～10 000 个分枝杆菌才能通过显微镜观察到，且不能区分结核/非结核分枝杆菌；结核分枝杆菌培养是结核诊断的金标准，培养周期较长，且结核菌培养需活菌才能报告阳性，但淋巴结核中结核分枝杆菌数量少，不能满足结核病早诊断、早治疗的临床需求。而 X‑PERT 是一种快速的分子诊断技术，其使用的是结核分枝杆菌所特有的 DNA 进行基因扩增、测序检测，不依赖标本菌群质量及数量。与传统检测方法相比，X‑PERT 具有快速、敏感且能排除其他非结核分枝杆菌的干扰等优点；此外，还能在 PCR 基础上检测耐药基因，从而获得早期耐药信息，开展耐药结核病精准治疗，早期制订合理抗结核方案。

综上所述，淋巴结穿刺液 X‑PERT 联合 EBUS‑TBNA 病理检查，可显著提高纵隔、肺门淋巴结的诊断阳性率。

（中南大学湘雅医院·刘晶晶）

病例 10 · 11R 组淋巴结:结核

● 患者基本信息

性　别·男。

年　龄·26 岁。

主　诉·咳嗽 1 年余。

现病史·患者 1 年余来无明显诱因反复出现咳嗽,呈阵发性刺激性连声咳,咳少许白色黏痰,无发热,无畏寒、寒战,无鼻塞、喷嚏、头痛等卡他症状,无胸痛及咯血,无胸闷,无气促,无盗汗、消瘦,无恶心、呕吐,无腹痛、腹泻,无腰痛,无尿频、尿急、尿痛,未做检查及治疗,上述症状无好转。10-09 在中山大学肿瘤医院查胸腹部增强 CT:示右肺门区不规则肿物,考虑中央型肺癌,小涎腺来源? 肿块远端(右上肺)多发斑片、斑点状高密度影,肿瘤浸润需与阻塞性肺炎鉴别;纵隔、右肺门多发淋巴结,考虑转移可能性大;上腹部未见明显异常。支气管镜诊断:右肺癌;组织病理:支气管黏膜部分区域上皮鳞状化生,黏膜组织中见多量淋巴细胞、浆细胞,嗜酸性粒细胞等炎症细胞浸润,组织少。血常规、肝功能、凝血功能、D-二聚体、电解质、乙肝二对半定量、传染三项均正常,肿瘤标记物正常,为进一步明确诊断,来我院就诊,门诊拟"纵隔淋巴结肿大查因:肿瘤?"收住我科。病程中患者精神、食欲、睡眠欠佳,体力、体重无明显下降,大小便正常。

既往史·既往体健。

个人史、婚姻史、家族史·无特殊。

● 胸部 CT

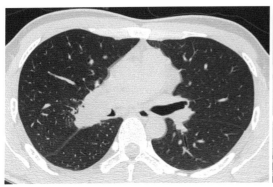 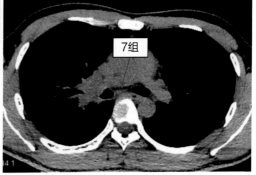

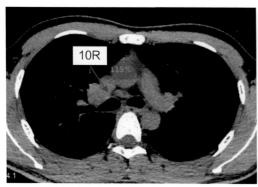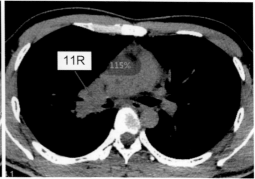

图 2 - 2 - 41·胸部 CT 图像

CT 表现·右肺上叶后段肺门旁见实性不规则结节,大小约 29 mm×21 mm,边界欠清楚,病灶向邻近支气管腔内生长,右肺上叶后段及右肺下叶支气管开口局部管腔狭窄,结节周围肺组织内见散在小点状密度增高影;右肺下叶后基底段见部分实性结节,大小约 9 mm×8 mm,边界尚清晰,右肺上叶后段见直径约 4 mm 微结节,边缘光滑;左肺各叶未见异常组织密度影及占位性病变。纵隔、右肺门增大,左肺门不大,心影未见增大。双侧胸腔未见积液。

放射学诊断·右肺门旁结节状占位并右肺门淋巴结肿大,考虑右肺中央型肺癌并右肺阻塞性炎症,右肺转移、右肺门淋巴结转移可能性大。

● 实验室检查

血常规、凝血功能无异常;生化检查无异常;肿瘤标记物正常。

● 术前诊断

病灶部位·右肺门。

术前诊断·右侧肺癌?

● 支气管镜检查

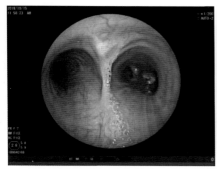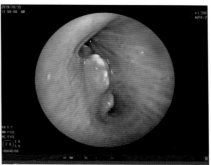

| a. 隆突 | b. 右中间段开口 |

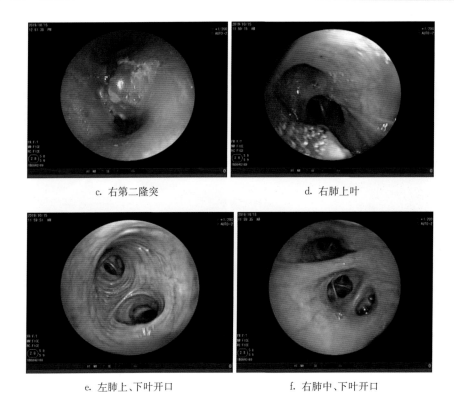

c. 右第二隆突　　　　　　　　　　d. 右肺上叶

e. 左肺上、下叶开口　　　　　　　f. 右肺中、下叶开口

图 2-2-42·支气管镜检查图像

内镜下所见·经口气管插管入镜。管腔通畅,隆突锐利居中。左主支气管及各叶段分支管腔通畅,未见新生物及出血。右主支气管及右肺中叶、右肺下叶各分支管腔通畅,第二隆突肥厚变宽并见肿物,表面覆盖白色坏死物,中间段开口见肿物表面覆盖白色坏死物,在此做BAL、PSB[保护标本刷(PSB)技术]与针吸活检,术后注入肾上腺素,术程顺利。

在右肺上叶及中间段用0.9%氯化钠注射液120 mL灌洗,取部分灌洗液送细菌、真菌、结核菌检查。在右肺上叶及中间段用细胞刷刷检送细菌、真菌、结核菌、脱落细胞、液基细胞学检查。在右中间段开口病灶处用穿刺针穿刺病灶,进行针吸活检送病理检查。

● **超声支气管镜检查及穿刺活检**

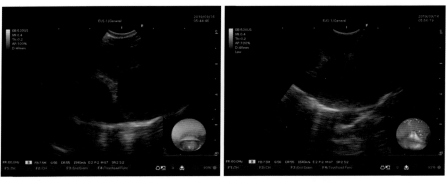

a. 11R 组淋巴结(定位)　　　　　　b. 11R 组淋巴结(穿刺)

图 2-2-43·超声气管镜下11R组淋巴结图像

　　超声声像特征 · 在11R组淋巴结区用超声探头探查,可见边界清晰的小片不均等低回声区,在11R组淋巴结区超声实时引导下行针吸活检术。在11R组淋巴结区用穿刺针穿刺,穿刺液送细菌、真菌、结核菌。

● 其他辅助检查

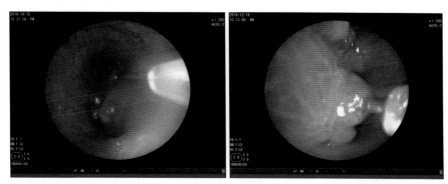

a. 右中间段(刷检)　　　　　　　　b. 右中间段(针吸活检)

图 2 - 2 - 44 · 右中间段活检

　　右中间段开口见肿物表面覆盖白色坏死物,在此做 BAL、PSB 与针吸活检。

● 病理

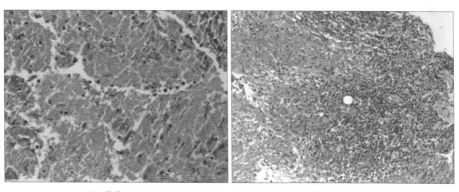

a. HE 染色(200×)　　　　　　　　b. HE 染色(100×)

图 2 - 2 - 45
病理图像

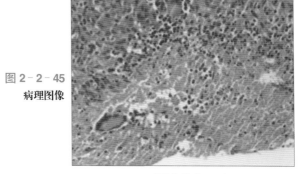

c. HE 染色(200×)

病理所见

（1）EBUS-TBNA：7组、10R组、11R组淋巴结均见干酪样坏死及淋巴细胞。

（2）右中间段组织：见干酪样坏死、上皮细胞及多核巨细胞。

（3）病理诊断：肺结核。

最终诊断

最终诊断·肺结核。

复诊

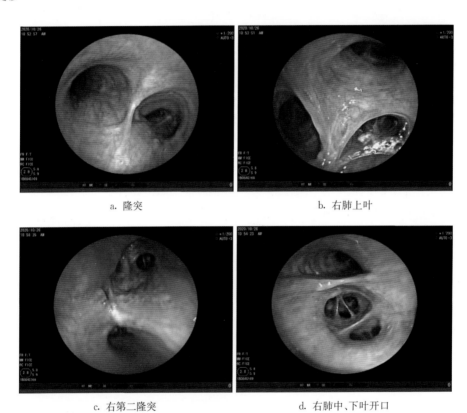

a. 隆突

b. 右肺上叶

c. 右第二隆突

d. 右肺中、下叶开口

e. 左肺上、下叶开口

图2-2-46
术后1年支气管镜检查图像

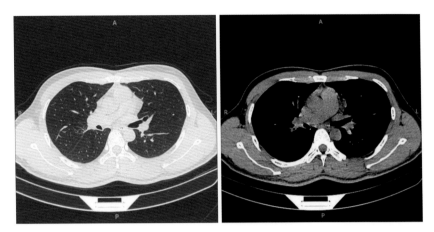

图 2-2-47·术后 1 年胸部 CT 图像

CT 表现·双肺上叶见少量散在斑点状较高密度影。气管、支气管通畅,未见狭窄。心脏大血管未见异常。肺门和纵隔未见明确肿大淋巴结。双侧胸腔未见积液征象。

● 诊断体会

肺外结核最常见的类型是淋巴结结核,可以通过针吸活检较容易进行体表淋巴结结核诊断,而纵隔淋巴结结核和气管旁的肺内结核则较难明确诊断,通过 EBUS-TBNA 诊断纵隔淋巴结结核已得到应用,通过对肿大淋巴结的细胞学涂片进行抗酸染色,可以找到抗酸杆菌,获得的组织学标本可以发现干酪样坏死等特征性的结核病理改变。另外,还可以通过对标本进行抗酸杆菌培养和体外聚合酶链反应(PCR)进行结核病诊断。采用体外药物敏感试验对标本进行检测,可指导耐药结核病的治疗。

(中国科学院大学深圳医院·龙　发　付　鹏)

病例 11 · 11Ri 组淋巴结:右肺门淋巴结结核(藏在血管后的结节)

● **患者基本信息**

性　别·女。

年　龄·41 岁。

主　诉·体检发现右肺门结节 1 周。

现病史·1 周前于当地医院体检,胸部 CT 发现右肺门结节,无发热,无盗汗,无咳嗽、咳痰,无咯血等。

既往史·无特殊。

● **胸部 CT**

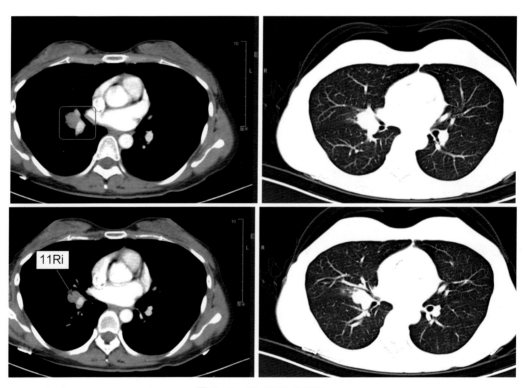

图 2-2-48·胸部 CT 图像

CT 表现·右肺门结节影,长径约 2 cm,强化尚均匀。

放射学诊断·右肺门结节。

● 支气管镜检查

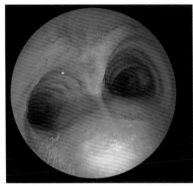 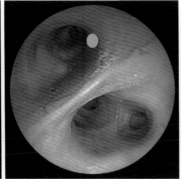 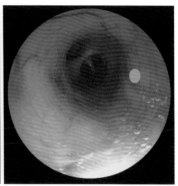

a. 隆突   b. 右中间支气管（绿点为穿刺位点）   c. 右肺中叶支气管（绿点为穿刺位点）

图 2‐2‐49·支气管镜检查图像

● 超声支气管镜检查及穿刺活检

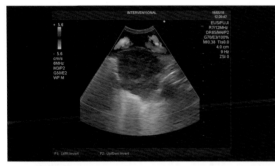 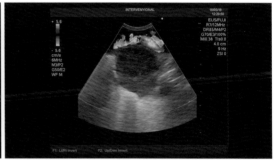

a. 彩色多普勒下探查 11Ri 组淋巴结

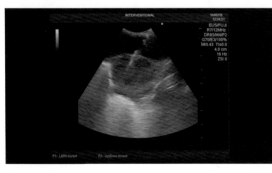 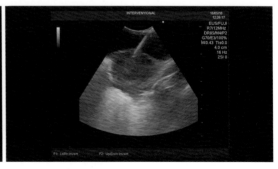

b. 11Ri 组淋巴结穿刺时图像

c. 超声支气管镜下穿刺视频

图 2‐2‐50·超声支气管镜图像及穿刺视频

超声声像特征·超声探及 11Ri 组淋巴结直径约 16.3 mm,位于右下肺动脉后方,超声引导下穿过血管行 TBNA 1 次,标本送液基细胞学及组织学检查。术后穿刺口无出血。

● ROSE

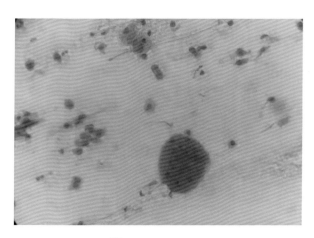

图 2 - 2 - 51 · ROSE

ROSE 所见·涂片见凝固性坏死、部分炎症细胞及可疑多核巨细胞,倾向于肉芽肿性病变(结核可能大)。

● 病理

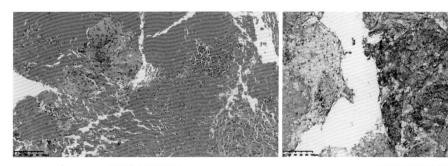

HE 染色(200×)   CD68(组织细胞＋)

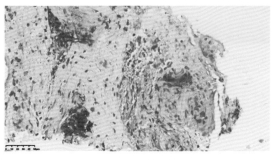

图 2 - 2 - 52
病理及免疫组化

抗酸

病理所见·HE 染色见肉芽肿样结构及较多中性粒细胞,抗酸染色见抗酸杆菌,考虑结核。

● 其他辅助检查

(1) T-SPOT A 孔:69;B 孔:31。

(2) 肿瘤标志物均阴性。

(3) 风湿免疫指标均阴性。

(4) 血管紧张素转化酶 27 U/L。

(5) 隐球菌荚膜抗原试验:阴性。

● 最终诊断与治疗及预后

最终诊断·右肺门淋巴结结核。

治疗及预后·4 联抗结核治疗,当地结核病医院随访,1 个月后右肺门结节缩小,1 年后消失不见。

● 诊断体会

(1) EBUS-TBNA 系统由 SU-9000 超声内镜系统与 EB-530US 超声支气管镜组成,探头较小,可深入右肺中叶支气管,对 11Ri 组淋巴结这种叶间淋巴结显示清楚,操作方便。EBUS-TBNA 对血管显示清楚,确保操作过程的安全。

(2) 该病灶位于下肺动脉后方,若想取得标本无法绕过下肺动脉,TBNA 针较细,快速穿过血管后于病灶内反复抽吸,由经验丰富的医生操作,对血管损伤小,整个过程中无出血。

(3) 抽吸到满意标本,现场 ROSE 发现类上皮细胞,仅一次穿刺即完成操作,成功确诊。

(复旦大学附属中山医院·刘子龙)

病例 12 · 11L 组、7 组、4R 组淋巴结:继发性肺结核

● **患者基本信息**

性　别 · 男。

年　龄 · 55 岁。

主　诉 · 咳嗽、咳痰、发热 10 余天。

现病史 · 10 余天前受凉后出现咳嗽,呈阵发性连声咳,咳少量黄绿色脓痰(20 mL/d),晨起时加重;有发热,最高体温 39.5 ℃,伴盗汗、畏寒、寒战、全身肌肉酸痛、乏力、气促、胸闷等,当地医院予奈诺沙星氯化钠注射液 250 mL 静滴,1 次/日,抗感染、退热等治疗 7 天后症状未好转。遂转入我院急诊科就诊,完善肺部 CT 示:①左肺门病变,性质待定;感染性病变? 肿瘤性病变待排。为进一步诊疗,收入我科。患者自起病以来,精神、睡眠、食欲一般,小便正常;今日解大便 5 次,不成形;近期体重减轻约 5 kg。

既往史 · 4 个月前右侧头部撞伤后出现肿胀,感头痛、头晕不适,予止痛后好转。有喉部息肉手术史(具体不详)。否认高血压、冠心病、糖尿病等慢性病史,否认肝炎、结核等传染病史,否认输血史,无食物药物过敏史,预防接种史不详。

个人史 · 生于原籍,未久居外地,否认疫水及疫区接触史;农民,居住环境可,无毒物接触史。生活饮食规律,无饮酒史,吸烟 20 余年,每日 60 根,戒烟 1 年半,无饮酒史,无性病治游史。

婚育史 · 23 岁结婚,育有 1 女,女儿体健,配偶体健。

家族史 · 家族中无类似病史及特殊病史。

● **胸部 CT**

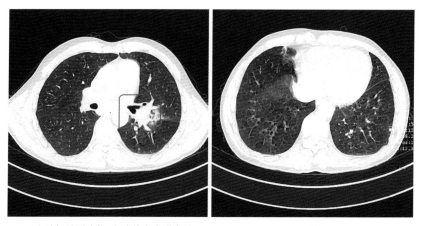

a. 左肺门见团片状、斑片状密度增高灶　　　b. 左肺下叶外基底段结节

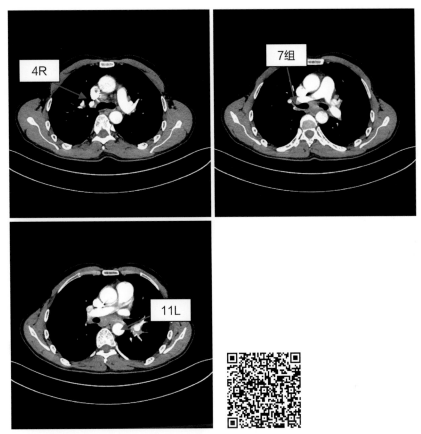

c. 纵隔淋巴结肿大(4R组、7组、11L组)　　d. 全套胸部 CT 图像

图 2 - 2 - 53 · 胸部 CT 图像

CT 表现 · 左肺门见团片状、斑片状密度增高灶,平扫 CT 值约 25～35 HU,增强后可见强化,CT 值约 44～85 HU。双肺弥漫微小模糊斑点影。双肺多发直径≤5 mm 微小结节灶,最大者位于左肺下叶外基底段(Se/lm:5/348,大小约 5 mm×5 mm)、左肺下叶前内基底段(Se/m:5/360,大小约 5 mm×4 mm)。右中肺见直径约 11.5 mm 类圆形薄壁透亮影。左上肺下舌段及右中肺内侧段见条索状、条片状密度增高影。纵隔多发淋巴结肿大,增强后明显强化,最大者短径约 18 mm。肝左外叶体积增大,肝左外叶向左后方延长、弯曲,尖段超过腋中线。脾脏体积增大。肝右叶增强后见结节状相对强化减低灶,平扫期相显示不清,大小约 12 mm×10 mm,增强后边缘见少许斑点状明显强化。腹腔干起始处被其前上方带状膈肌角压迫,相应处管腔局段呈 V 形明显变窄。胆囊体积不大,囊壁无明显增厚,囊内未见高密度结石影。肝内外胆管无明显扩张。胰腺及双肾大小形态密度未见明显异常。

放射学诊断 · ①左肺门病变,性质待定;感染性病变? 肿瘤性病变待排;建议完善支气管镜检查。②纵隔多发淋巴结肿大、强化,脾大,原因待查。③细支气管炎。④双肺多发微小结节:LU - RADS 2 类,建议年度复查。⑤左上肺下舌段及右中肺内侧段炎症。⑥右中肺肺大

疱。⑦獭尾肝。⑧肝右叶异常强化灶,性质待定:血管瘤? 必要时完善肝脾 MRI 检查。⑨中弓韧带压迫致腹腔干起始处狭窄。

● **实验室检查**

(1) 血常规、大小便常规、凝血功能、输血前四项均正常。

(2) 红细胞沉降率(ESR):36.0 mm/h;C 反应蛋白、降钙素原、GM 试验＋G 试验、肺癌五项均正常。

(3) 结核抗体检测、结核感染 T 细胞、新型冠状病毒抗体检测、抗 CCP 抗体测定＋血管炎三项定量＋抗中性粒细胞胞质抗体、免疫全套＋抗 O 测定(A SO)均阴性。

(4) 肝功能、肾功能、血糖、血脂、心肌酶、肌钙蛋白 I、NT－proBNP、甲状腺功能、电解质 ANA 谱测定＋狼疮全套、炎症因子四项检查结果均正常。

● **术前诊断**

病灶部位·左肺门。

术前诊断·左肺门病变(感染性病变? 癌?)。

● **支气管镜检查**

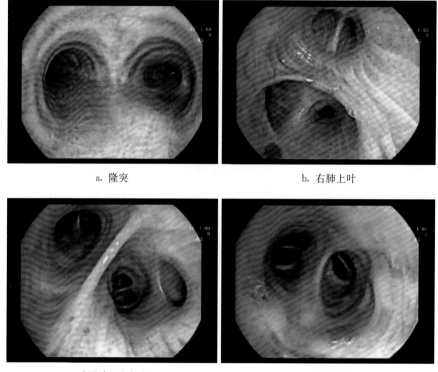

a. 隆突

b. 右肺上叶

c. 右肺中、下叶开口

d. 右肺中叶

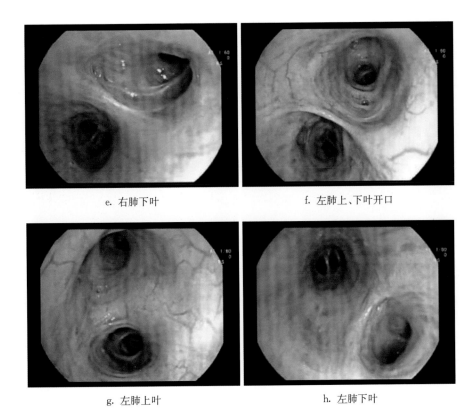

e. 右肺下叶   f. 左肺上、下叶开口

g. 左肺上叶   h. 左肺下叶

图 2-2-54·支气管镜检查图像

内镜下所见·全麻经喉罩进入支气管镜。气管、隆突未见异常。左、右肺 1～4 级支气管黏膜充血,表面光滑,管腔通畅,未见活动性出血及新生物。

◉超声支气管镜检查及穿刺活检

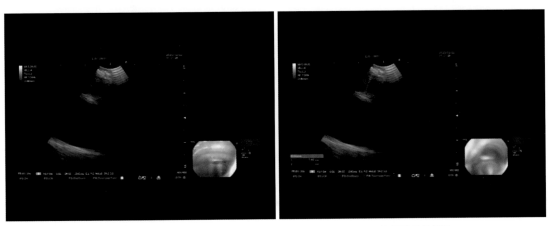

4R 组淋巴结探查   4R 组淋巴结测量

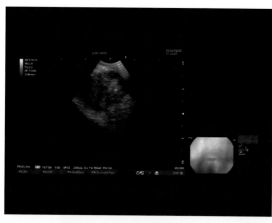

7 组淋巴结探查 · 7 组淋巴结测量

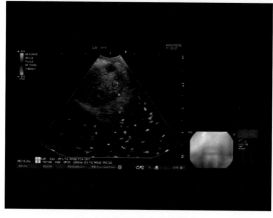

7 组淋巴结(彩色多普勒模式) · 7 组淋巴结穿刺

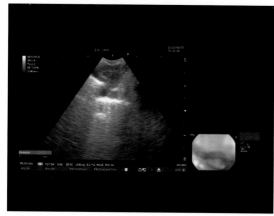
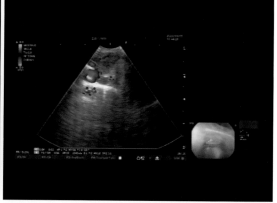

11L 淋巴结探查 · 11L 淋巴结(彩色多普勒模式)

图 2 - 2 - 55 · 超声支气管镜图像

超声声像特征·转换超声支气管镜,分别于 4R 组、7 组、11L 组淋巴结区探及类椭圆形结节,直径分别约为 7.64 mm、15.96 mm、7.21 mm,包膜不清晰,边缘不整齐,结节呈低回声,内

部回声均匀,7组见淋巴结门,余未见淋巴结门。CDFI:结节内未见血流信号/结节周边血流丰富。超声支气管镜下于4R组、11L组淋巴结穿刺2针,7组淋巴结穿刺3针,获得较多组织条及组织碎片,标本量能满足检查需求。

- **病理**

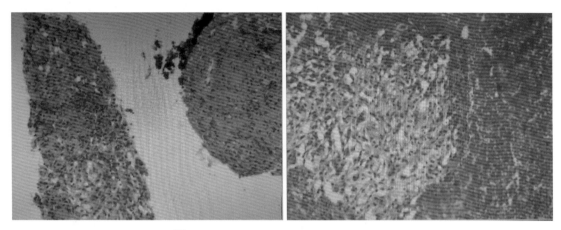

图 2-2-56 · HE染色(左图200×,右图400×)

病理所见 · (4R组、7组、11L组淋巴结EBUS-TBNA穿刺组织)肉芽肿性炎,未伴坏死,结核不能排除,建议完善相关检查。抗酸染色(一)。

- **其他辅助检查**

(1)肺泡灌洗液需氧培养+涂片镜检、抗酸染色检测未见明显异常。

(2)肺泡灌洗液结核+RIF耐药分子检测:结核分枝杆菌复合群(MTB)DNA检测阴性;利福平耐药基因检测阴性。

(3)淋巴结穿刺液结核+RIF耐药分子检测:结核分枝杆菌复合群(MTB)DNA检测阳性;利福平耐药基因检测阴性。

- **最终诊断结果**

最终诊断 · 继发性肺结核(淋巴结结核)。

- **后续治疗**

利福喷丁0.45g口服,每周2次;异烟肼0.3g口服,一天1次;乙胺丁醇0.75g口服,一天1次;吡嗪酰胺0.5g口服,一天3次。

● **诊断体会**

该例患者以"高热"起病,且肺部 CT 示纵隔多发淋巴结肿大,增强后强化明显;不论症状还是影像学都不符合结核的特征性改变;因此说明肺门/纵隔淋巴结结核临床通常表现不典型,易出现误诊、漏诊现象。

EBUS-TBNA 可通过实时超声图像分辨淋巴结被侵犯破坏,导致液化及随之出现的硬化、增殖等改变,利用多普勒超声系统对其回声特征进行分析,准确判断病灶部位,随之利用穿刺针抽吸病变组织,进行病理及病原学检测,可提高诊断肺门、纵隔淋巴结结核的准确率。但是,淋巴结穿刺操作能否穿到干酪坏死部位,对病理结果影响较大。建议对多组淋巴结进行穿刺,尽可能多地收集组织标本。该患者 EBUS 图像未发现淋巴结内坏死,组织病理结果表现为非坏死性肉芽肿性炎,则需要联合临床进行充分鉴别诊断,包括结核/非结核分枝杆菌、真菌、结节病等。因此,病原学检测是该患者诊断的关键。X-PERT 是一种快速的分子诊断技术,其使用结核分枝杆菌所特有的 DNA 进行基因扩增、测序检测,是不依赖标本菌群质量及数量的。与传统检测方法相比,具有快速、敏感且能除外其他非结核分枝杆菌的干扰等优点;此外,还能在 PCR 基础上检测耐药基因,从而获得早期耐药信息,开展耐药结核病精准治疗,早期制订合理抗结核方案。

综上所述,淋巴结穿刺液 X-PERT 联合 EBUS-TBNA 病理检查,可显著提高纵隔、肺门淋巴结的诊断阳性率。

(中南大学湘雅医院 · 刘晶晶)

第三节·其他

病例 13·2R 组淋巴结:异位甲状腺(胸骨后甲状腺肿)

患者基本信息

性　别·女。

年　龄·37 岁。

主　诉·体检发现纵隔淋巴结肿大 2 个月。

现病史·入院前 2 个月体检,胸部 CT 示上纵隔结节,右肺上叶磨玻璃小结节;右肺中叶及左肺下叶数枚微小结节;无畏寒、发热,无咳嗽、咳痰,无胸闷、气促,无盗汗、乏力,无咯血、胸痛,无四肢关节疼痛,无皮疹等,就诊于我院门诊,拟"纵隔淋巴结肿大"入院。患者自发病以来,精神、睡眠、食欲尚可,二便如常,体重未见明显变化。

既往史·20 年前阑尾炎手术史;10 年前甲状腺左叶切除手术史。

个人史·无特殊。

婚姻史·无特殊。

家族史·父母已故,余无特殊。

胸部 CT

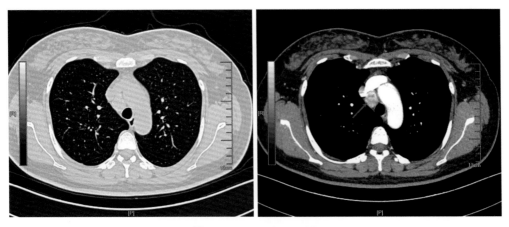

图 2-2-57·胸部 CT 图像

CT 表现·胸部 CT 平扫+增强:两肺野纹理清晰,右肺上叶见磨玻璃结节影,大小约 4 mm×3 mm。两肺小实性结节影,较大者位于右肺下叶背段,长径约 5 mm。肺门未见明确异常。气管及支气管未见狭窄或扩张,其内未见明确异常密度影。纵隔居中,纵隔内见软组织结节,大小约 2.3 cm×1.9 cm,界清,边缘光整,增强后动脉期明显强化,静脉期强化减退。心脏及大血管形态、大小、密度未见明确异常。胸膜未见明确增厚。胸腔内未见明确积液影。骨窗:胸廓对称,肋骨未见明确骨性异常。增强扫描:主动脉、肺动脉主干及其分支对比剂充盈良好,形态正常,未见明确对比剂充盈缺损。两肺野内未见明确异常强化灶。其他:甲状腺左叶未见显示。附见:肠系膜脂肪间隙多发小淋巴结。

放射学诊断·①两肺小结节,低危结节考虑,年度随诊复查。②甲状腺左叶未见显示,甲状腺右叶密度不均,结合病史及超声检查。③纵隔软组织影,异位甲状腺可能,结合临床。④肠系膜脂肪间隙多发小淋巴结。

● **其他辅助检查**

血常规·白细胞 4.9×10⁹/L;中性粒细胞百分比 48.1%;淋巴细胞百分比 40.8%;单核细胞百分比 7.3%;嗜酸性粒细胞百分比 3.2%;嗜碱性粒细胞百分比 0.6%;血红蛋白 117 g/L;血小板 287×10⁹/L。

肺癌三项·癌胚抗原<0.50 ng/mL;非小细胞肺癌相关抗原 21-1 2.37 ng/mL;神经元特异性烯醇化酶 25.5 ng/mL。

甲状腺功能·促甲状腺激素 1.83 mIU/L;游离三碘甲状腺原氨酸 3.48 pmol/L;游离甲状腺素 18 pmol/L;甲状腺球蛋白抗体 19.6 IU/mL;抗甲状腺过氧化酶抗体 10.3 IU/mL。

肝功能·谷丙转氨酶 8.9 U/L;谷草转氨酶 12.3 U/L;白蛋白 40.5 g/L。

炎症指标·C 反应蛋白:2.2 mg/L。

● **术前诊断**

病灶部位·纵隔。

术前诊断·纵隔淋巴结肿大;双肺多发结节;阑尾术后;甲状腺术后。

● **支气管镜检查**

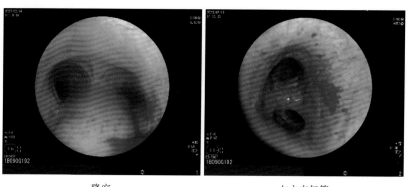

| 隆突 | 左主支气管 |

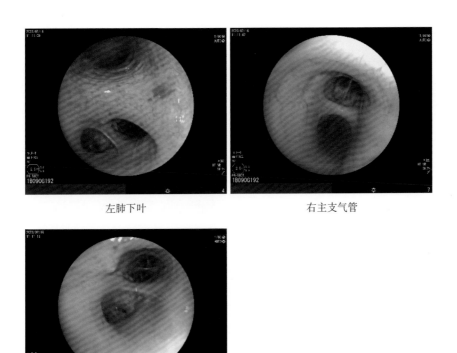

左肺下叶 右主支气管

右肺上叶

图 2‑2‑58·支气管镜检查图像

内镜下所见·患者静脉麻醉后,支气管镜由鼻腔插入,经会厌见声带开闭良好,入气管见气管隆突,气管管腔通畅,软骨环清晰,黏膜光滑,隆突锐利,未见出血、新生物。左主支气管、左肺上叶、左肺下叶及各段支气管管腔通畅,黏膜光滑,未见出血、新生物。右主支气管、右肺上叶、右肺中叶、右肺下叶及各段支气管管腔通畅,黏膜光滑,未见出血、新生物。于右肺上叶尖段、后段、前段灌注生理盐水 60 mL,回收 25 mL 送检细胞学、病原学、GM 试验、X‑PERT 等,并于此处刷片送检。

● 超声支气管镜检查及穿刺活检

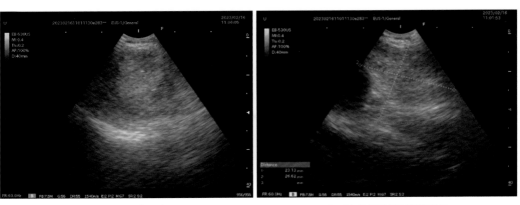

a. 2R 组淋巴结区病灶 b. 2R 组淋巴结区病灶测量

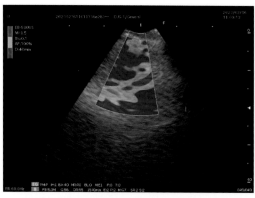 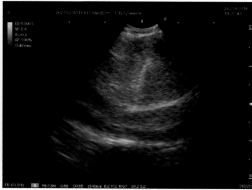

c. 2R 组淋巴结区病灶弹性成像   d. 2R 组淋巴结区病灶穿刺

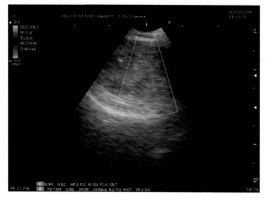

e. 2R 组淋巴结区病灶彩色多普勒下图像

图 2-2-59·超声支气管镜下图像

超声声像特征·超声支气管镜由口腔插入,超声探及 2R 组淋巴结区病灶,边界清,内部回声欠均匀,血供不丰,穿刺 3 针,送检液基细胞学及制作细胞蜡块。

● **病理**

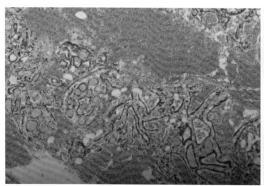 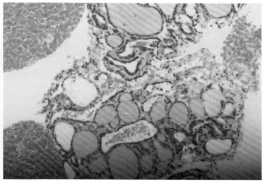

HE 染色(100×)   HE 染色(200×)

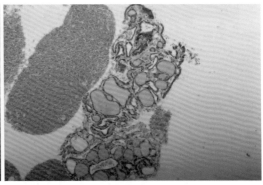

| HE 染色(100×) | HE 染色(200×) |

图 2-2-60·病理图像

病理所见·(纵隔 2R 组淋巴结 EBUS 穿刺活检)凝血内见疑似甲状腺组织,请结合临床排除胸骨后甲状腺肿可能。必要时可来病理科行免疫组化进一步明确。

● 最终诊断

最终诊断·异位甲状腺(胸骨后甲状腺肿);双肺多发结节;阑尾术后;甲状腺术后。

● 诊断体会

患者存在异位甲状腺,即常规甲状腺解剖位置以外的区域有功能性甲状腺组织。造成异位甲状腺组织的原因是发育过程中甲状腺未能正常向下迁移,因此异位甲状腺通常位于这一迁移路径上的某处,但偶尔也可见于纵隔、心脏、食管或膈肌。异位甲状腺组织源于甲状腺内侧始基移行异常,因此一般不含 C 细胞。甲状腺向下迁移失败的发生率在普通人中约为 1/200 000,在甲状腺疾病患者中约为 1/6 000。由于部分异位甲状腺组织没有症状,甲状腺异位的真实发生率不明。异位甲状腺有 90% 出现在舌部,10% 位于其他部位。淋巴结外的甲状腺组织可通过甲状腺表面结节病的延伸,进入颈外侧区或上纵隔,引起外生型结节和异位型结节。外生型结节是甲状腺表面的结节,在逐渐增大后与甲状腺主体分离。这种结节比较常见。

该患者甲状腺功能正常,胸部 CT 示纵隔内软组织结节,大小约 2.3 cm×1.9 cm,界清,边缘光整,增强后动脉期明显强化,静脉期强化减退。超声支气管镜检查于 2R 组淋巴结位置探及病灶,并予 EBUS-TBNA 针吸活检,术后病理提示为甲状腺组织,结合临床考虑为胸骨后甲状腺肿可能。

无症状的异位甲状腺患者如果甲状腺功能正常,且符合良性细胞学特征,采取监测即可。出现甲状腺功能减退、局部症状(如出血)、并发症(如呼吸窘迫)或恶性肿瘤时需要治疗。治疗策略包括甲状腺激素治疗或手术切除,参考因素有异位甲状腺的位置、患者年龄以及甲状腺的状态。

(南京鼓楼医院·余　敏)

病例 14·4R 组淋巴结:尘肺继发淋巴结改变

● 患者基本信息

性　别·男。

年　龄·38 岁。

主　诉·反复咳嗽,发热 1 年余,气促 6 个月余。

现病史·患者 1 年前感冒后出现咳嗽,呈阵发性连声咳。有痰难咳,痰呈白色。伴发热,体温最高为 40 ℃,无胸闷、胸痛、呼吸困难等症状,后至当地医院就诊,予抗感染(具体不详)针对性治疗,无明显好转,后服中药治疗(具体不详),疗效欠佳,仍反复发热,一般为 38 ℃ 左右。6 个多月前出现呼吸不畅,爬斜坡或爬 2 层楼即需休息。2021 - 11 - 03 至外院住院治疗,胸部 CT 检查提示:双肺渗出性改变,考虑感染性病灶,予抗反复感染治疗,体温仍间断升高,38 ℃ 左右,为进一步诊治,到我院就诊,体重自发病以来下降 20 kg。

查　体·体温 36.6 ℃,脉搏 123 次/分,呼吸 21 次/分,血压 99/74 mmHg,外周血氧饱和度 95%(吸空气下),双肺呼吸音增强,未闻及干湿啰音。

既往史·曾有 15 年的石材打磨工作史,否认肝炎、结核、HIV 等传染病。

● 胸部 CT

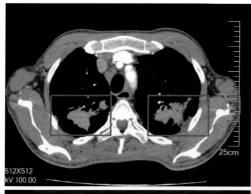
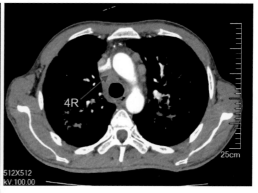
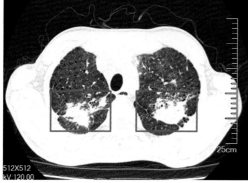

图 2 - 2 - 61
胸部 CT 图像

CT 表现·双肺透亮度不均匀减低,见弥漫磨玻璃影,双肺见多发散在团片状、条索状、结节状密影,以双上肺尖后段为著,团片内近端见支气管气相,远端支气管闭塞,密度稍高,平扫 CT 值约 52~67 HU,增强后 CT 值约 87 HU,邻近胸膜牵拉;双肺小叶间隔增厚,两肺另见多发囊状透亮区,部分细支气管增宽。气管、支气管尚通畅。两侧肺门、纵隔见多发大小不等淋巴结,较大者短径约 17 mm,密度不均,可见散在斑点状高密度影。

肺动脉造影重组显示主肺动脉增粗,同层面升主动脉/肺动脉主干:28 mm/36 mm;左右肺动脉主干、各叶段及所见段以下分支通畅,未见狭窄及充盈缺损,未见异常血管团。

放射学诊断·①双肺团块及弥漫间质性改变,两肺门、纵隔多发大小不等淋巴结,尘肺?请结合临床病史。②双肺气肿。③肺动脉高压,右心室增大。

● 支气管镜检查

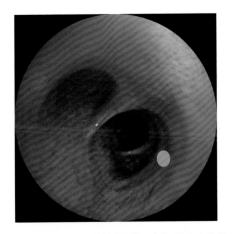

图 2-2-62·支气管镜检查图像:隆突(绿点为穿刺点)

内镜下所见·气管支气管管腔未见异常。

● 超声支气管镜检查及穿刺活检

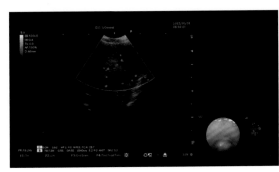

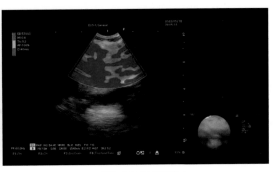

a. 能量多普勒模式下探查　　　　b. 弹性成像模式下探查

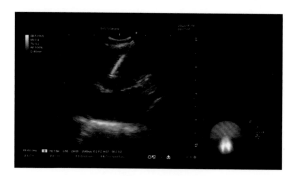

c. 4R 组淋巴结穿刺时图像

图 2 - 2 - 63 · 超声支气管镜图像

　超声声像特征·彩色多普勒模式显示淋巴内散在血管影,弹性模式显示淋巴结偏硬,进行穿刺时穿刺点与引导点重叠。

● **病理**

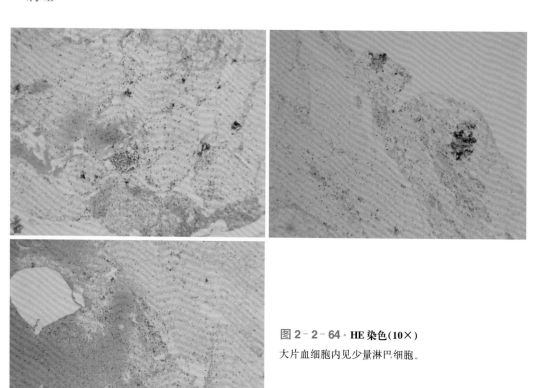

图 2 - 2 - 64 · HE 染色(10×)
大片血细胞内见少量淋巴细胞。

病理所见

(1)肉眼所见:①(4R 组淋巴结)直径 1.0 cm,暗红针吸样物一堆(全埋)。②(7 组淋巴结)直径 1.0 cm,暗红针吸样物一堆(全埋)。

(2)病理诊断:(4R 组淋巴结、7 组淋巴结)送检物为破碎的淋巴样组织,未见明确肉芽肿及肿瘤。

● **最终诊断**

最终诊断·结合患者长期从事石材打磨工作,未发现特殊病原菌感染证据,考虑患者尘肺可能性大,后转广州市职业病防治所就诊,明确诊断为尘肺继发淋巴结改变。

● **诊断体会**

患者以反复发热及消瘦为主要症状,双肺团块影及淋巴结肿大,超声显示淋巴结密度较均匀,血流丰富,弹性成像评分约 2~3 分,穿刺后病理见淋巴样组织,这种非明确病理结果也就是非肿瘤非明确感染的结果。我们要根据患者的临床特点及一系列检查结果进行分析,以正确分析结果是假阴性还是确为淋巴结反应增大所致,如确切为假阴性结果可考虑再次穿刺或更改取材方式,来排除假阴性结果。本例患者最后诊断考虑尘肺为患者的基础疾病,发热的原因仍需要进一步排查,以明确诊断。对于考虑感染性疾病的患者也有文献报道建议送穿刺物行病原学检查,包括 TB‐PCR、X‐PERT、病原学 NGS 等检查,以提高诊断准确率。

(广州医科大学附属第一医院·唐纯丽)

病例 15·4R 组淋巴结:纵隔脓肿诊断及局部引流

● 患者基本信息

性　别·男。

年　龄·59 岁。

主　诉·咳嗽、咳痰、呼吸困难 8 个月余,加重 10 小时。

现病史·患者 8 个月前无明显诱因出现咳嗽,咳白色黏痰,伴胸闷、呼吸困难,至当地医院就诊,CT 发现纵隔淋巴结肿大,曾予纵隔淋巴结穿刺活检,考虑真菌感染,经抗真菌治疗无明显好转,因气道狭窄致呼吸困难,于我科放置气道 Y 型金属支架,放置支架术中再次行纵隔淋巴结穿刺活检术,术后病理仍未明确诊断,现患者仍有咳嗽、咳痰及呼吸困难,抗真菌治疗无效,胸部 CT 示纵隔肿大淋巴结,内见液性暗区及少量积气,再次收住我科。

既往史·曾行 2 次纵隔淋巴结穿刺活检术。

● **胸部 CT**

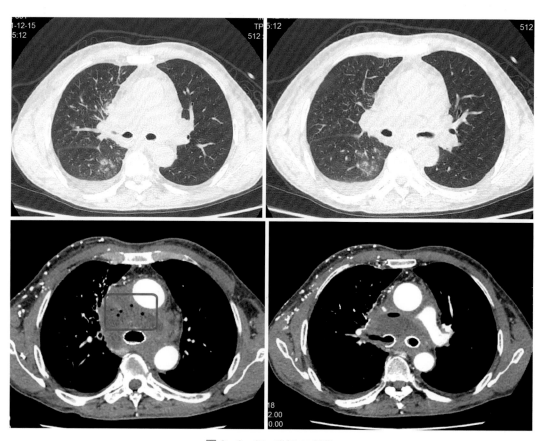

图 2-2-65·胸部 CT 图像

CT 表现·气管支架术后改变,纵隔内不规则软组织影,其内密度不均,可见大片状液性低密度无强化区及积气。

放射学诊断·纵隔病变并积气。

● **术前诊断**

病灶部位·纵隔内。

术前诊断·纵隔淋巴结肿大性质待查;纵隔积气查因;上腔静脉综合征;气管支架植入术后。

● **支气管镜检查**

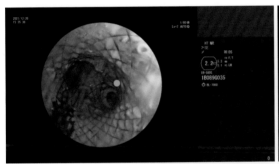

a. 隆突(绿点为穿刺位点)

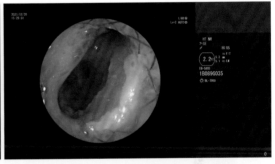

b. 右主支气管

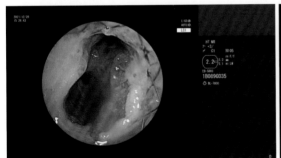

c. 右主支气管 LCI(联动成像模式)下观察

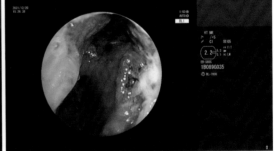

d. 右主支气管 BLI(蓝光成像模式)下观察

图 2 - 2 - 66 · 支气管镜检查图像

内镜下所见·气管内可见 Y 型金属支架,内壁光滑,右主支气管可见金属支架右主支下缘,边缘可见少量肉芽组织及坏死物,右主支气管及右肺上叶支气管黏膜肿胀肥厚,远端气道通畅。

● **超声支气管镜检查及穿刺活检**

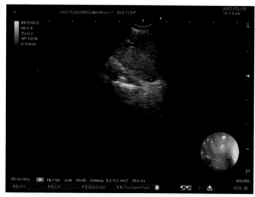

a. 4R 组淋巴结区域探及肿大淋巴结

b. 4R 组淋巴结区域测量淋巴结大小

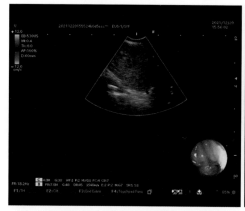

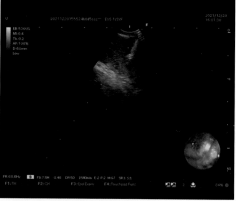

c. 4R 组淋巴结区域彩色多普勒模式下观察

d. 4R 组淋巴结穿刺图像

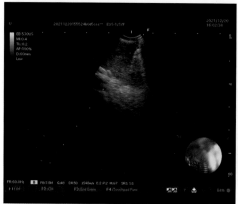

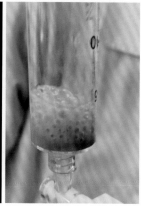

e. 4R 组淋巴结穿刺中,PinP 模式下
可见镜下穿刺针鞘

f. 4R 组淋巴结穿刺时,负压
注射器内见脓性液体抽出

图 2 - 2 - 67 · 超声支气管镜图像

超声声像特征 · 超声支气管镜于 4R 组淋巴结区域探及肿大淋巴结,测量大小约为 21 mm×24 mm,彩色多普勒模式于淋巴结穿刺区域未探及明显血流信号。

● 病理

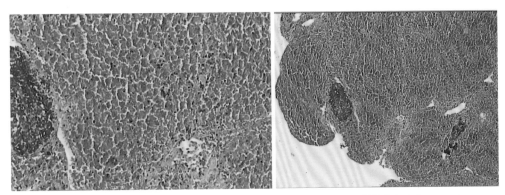

HE 染色（100×）　　　　　　　HE 染色（40×）

图 2-2-68·病理

病理所见

（1）病理结果：见小灶淋巴细胞聚集。

（2）穿刺脓性液体送检 NGS 结果：普雷沃菌、星座链球菌。

● 最终诊断与治疗

最终诊断·纵隔脓肿。

治疗·美罗培南针剂 1 g q12 h；利奈唑胺注射液 0.6 g q12 h。

● 预后与随访

预后·经治疗，患者症状好转，复查胸部 CT，提示纵隔内液性暗区及积气明显吸收好转。

术后随访·治疗 1 个月后复查胸部 CT，示纵隔内液性暗区较前缩小，纵隔积气消失（图 2-2-69）。

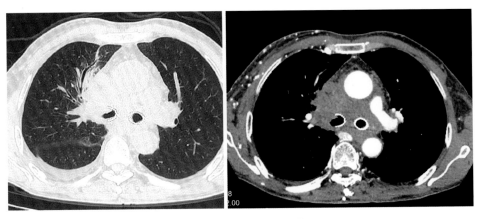

图 2-2-69·术后 1 个月复查 CT

● 诊断体会

该患者纵隔淋巴结肿大诊断困难,故曾多次行纵隔淋巴结穿刺及活检。诊治过程中,出现纵隔积气及积液,考虑可能出现纵隔感染,此次使用 EBUS 进行穿刺活检,抽出脓液明确诊断为纵隔脓肿,经穿刺针穿刺,抽液送检 NGS,既有助于病原学诊断,也可起到局部引流的作用。根据 NGS 结果给予精准抗感染治疗,纵隔化脓性感染明显好转。

该患者纵隔脓肿需考虑系反复纵隔穿刺所致,行 TBNA 穿刺时需注意严格无菌操作,除诊断困难外,尽量避免反复多次操作,以减少穿刺所致纵隔感染甚至出血的风险。此外,该患者因中心气道狭窄致呼吸困难,放置气管覆膜支架,诊断困难需再次取材,故于支架内进行操作,与未放置支架的患者相比,覆膜支架下行 EBUS 操作,超声探头贴壁较困难,可能出现较多伪影,贴壁困难的位置可使用水囊协助,穿刺时注意避开支架金属丝位置,避免暴力穿刺。

EB‐530US 为全电子镜,画面清晰,前视角仅为 10°,与常规支气管镜操作角度相近,无需调整,可轻松进镜,先端部直径为 6.7 mm,更容易通过鼻腔进镜,穿刺过程中可于 PinP 画面中看到针鞘及进针位置,穿刺位置更准确、到位。

(云南大学附属医院·邢西迁)

病例 16·4R 组、7 组淋巴结:支气管扩张伴感染、炎性纵隔淋巴结肿大

● **患者基本信息**

性　别·女。

年　龄·57 岁。

主　诉·反复咳嗽、咳痰。

现病史·患者 30 余年前开始受凉后出现反复咳嗽、咳痰,咳黄脓痰,无咯血,自行长期反复服用抗生素治疗,未行规范检查治疗。近期感咳嗽、咳痰较前增多,伴活动后胸闷、气促,胸部 CT 提示"两肺支气管扩张伴感染"。为求进一步诊治,患者来我院门诊就诊。发病以来,患者大小便正常,睡眠可,体重无明显变化。

既往史、个人史、婚姻史、家族史·无特殊。

● **胸部 CT**

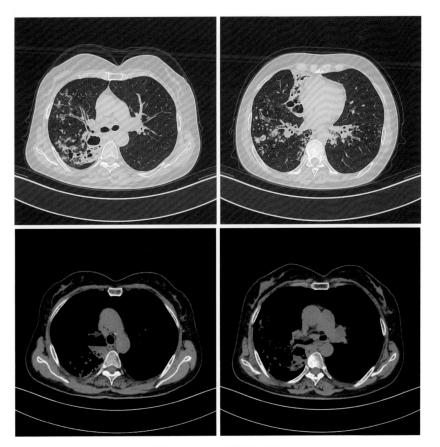

图 2-2-70·胸部 CT 图像

　　CT 表现 · 双肺见多发柱状及囊状支气管扩张影,部分支气管壁增厚,周围散在斑片状高密度影,部分囊腔中可见气-液平面。纵隔多发肿大淋巴结。

　　放射学诊断 · 双肺支气管扩张伴感染。

● **术前诊断**

　　病灶部位 · 双侧肺、纵隔淋巴结。

　　术前诊断 · 支气管扩张伴感染。

● **支气管镜检查**

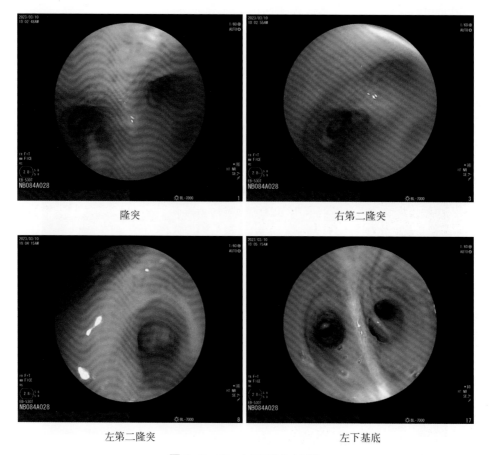

图 2 - 2 - 71 · 支气管镜检查图像

　　内镜下所见 · 气管镜经鼻顺利插入,声门闭合可。气管环存在,隆突增宽,活动可,气管及左、右两侧各叶支气管管腔可见大量脓性分泌物,予以吸除送检;黏膜正常,管腔通畅,未见狭窄、出血及新生物。

● 超声支气管镜检查及穿刺活检

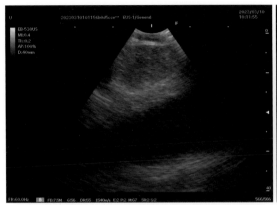

7 组淋巴结

7 组淋巴结彩色多普勒模式下图像

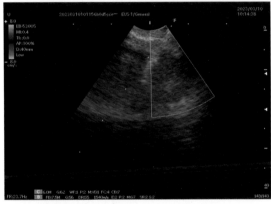

7 组淋巴结穿刺

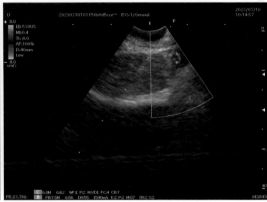

4R 组淋巴结彩色多普勒模式下图像

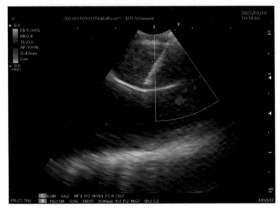

4R 组淋巴结穿刺

图 2-2-72·超声支气管镜图像

超声声像特征·4R 组、7 组淋巴结区可见低回声团块,内部回声均匀,边界清楚,4R 组淋巴结大小约为 10 mm×15 mm,7 组淋巴结大小约为 8 mm×12 mm,用 NA-201SX-4022 穿

刺针穿刺,进针深度 20 mm,负压吸引后,4R 组淋巴结穿刺 1 针,7 组淋巴结穿刺 1 针,获取组织结果满意,送病理检查。

● 病理

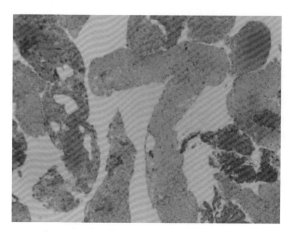

图 2-2-73·HE 染色(100×)

病理所见

(1)(7 组淋巴结穿刺标本)淋巴细胞及少许挤压伤细胞,请结合临床。

(2)(4R 组淋巴结穿刺标本)淋巴细胞及增生的上皮细胞,请结合临床。

(3) 免疫组化:TTF-1(SPT24)(一),Ki-67(3%+),Syn(一),CgA(一),CD56(一),CK(AE1/AE3)(个别+)。

● 最终诊断

最终诊断·支气管扩张伴感染;炎性纵隔淋巴结肿大。

● 诊断体会

本例 EBUS-TBNA 操作,穿刺淋巴结较小且紧贴血管,部分阻挡了穿刺角度,故穿刺过程需要有清晰的视野和精准的进针角度,以保障足够的穿刺空间且避开血管。同时,本例病理为良性的纵隔淋巴结肿大,良性肿大的纵隔淋巴结往往质地韧,不易得到完整的组织条进行病理检查,一般建议以较快速度穿刺入淋巴结,避免淋巴结滑脱穿刺位点。EB-530US 超声电子支气管镜提供了清晰的镜下超声图像和稳定的进针位置与角度,保障了本例穿刺的顺利完成,且取材较好。

(浙江大学医学院附属第二医院·周凌霄　嘉兴市第一医院·周佳琦)

病例 17 · 后纵隔肿物：肠源性囊肿

● **患者基本信息**

性　别·男。

年　龄·47 岁。

主　诉·体检发现纵隔肿块 1 周。

现病史·无咳嗽、咳痰，无发热、盗汗等不适。

既往史·无特殊。

● **胸部 CT**

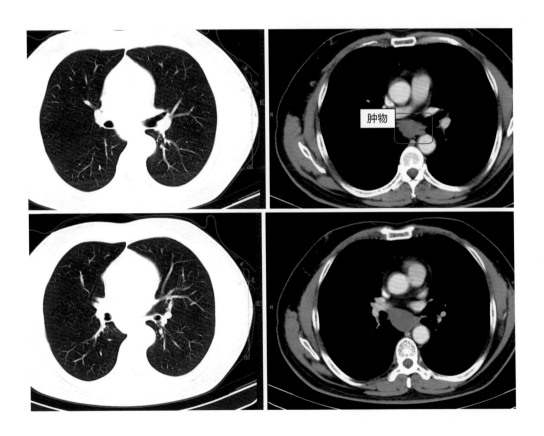

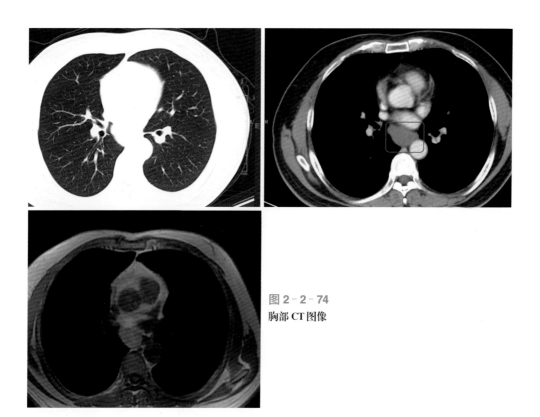

图 2 - 2 - 74
胸部 CT 图像

CT 表现·后纵隔近脊柱旁见约 41 mm×21 mm 团块状异常信号,边界光整,增强后未见明显强化。

纵隔平扫＋增强 MRI·后纵隔近脊柱旁团块状异常信号,边界清晰,T1WI 上呈稍高信号,T2WI 上呈高信号,病灶与食管关系密切,增强各期未见明显强化。

放射学诊断·后纵隔良性病变。

● 支气管镜检查

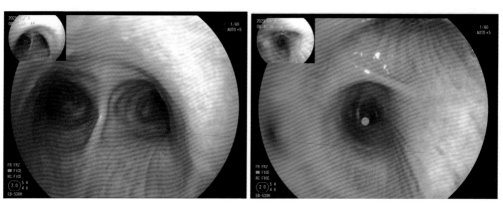

a. 隆突　　　　　　　　　　　　　b. 右主支气管(绿点为穿刺位点)

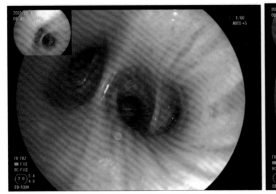
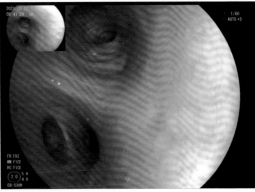

c. 右中间支气管（绿点为穿刺位点）　　　　　　　　d. 左主支气管

图 2-2-75·支气管镜检查图像

内镜下所见·气管管腔通畅,黏膜光滑,隆突锐利;左、右侧支气管及各级支气管管腔通畅,黏膜光滑,未见新生物。

● **超声支气管镜检查及穿刺活检**

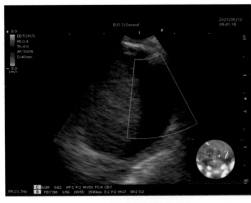
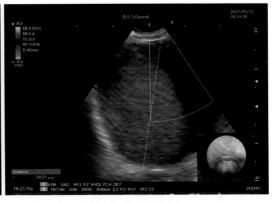

a. 后纵隔肿物探查　　　　　　　　　　　　　b. 后纵隔肿物测量

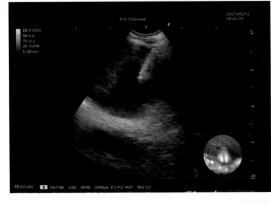

c. 肿物穿刺时图像

图 2-2-76·超声支气管镜图像

超声声像特征·中央超声探及后纵隔肿物直径约 34 mm，边缘呈液性暗区，内见不均质低回声区，超声引导下分别于不同回声区穿刺行 TBNA，抽取物液性区为白色，软组织回声区呈黄色黏脓性，标本送液基细胞及组织病理学检查，并送微生物培养。

● **ROSE**

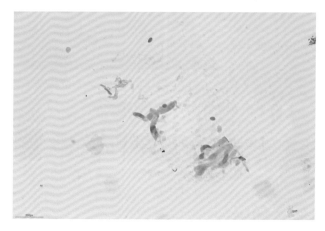

图 2-2-77 · **ROSE**

ROSE 所见·涂片见少量腺上皮（200×）。

● 病理

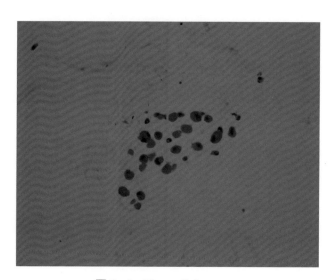

图 2-2-78 · **HE 染色（200×）**

病理所见·未见肿瘤及肉芽肿样结构，镜下仅见少许嗜伊红物及小灶间皮样细胞（200×）。

● 最终诊断与治疗

最终诊断·培养未见细菌、真菌、结核感染证据。根据病史、影像学及气管镜表现,考虑诊断为前肠源性囊肿。

治疗·外科手术治疗后定期随访,术后病理证实为肠源性囊肿。

● 诊断体会

EBUS-TBNA 能高清显示纵隔肿物,并可有效区分肿块的质地及密度。液性肿块经多普勒超声与血管进行鉴别后,可进行穿刺抽吸活检。同一肿块含实性成分和液性成分,可分别穿刺活检,高清的超声画面可以辅助对此类肿块安全有效的穿刺。

(复旦大学附属中山医院·刘子龙)

病例 18·纵隔内和左肺门(肺内)低密度病灶:军团菌感染

● 患者基本信息

性　别·女。

年　龄·17 岁。

主　诉·发现肺部阴影 20 余天。

现病史·患者既往因肺部感染住院治疗,经抗感染治疗后复查胸部 CT,提示肺部感染病变明显吸收好转,建议半年后定期复查肺 CT,其间患者无发热、咳嗽、咳痰、咯血、胸痛、胸闷、气促、喘息、呼吸困难等。20 余天前患者至我院复查胸部 CT,CT 见肺部阴影,部分肺部阴影较前新增(未见报告单),病程中亦无发热、咳嗽、咳痰、咯血、胸痛,为进一步诊治,门诊以"肺部阴影性质待查"收入我科。病程中患者精神、饮食、睡眠可,二便通畅,体重无明显变化。2022 - 12 因新型冠状病毒感染出现发热(最高体温 40 ℃),经治疗后好转。2023 - 01 出现低热(最高体温 37.8 ℃),至当地医院住院治疗,诊断肺部感染,经抗感染治疗后复查胸部 CT,提示肺部感染病变吸收好转。

既往史·一般情况良好,否认肝炎、结核或其他传染病史,已接种乙肝疫苗、卡介苗、脊灰疫苗、麻疹疫苗、百白破疫苗、乙脑疫苗等。过敏史:无。无外伤史,曾行牙齿根管治疗术,无输血史,无特殊病史。

个人史·长期居住于原籍,学生,未到过牧区及疫区,无冶游史,无吸毒史,无吸烟史,无饮酒史。

月经史·12 岁 5/29,末次月经 2023 - 07 - 15,月经量正常、颜色正常,无痛经史。

婚姻史·未婚未育。

家族史·父母亲均健在,兄弟姐妹体健,无家族史及遗传病史。

● 胸部 CT

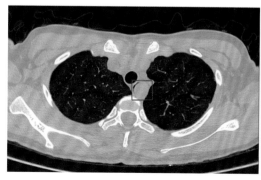

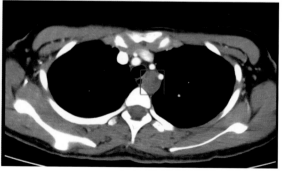

a. 气管旁(肺窗)　　　　　　　　　　b. 气管旁(纵隔窗＋增强)

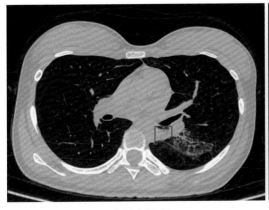
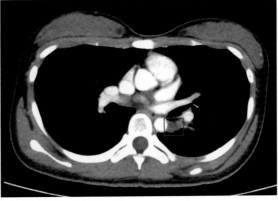

c. 左下叶(肺窗)   d. 左下叶(纵隔窗＋增强)

图 2 - 2 - 79 · 胸部 CT 图像

左肺门病灶位于肺内,邻近左肺下叶支气管后壁,两者之间间隔少量肺组织。

CT 表现 · 左肺多发条索影、条片影、斑片影及结节影,多系感染。左肺下叶背段支气管旁类圆形低密度影,长径约 2.5 cm,边界较清,其内见气-液平面。上纵隔食管走行区结节状软组织影,长径约 2.6 cm,与食管分界不清,食管腔狭窄,未见确切强化。左侧胸膜增厚、粘连。

放射学诊断 · ①左肺多发斑状结节影,多系感染,合并其他待排。②左肺下叶背段支气管旁类圆形低密度影,脓肿? 其他? ③气管旁软组织影,良性肿瘤?

● **实验室检查**

血常规 · 血红蛋白(HGB):109 g/L;红细胞压积(HCT):0.37 L/L;平均红细胞体积(MCV):74.2 fL;平均红细胞 HGB 含量(MCH):21.6 pg;平均红细胞 HGB 浓度(MCHC):291 g/L;红细胞分布宽度 CV(RDW - CV):15.9%;白细胞计数(WBC):3.34×10^9/L;中性分叶核粒细胞绝对值(NEUT♯):1.73×10^9/L;淋巴细胞绝对值(LYMPH):1.17×10^9/L。

痰培养 · 培养结果:无细菌生长。

● **术前诊断**

病灶部位 · 左肺下叶背段支气管旁,气管旁。

术前诊断 · ①左肺多发斑状结节影,考虑感染。②左肺下叶背段支气管旁类圆形低密度影,脓肿? ③气管旁软组织影,良性肿瘤?

● 支气管镜检查

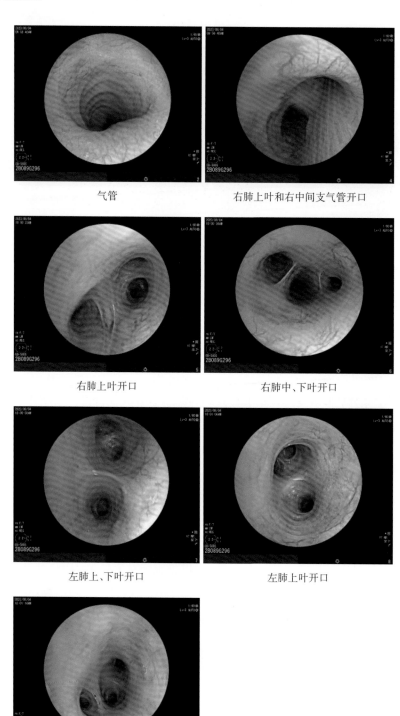

气管

右肺上叶和右中间支气管开口

右肺上叶开口

右肺中、下叶开口

左肺上、下叶开口

左肺上叶开口

左肺下叶开口

图 2 - 2 - 80 · 支气管镜检查图像

内镜下所见·支气管镜经喉罩进入:声门会厌光滑,双侧声带结构正常。气管软骨环结构清晰,黏膜光滑,色泽正常,管腔通畅。隆突光滑锐利。双侧各级支气管均未见异常,黏膜光滑,色泽正常,管腔通畅,未见出血、狭窄及新生物。左肺灌洗,带回病房送检。

◎ 超声支气管镜检查及穿刺活检

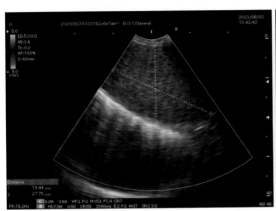

a. 气管旁病灶测量

b. 气管旁病灶穿刺

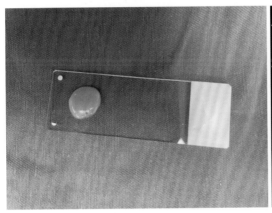

c. 穿刺脓性标本(气管旁)

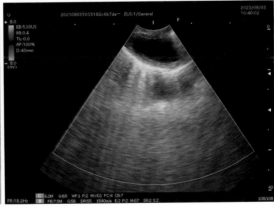

d. 左肺下叶背段

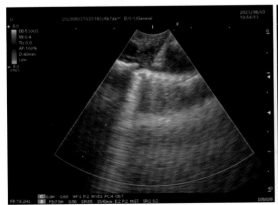

e. 左肺下叶背段穿刺

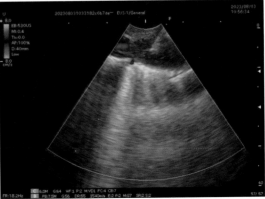

f. 左肺下叶背段穿刺彩色多普勒辅助

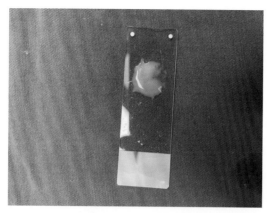

g. 穿刺脓性标本（左肺下叶背段）

图 2-2-81 · 超声支气管镜图像及穿刺标本

超声声像特征 · EBUS 检查见气管旁软组织影、左肺下叶背段低密度影，EBUS 引导下于左肺下叶背段、气管旁分别穿刺（均穿刺吸出脓性液体），送病理学、细胞学、抗酸染色检查，部分标本带回病房送 NGS 检测。

● 病理

此病例无法获得病理图片，文字描述如下。

涂片所见

• 涂片 1

标本部位：气管旁穿刺。

病变部位：气管旁。

样本类型：EBUS 穿刺涂片。

病理诊断：未查见恶性细胞。

• 涂片 2

标本部位：左肺下叶背段穿刺。

病变部位：左肺下叶背段。

样本类型：EBUS 穿刺涂片。

病理诊断：查见较多炎细胞。

液基所见

• 液基 1

标本部位：气管旁穿刺。

病变部位：气管旁。

样本类型：穿刺物液基。

病理诊断：未查见恶性细胞。

- 液基 2

标本部位:左肺下叶背段穿刺。

病变部位:左肺下叶背段。

样本类型:穿刺物液基。

病理诊断:未查见恶性细胞。

其他辅助检查

1. NGS 检查 见表 2-3-1。

表 2-3-1 检出细菌列表

类型	属		种		相对丰度
	名称	检出序列数	名称	检出序列数	
G^-	军团菌属 *Legionella*	23	嗜肺军团菌 *Legionella pneumophila*	23	53.05%

结果列表说明

检测结果列表中所列物种均是该样本本次检测中所检测到的微生物,以细菌、病毒、真菌、寄生虫、结核分枝杆菌复合群、支原体/衣原体/立克次体、疑似耐药基因、疑似毒力基因和疑似背景微生物进行分类,分别按照检出序列数由高到低进行排序,排名靠前者,其相对含量较高。请医生结合患者临床情况作具体判断。现将检测结果所列物种(不含疑似背景微生物)的致病信息及疑似毒力基因作以简介(若检测列表结果均为未发现,下方为空):

嗜肺军团菌(*Legionella pneumophila*) · 是军团菌属主要病原体之一,广泛存在于水、土壤中,特别是与日常生活密切相关的自来水、空调、冷却塔、淋浴器等供水系统中,可引起社区获得性肺炎、庞蒂亚克热等疾病。

2. 微生物检测

(1)细菌涂片检查＋真菌涂片检查(灌洗液):涂片革兰染色见少量革兰阴性杆菌,未查见真菌。

(2)涂片查分枝杆菌(灌洗液):涂片抗酸染色未查见抗酸杆菌。

(3)痰、咽一般细菌培养及鉴定(灌洗液):无细菌生长。

(4)曲霉半乳甘露聚糖(灌洗液):曲霉半乳甘露聚糖 0.09 GMI(半乳甘露聚糖指数)。

(5)真菌培养及鉴定(灌洗液):无真菌生长。

(6)嗜肺军团菌 IgG 抗体测定(穿刺物):14.90 RU/mL(阴性)。

(7)嗜肺军团菌 IgM 抗体测定(穿刺物):3.89 s/co(阳性)。

（8）涂片查分枝杆菌（穿刺物）：未查见抗酸杆菌。

3. 分子诊断 结核分枝杆菌核酸定性（灌洗液）：结核分枝杆菌DNA实时荧光阴性。

● **最终诊断**

最终诊断·气管旁及左下肺嗜肺军团菌脓肿。

● **诊断体会**

此病例为纵隔及左下肺脓肿样病变，穿刺物为白色脓液。左肺门病灶穿刺为经支气管肺内病灶穿刺，但由于病灶与左肺下叶支气管间隔仅少量肺组织，以EBUS探头压迫左肺下叶支气管，可让病灶几乎贴近支气管管壁，以便进行穿刺。脓肿的穿刺，特别是纵隔脓肿，需警惕操作相关的纵隔脓肿播散，术后需要针对性抗感染，密切复查，必要时胸外科介入。本病例为嗜肺军团菌导致的脓肿，为特殊少见病例。

（四川大学华西医院·杨　赛）

病例 19 · 右肺下叶后基底段病灶:铜绿假单胞菌感染

● 患者基本信息

性　别·男。

年　龄·15岁。

主　诉·检查发现右肺下叶占位1年。

现病史·1年前健康检查时发现右下肺结节伴肿瘤标志物CA19-9升高,无发热、咳嗽、咳痰、胸闷、咯血、盗汗、乏力等。半年后复查提示右肺下叶占位感染不除外;肿瘤标志物CA19-9:95.1 U/mL,其余肿瘤标志物正常。初步诊断为肺部感染,予头孢呋辛抗感染治疗2周后,复查胸部增强CT,提示右肺下叶团片影,大小约5.7 cm×4.4 cm,CT值46 HU,增强后不均匀强化,CT值最大约137 HU;右肺门肿大淋巴结;较前次CT变化不大。现为进一步明确"肺占位"性质来我院就诊。患者自发病以来,神志清,精神可,饮食睡眠可,大小便无异常,体重无明显增减。

既往史·7年前因腺样体肥大行"腺样体切除术";否认其他病史;无药物过敏史。

个人史、婚姻史、家族史·无特殊。

● 胸部 CT

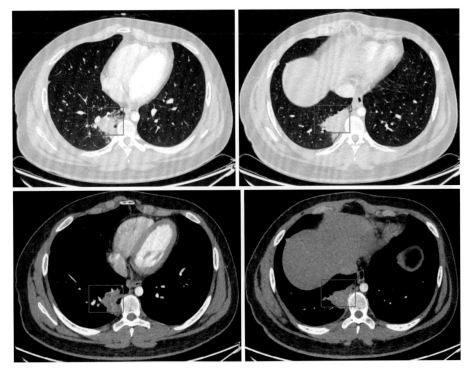

图 2 - 2 - 82 · 胸部 CT 图像

CT 表现·双侧胸廓对称,骨质结构完整。右肺下叶脊柱旁约 49 mm×29 mm 肿块,形态不规则,可见毛刺,强化不均,局部胸膜牵拉,可见腹主动脉来源一支动脉向肿块内分布,右肺门淋巴结肿大,气管及段以上支气管通畅,双侧胸膜未见明显增厚。纵隔内未见明显肿大淋巴结影。心包及两侧胸腔内未见积液。

放射学诊断·右肺下叶可疑肺隔离症,供血动脉可疑为腹主动脉分支。右肺门淋巴结稍增大。

● **实验室检查**

血常规·白细胞:$6.28×10^9$/L;中性粒细胞百分比:58.1%;淋巴细胞百分比:31.2%;单核细胞百分比:7.0%;嗜酸性粒细胞百分比:2.9%;嗜碱性粒细胞百分比:0.8%;血红蛋白:163 g/L;血小板:$263×10^9$/L。

炎症指标·快速 C 反应蛋白:1.24 mg/L。

肿瘤标志物·CA19 - 9 71.4 U/mL↑,其余正常范围。

T - SPOT、ESR、GM 试验、曲霉 IgG 抗体、隐球菌抗原·均无异常。

● **术前诊断**

病灶部位·右肺下叶后基底段。

术前诊断·肺部阴影;腺样体术后。

● **支气管镜检查**

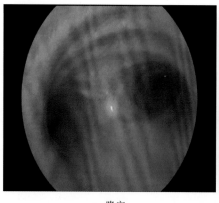 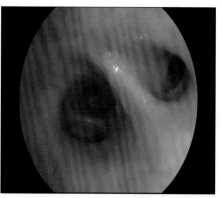

a. 隆突　　　　　　　　　　　　　　　b. 右肺下叶支气管

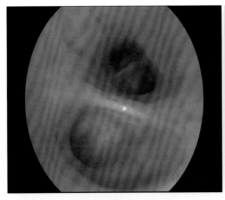

c. 右肺下叶基底段支气管

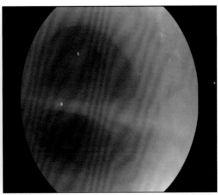

d. 右肺下叶外、后基底段支气管

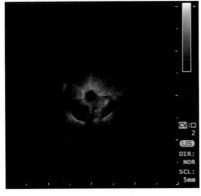

e. 右肺下叶后基底段 rEBUS 探查

图 2-2-83
支气管镜检查图像及右肺下叶后基底段 rEBUS 探查

内镜下所见· 会厌部正常,声门开启如常;气管通畅,黏膜光滑,软骨环存在,隆突锐利。左、右主支气管及双侧各叶段支气管黏膜光滑,管腔通畅,未见明显新生物及阻塞。

于右肺下叶后基底段多分支置入超声小探头,均未探及明显异常回声影;小探头探查后右肺下叶后基底段亚段局部白色黏稠分泌物,予吸净。结合影像学提示,右肺下叶后基底段行支气管肺泡灌洗,注入生理盐水 120 mL,回收无色浑浊 BALF 35 mL,灌洗标本送病原学及细胞分类检查。

● 超声支气管镜检查及穿刺活检

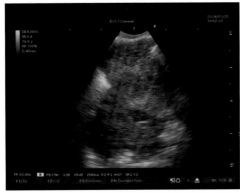

a. 超声模式下右肺下叶后基底段病灶

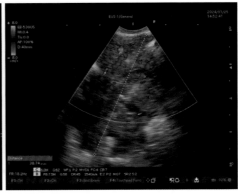

b. 彩色多普勒模式下右肺下叶后基底段病灶测量

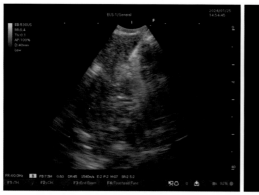
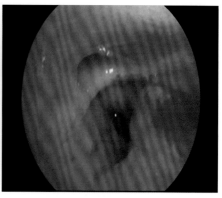

c. 右肺下叶后基底段病灶超声穿刺   d. 右肺下叶后基底段病灶穿刺后

图 2-2-84 · 超声支气管镜图像及穿刺后内镜图像

超声声像特征 · 超声支气管镜探及右肺下叶后基底段支气管壁外异常回声影,回声欠均,边界欠清;行 EBUS-TBNA,穿刺取样 2 次,过程顺利,标本满意,送病理学及病原学检查。

● **病理**

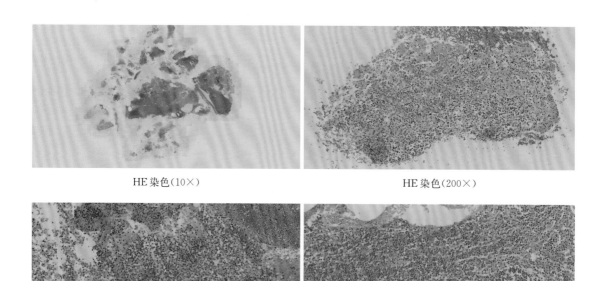

HE 染色(10×)   HE 染色(200×)

HE 染色(400×)   HE 染色(400×)

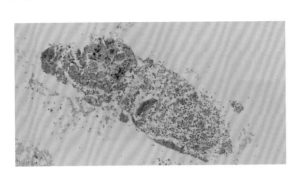

HE 染色(400×)

图 2-2-85 · 病理

病理所见 · (右肺下叶后基底段病灶 EBUS-TBNA)凝血中见较多退变的炎细胞(以中性粒细胞为主)、坏死的细胞碎屑、少量纤毛柱状上皮细胞、气道黏膜下层的混合性浆黏液腺、小块炎性肉芽组织,其内见较多淋巴细胞、组织细胞、浆细胞、中性粒细胞及少数嗜酸性粒细胞,未见癌。考虑感染可能。请结合临床。

免疫组化结果 · CK(AE1/AE3)(+)、CK5/6(-)、TTF-1(+)、PGM-1(较多+)、CD20(L26)(较多+)、CD3(较多+)、CD138(较多+)、CD56(-)、Kappa(+)、Lambda(+)。

● 其他辅助检查

肺泡灌洗液细胞学分类计数 · 巨噬细胞百分比:8.0%,参考值(90±3)%;中性粒细胞百分比:90.0%,参考值<1%;淋巴细胞百分比:0.5%,参考值(7±1)%;嗜酸性细胞百分比:1.5%,参考值<1%。

肺泡灌洗液细菌培养结果 · 铜绿假单胞菌计数:1.5×10^4 cfu/mL。

右肺下叶后基底段病灶 EBUS-TBNA 病原 NGS · 铜绿假单胞菌(序列数 418773),检测到耐药基因 PDC-7、OXA-488,提示铜绿假单胞菌对氨苄西林、厄他培南、头孢噻肟、头孢曲松耐药的可能性;副流感嗜血杆菌(序列数 1002),肺炎链球菌(序列数 62),假肺炎链球菌(序列数 12)(表 2-3-2,表 2-3-3)。

表 2-3-2 NGS 报告

革兰染色	属	序列数	种	序列数	相对丰度(%)	覆盖度(%)
G⁻	假单胞菌属 *Pseudomonas*	486 896	铜绿假单胞菌 *Pseudomonas aeruginosa*	418 773	93.70	89.32
G⁻	嗜血杆菌属 *Haemophilus*	1 174	副流感嗜血杆菌 *Haemophilus parainfluenzae*	1 002	0.22	2.09
G⁺	链球菌属 *Streptococcus*	6 451	肺炎链球菌 *Streptococcus pneumoniae*	62	0.01	0.50
G⁺	链球菌属 *Streptococcus*	6 451	假肺炎链球菌 *Streptococcus pseudopneumoniae*	12	0.0027	0.61

表2-3-3

基因名称	耐药类型	主要机制	来源物种	覆盖度(%)
PDC-7	氨苄西林	抗生素失活	铜绿假单胞菌	93.95
OXA-488	厄他培南、头孢噻肟、头孢曲松、氨苄西林	抗生素失活	铜绿假单胞菌	90.84

● **最终诊断结果**

最终结果·肺部阴影,肺隔离症可能;肺部感染,铜绿假单胞菌感染,副流感嗜血杆菌感染,肺炎链球菌感染,假肺炎链球菌感染;腺样体术后。

● **诊断体会**

本病例胸部增强CT提示为右肺下叶后基底段脊柱旁的病灶,普通支气管镜及rEBUS探查均未见明显异常,应用超声支气管镜探查,于右肺下叶后基底段支气管可探及壁外异常回声影,在超声实时引导下行针吸活检,病原体检查提示铜绿假单胞菌感染,病理也符合肺部感染。EB-530US超声支气管镜远端外径纤细,具有较好的内镜插入的便利性和操作性,可以满足部分肺外周病变采样。

(中日友好医院·童 润)

病例 20 · 气管中段新生物：梭形细胞瘤

● 患者基本信息

性　别·男。

年　龄·61 岁。

主　诉·体检发现气管肿物半个月。

现病史·半个月前外院体检，CT 提示气管 T3 椎体水平 18 mm×15 mm×12 mm 结节，考虑良性肿瘤性病变。无咳嗽、咳痰，无咯血，无胸闷、气促，无呼吸困难，无低热、盗汗，未给予治疗。为进一步治疗，来我院就诊，门诊拟"气管肿物"收入院。起病以来，饮食睡眠一般，二便正常，体重近 2 个月减轻 10 kg。

既往史、个人史、婚姻史、家族史·无特殊。

● 胸部 CT

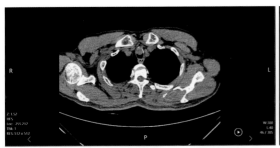

a. 纵隔窗

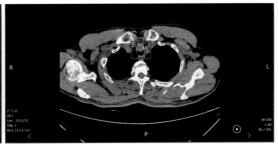

b. 纵隔窗

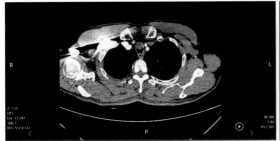

c. 纵隔窗（增强）

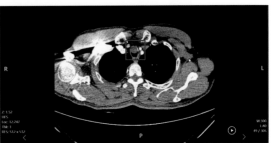

d. 纵隔窗（增强）

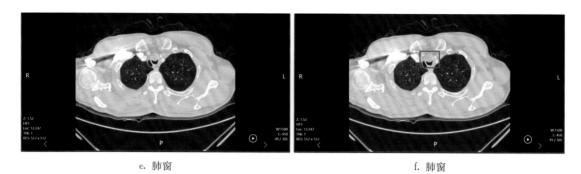

e. 肺窗 f. 肺窗

图 2 - 2 - 86 · 胸部 CT 图像

CT 表现 · T3 椎体水平气管内可见软组织密度影,大小约 18 mm×13 mm,形态规整,边界清,增强扫描均匀强化,其前方局部隐约见凸出气管外。双肺纹理清晰,未见明确异常密度影,未见异常强化灶。气管及主要支气管通畅。双侧肺门及纵隔未见增大淋巴结。心脏形态及结构未见异常;所见血管形态及结构未见异常。双侧胸腔未见积液。未见骨质破坏。

放射学诊断 · T3 椎体水平气管内占位,考虑偏良性病变可能性大,建议手术。

● PET - CT

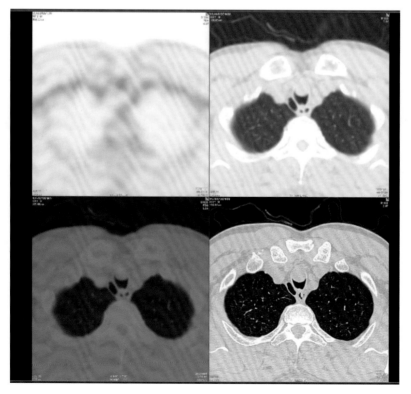

图 2 - 2 - 87 · PET - CT 图像

PET-CT 表现·气管前壁(T3 椎体水平)跨气管软骨见类圆形结节影,大小约 1.8 cm×1.7 cm,边界较清楚,边缘光整,平扫密度尚均匀,CT 值约 33 HU,FDG 药物摄取稍增高,SUVmax 2.9。气管右缘见囊袋状凸出,约 1.8 cm×0.7 cm,内见气体影,右肺中叶体积小,其内支气管柱状扩张,另见囊状透亮影,大者直径约 1.6 cm。支气管血管束走行分布正常。双肺门及纵隔淋巴结,平扫可见点状钙化,FDG 药物摄取增高,SUVmax 9.2。双侧胸壁 FDG 药物摄取分布未见异常,双侧胸腔未见积液。心肌生理性显影。双侧腋窝未见淋巴结肿大及 FDG 药物摄取分布异常。食管未见异常 FDG 药物摄取浓聚灶,未见局限性软组织肿块。

● 实验室检查

血常规、凝血指标、肿瘤指标(CEA、NSE、CYFRA21-1、SCC)、肝肾生化等均无特殊。

● 术前诊断

病灶部位·气管。

术前诊断·气管肿物,性质?

● 支气管镜检查

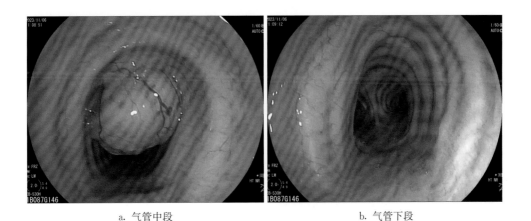

a. 气管中段　　　　　　　　　　　　　　b. 气管下段

图 2-2-88·支气管镜检查图像

内镜下所见·气管中段见新生物凸入管腔,表面光滑,基底较宽位于气管前壁,上下径约 1.5 cm,前后径约 1.7 cm,下端距隆突 6 cm,上端距声门 5 cm,气管管腔堵塞 75%,下段气管、左右主支气管及各叶段支气管管腔通畅,黏膜光滑,未见新生物及狭窄。

● 超声支气管镜检查及穿刺活检

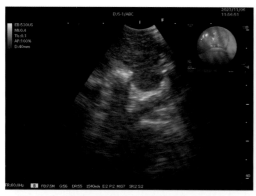

a. 瘤体,侵及软骨外层(超声模式)

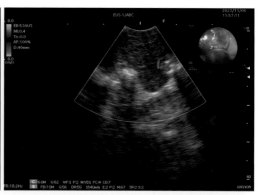

b. 瘤体基底部滋养血管 1(彩色多普勒模式)

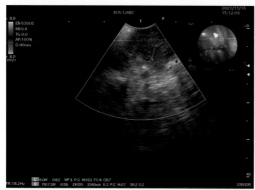

c. 瘤体基底部滋养血管 2(彩色多普勒模式)

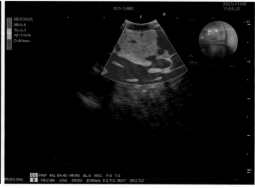

d. 瘤体(弹性成像模式)

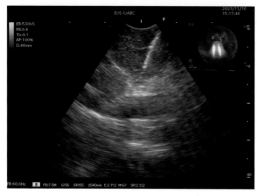

e. 瘤体穿刺活检及评估出血风险(超声模式)

图 2-2-89·超声支气管镜病灶血供探查及穿刺

超声声像特征·拟行气管新生物活检,因镜下仅可见表面血管,为避免钳夹出现大出血风险,进一步评估病灶内部血供情况,予新生物处行 EBUS 探查,见肿瘤呈低回声,内部回声分布均匀,肿物侵及软骨外层,气管软骨环结构尚完整;彩色多普勒模式(CD 模式)下可见肿物基底处滋养血管,血流流速较快,血供较丰富;弹性成像肿瘤内部绿色为主,肿瘤表面及基底部呈蓝色。超声引导下避开血管后，行肿物表面活检及瘤体内部 21G 穿刺针穿刺活检。

◎ 病理

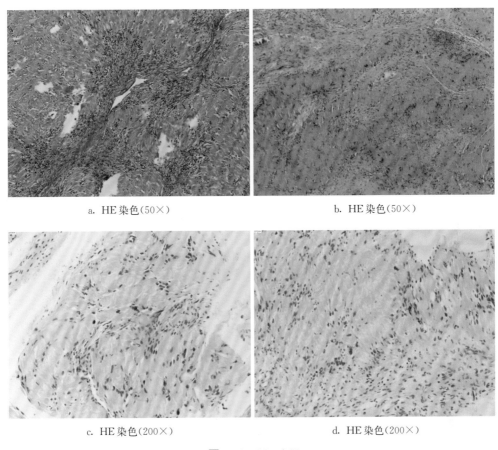

a. HE 染色(50×)

b. HE 染色(50×)

c. HE 染色(200×)

d. HE 染色(200×)

图 2-2-90·病理

病理所见

(1) (气管)黏膜组织一块:1.8 cm×1.5 cm×1.2 cm，表面黏膜稍糜烂，切面灰白，实性，质中，十字切开全部制片。

(2) 肿瘤组织大部分由梭形细胞构成，细胞核纤细，具有红染纤维样胞质，部分细胞核大深染，核分裂不易见;排列呈束状或栅栏状，局灶呈致密区及疏松区相间排列，间质血管扩张，可见玻变的厚壁血管灶性淋巴细胞聚集。表面可见呼吸型上皮被覆。

(3) 免疫组化:肿瘤细胞 CK(-)，SMA(-)，Desmin(-)，S100(+++)，SOX10(+++)，PgP9.5(++)，NF(-)，H3K27me3(+，未缺失)，P53(-)，CD34(部分++)，STAT6(-)，CD68(-)，CD163(-)，Ki-67(热点区约 2%+)。

病理诊断·(气管)梭形细胞肿瘤，结合免疫组化结果，符合神经源性肿瘤，形态符合神经鞘瘤。

最终诊断

最终诊断·(气管)梭形细胞瘤。

后续治疗

患者确诊后经呼吸科、肿瘤介入科、胸外科、放疗科多学科会诊,最终决定内镜下介入治疗。瘤体于增强 CT 显示为均匀强化,但未能提示滋养血管来源。超声支气管镜经多角度探查,可清晰显示瘤体内滋养血管形态及分布,可见其来源于基底部血管分支。为减少介入治疗时出血风险,患者先行瘤体血管介入栓塞术,术后复查普通气管镜检查,见瘤体外观虽大致同前,但再次给予超声气管镜检查,见瘤体内滋养血管与前对比明显纤细,血流缓慢,呈血管栓塞后改变,此时行介入操作,出血风险较小。操作中先以圈套器切除大部分瘤体,残留部分予高频电消融术。为避免损伤气道软骨,术中同时行超声支气管镜评估消融深度,在软骨间隙瘤体侵及软骨外层,消融时尽量切除瘤体组织而不触及软骨。经两次介入治疗后,瘤体基本消除,气道恢复通畅,患者通气状况较术前改善,术中无明显出血。

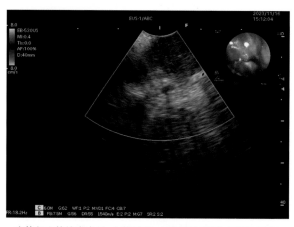

瘤体行血管栓塞术后,血管纤细,血流缓慢(彩色多普勒模式)

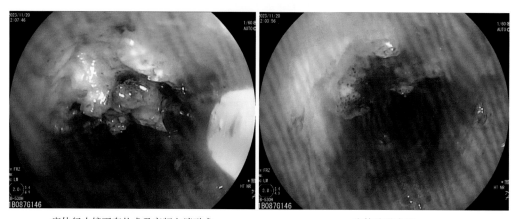

瘤体行内镜下套扎术及高频电消融术　　　　　　　　瘤体消融术后

图 2‑2‑91·瘤体行血管栓塞术后进行内镜下套扎术及高频电消融术

● **诊断体会**

气管原发性神经鞘瘤属于罕见的气道良性肿瘤之一,它起源于气管壁黏膜下层神经的施万细胞,多见于 30 岁以下青年,起病隐匿,当瘤体明显阻塞气道或呼吸阻力明显增大时,患者才出现咳嗽、气短、胸闷及呼吸困难等临床症状,因早期缺乏典型的症状及体征,易被漏诊和误诊。对于出现不明原因呼吸困难或喘息的患者,尤其是喘息声局限于大气道,或肺功能提示流速容量曲线出现"平台"样改变的患者,不可轻率诊断哮喘或慢性阻塞性肺病,需注意观察 CT 有无提示大气道阻塞,及时行支气管镜检查。

本例患者体检时 CT 发现气管前壁(T3 椎体水平)跨气管软骨见类圆形结节影,内镜检查可直接发现气管中段新生物,新生物基底部位于气管前壁,瘤体凸入管腔,表面光滑,包膜完整。根据镜下评估,气管管腔属于重度堵塞(Ⅱ级)。既往常用治疗手段包括外科手术切除及气管端端吻合术,但存在创伤大、医疗花费高的缺点,随着内镜介入手段的进步,目前多采用套扎切除、热消融(激光、高频电刀等)处理。为确保操作安全,介入治疗前对瘤体基础情况的评估极为重要,评估要点包括瘤体大小及活动度、瘤体血供、基底部与管壁关系(宽基底或带蒂)、瘤体侵及范围(腔内型或腔外型,与气道软骨关系)等。既往多数以 CT 作为评估手段,但评估效果受呼吸时相、瘤体活动度、对比剂时相的影响,存在一定误差。内镜下评估可作为重要的补充手段,可在直视下直接评估气道阻塞程度、瘤体表面血供及瘤体活动度与基底部情况,而超声支气管镜则可进一步对瘤体内部血供、瘤体与气管结构关系、是否侵及气管外等方面做出更为准确的判断。

值得注意的是,本病例气道内新生物瘤体虽在增强 CT 下显示为均匀强化,但阅片未能发现明确血供来源。而在内镜下通过转换多个角度观察瘤体、结合气道超声图像,可准确观察瘤体的基底部滋养血管分布,发现瘤体向外生长突破至软骨外层,并可测定其侵及范围,提示在发现气道肿瘤的精细结构方面,气道内超声较 CT 有明显的优势,可以为后续瘤体血管栓塞术、套扎术、高频电消融术提供参考。在患者套扎术前,再次行超声内镜评估血管情况,见血管较前纤细,血流缓慢,同时行瘤体穿刺无明显出血,确保了套扎切除操作手术的安全。在行高频消融术的过程中,可同时结合超声支气管镜图像,评估消融深度,调整消融部位,以防消融过度损伤气管壁或穿透软骨,避免了产生气管瘘并发症的可能。

总之,对气管神经鞘瘤这一罕见气道内良性肿瘤,超声支气管镜可在该疾病的诊断、评估、治疗等多个方面发挥不可替代的作用。

(广东省人民医院·黄国华)

病例 21·左肺下叶病灶：支气管闭锁

● **患者基本信息**

性　别·男。

年　龄·34 岁。

主　诉·体检发现左下肺阴影 1 周。

现病史·当地医院体检发现左下肺肺部阴影。患者无咳嗽、咯痰，无畏寒、发热。

既往史·10 年前当地医院拟诊"左肺肺结核"，行诊断性抗结核治疗。

个人史、婚姻史、家族史·无特殊。

● **胸部 CT**

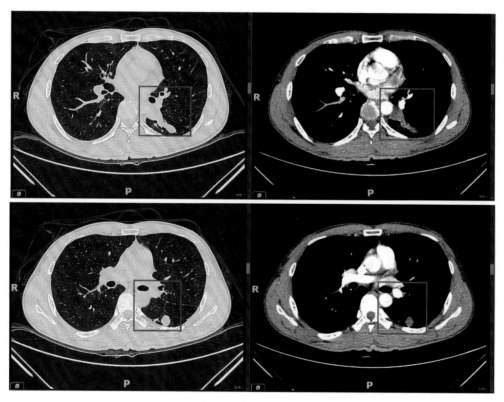

图 2-2-92·胸部 CT 图像

CT 表现·左肺下叶背段见多个条状、分支状及囊状低密度灶，部分融合，边界清晰，大者大小约 21 mm×30 mm，平扫 CT 值约 20 HU，增强扫描未见明显强化，邻近肺野透亮度稍增高，左肺下叶背段支气管未见明确显示，左肺下叶背段体积稍缩小。双肺散在多个实性小结节及磨玻璃小结节,大者位于左肺上叶前段,大小约 3 mm×3 mm。右肺中叶内侧段及左肺下叶少许条索影。余双肺纹理清晰,未见明确异常密度影。气管及主要支气管通畅。双侧肺门及纵隔未见增大淋巴结。心脏形态及结构未见异常,所见血管形态及结构未见异常。双侧胸腔未见积液。未见骨质破坏。

放射学诊断 · ①左肺下叶背段不规则低密度灶,考虑支气管黏液栓塞,注意左肺下叶背段先天性支气管闭锁可能,请结合临床及建议纤维支气管镜进一步检查。②余双肺小结节,考虑炎性结节可能性大,建议随访。③双肺少许纤维灶。

● **实验室检查**

血常规、凝血功能、肝肾功能、生化指标等未见异常,痰涂片、痰培养未见抗酸杆菌。TB-SPOT(一)。

● **术前诊断**

病灶部位 · 左肺下叶背段。

术前诊断 · 支气管闭锁?

● **支气管镜检查**

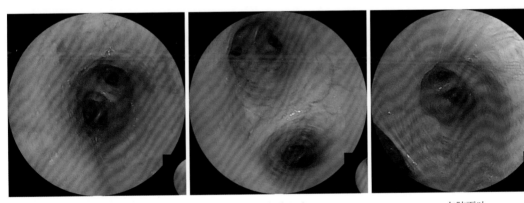

a. 左主支气管　　　　　　　b. 左肺上叶　　　　　　　c. 左肺下叶

图 2-2-93 · 支气管镜检查图像

内镜下所见 · 气管管腔通畅,黏膜光滑,未见狭窄、新生物及出血,隆突锐利。左肺下叶背段支气管开口缺如,局部黏膜光滑,未见瘢痕及狭窄;左、右主支气管及其余各叶段支气管管腔通畅,黏膜光滑,少量稀薄分泌物。

超声支气管镜检查及穿刺活检

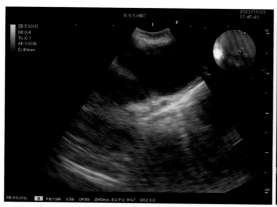

a. 左肺下叶病灶(超声模式)

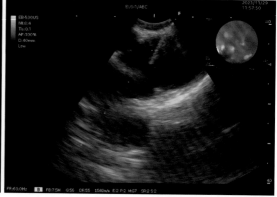

b. 左肺下叶病灶测量(彩色多普勒模式)

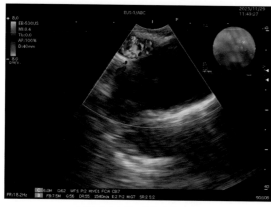

c. 左肺下叶病灶(彩色多普勒模式)

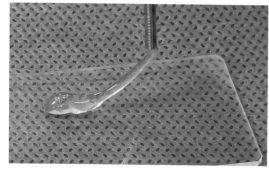

d. 左肺下叶病灶穿刺(超声模式)

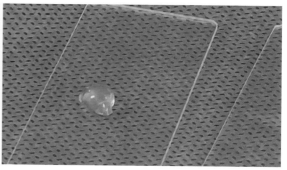

e. 标本图片 1

f. 标本图片 2

图 2-2-94·左肺下叶病灶超声支气管镜下图像及标本

超声声像特征·EBUS 探查,左肺下叶开口探及 13.90 mm×12.83 mm 不规则无回声区,在无回声区内可见细小密集的强回声光点以及散在分布的小强回声光点,无回声区背侧光点密集处可见"彗星尾征"。无回声区邻近左下肺动脉,行彩色多普勒超声避开血管后穿刺,抽吸物(标本)为透明胶冻状,送组织病理及细胞学检查。

● 病理

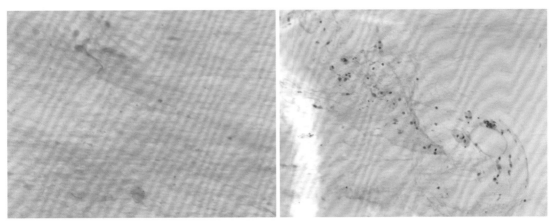

标本涂片:HE 染色(50×)　　　　标本涂片:HE 染色(200×)

标本 TCT:HE 染色(50×)　　　　标本 TCT:HE 染色(200×)

图 2-2-95·病理

病理所见·标本呈透明胶冻样,可溶解于固定液中,无法形成石蜡块切片,仅能观察标本图片及穿刺冲洗液 TCT 细胞学。(标本涂片)涂片,见大量蓝染均质无结构物,似黏液样,其中散在少许鳞状上皮及柱状上皮细胞,未见恶性证据。(穿刺针冲洗液)TCT 制片见少许蓝染无结构物,未见有效细胞成分。请结合临床。

● 其他辅助检查

标本送检:细菌(+),真菌培养(-),结核分枝杆菌复合群核酸检测(-),涂片查抗酸杆菌(-)。

● 最终诊断

最终诊断·(左肺下叶背段)支气管闭锁(先天性可能性大)。

● **诊断体会**

支气管闭锁是一种罕见的肺部疾病,可分为先天性及继发性两大类,常见者为先天性闭锁。先天性支气管闭锁其源于肺部发育异常,导致支气管近端管腔发生局限性闭塞。远端支气管和肺组织的发育通常是正常的,但肺泡数量可能减少。肺组织通过肺泡间的孔氏(Kohn)孔、支气管与肺泡间的兰勃(Lanbert)管和呼吸性细支气管间的通道进行侧支通气。远端正常发育的支气管经常被黏液充填扩张,形成支气管囊肿。这一病变通常累及段或亚段支气管,最常见的发病部位是左肺上叶尖后段支气管,其次是右肺上叶、中叶和下叶。多数患者无明显症状,往往是在体检中被发现,少数患者可能表现为咳嗽、气短或反复感染。

继发性支气管闭锁多继发于结核等气道炎症性疾病,因炎症导致组织增生或瘢痕形成,支气管管腔继而缩窄闭塞。继发性支气管闭锁远端肺组织多呈肺不张或膨胀不全,可残留炎症性损伤,长时间闭锁可导致肺组织机化。闭锁支气管原开口处多数可见瘢痕组织或凹陷。

既往通常以 CT 作为诊断支气管闭锁的主要手段,少数病例可能通过手术标本而得到明确。典型的影像学表现包括支气管近端管腔缺如、远端支气管中黏液栓形成以及邻近区域肺气肿。支气管黏液栓表现为沿支气管树分布的铸型结构,其形态多种多样,包括圆形、类圆形、条状、指套状、葡萄串状等。这些黏液栓有时与肺门相连,呈现为肺门旁的肿块,也有可能与肺门无直接连接,呈现为外周区域的结节或肿块。本例 CT 图像可观察到近端管腔缺如、沿支气管树分布的铸型结构,但肺气肿征尚不明显,推测与患者相对年轻有关。

本例患者通过气管镜直接观察气道,发现左肺下叶基底段支气管明显延长,在本应出现背段支气管的位置未能观察到支气管开口,同时局部黏膜光滑、支气管皱襞走行正常,未观察到明确的瘢痕样组织,可排除因结核等气道炎症所致继发性气道闭锁。行气道超声探查,可在左肺下叶背段探及不规则无回声区,在无回声区内可见细小密集的强回声光点以及散在分布的小强回声光点,无回声区背侧光点密集处可见"彗星尾征"(所谓"彗星尾征",是指在小的强回声后方出现逐渐减弱的平行的强回声,由于信号逐渐减弱,整体上呈 V 形,是由于小的晶体或其他强回声结构内部出现多重反射的结果)。多普勒超声避开血管后穿刺,抽吸物呈透明胶冻状,送病理检查,证实主要为黏液成分,可排除肿瘤性疾病,结合病原微生物检查的结果,亦可排除感染性疾病所致。

综合本例患者 CT 影像、气道超声声像特征及病理结果,患者诊断为支气管闭锁明确,依据镜下形态及 CT 图像特征,考虑为先天性可能性大。推测内镜超声所见细小密集的强回声光点以及"彗星尾征",可能是由于黏液集聚浓缩,胶冻状物质部分形成的胶态晶体反射所致。这一征象是否是此类疾病的特征性肺部超声特征,有待积累更多病例进一步验证。

总之,气道内超声可以通过超声图像特征,指导囊肿穿刺,获取病理和病原学检查标本,为先天性支气管闭锁的诊断和鉴别诊断提供新的手段。

(广东省人民医院·黄国华)

病例 22 · 右肺下叶基底段病灶血流探查:支气管 Dieulafoy 病

● **患者基本信息**

性　别·男。

年　龄·73 岁。

主　诉·干咳 1 个月,声音嘶哑 10 余天。

现病史·患者于 1 个月前无明显诱因出现干咳,以夜间为主,10 余天前出现声音嘶哑,伴轻微活动后头晕乏力,无伴咳痰、咯血、发热、气促、吞咽困难、胸闷、胸痛、黑矇、晕厥等,自行口服抗感染药物后无明显改善,遂于 2023 - 7 - 26 至外院查胸部 CT 平扫,示右肺下叶不规则软组织影(86 mm×57 mm),为进一步诊治入院。近 1 个月来,患者精神、睡眠尚可,胃纳欠佳,大小便正常,体重下降 3 kg。

既往史·50 年前诊断"支气管扩张",间有咯血,予药物治疗,近 3 年无咯血。

个人史·1973—1978 年"铀矿"开采工作,生活习惯较规律,无吸烟史,无饮酒史。

婚姻史·无特殊。

家族史·无特殊。

● **胸部 CT**

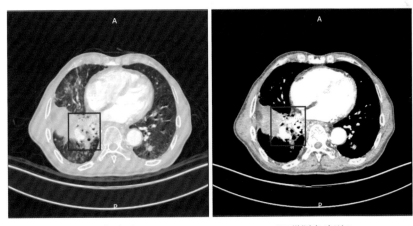

CT 肺窗(标注)　　　　　　　　CT 纵隔窗(标注)

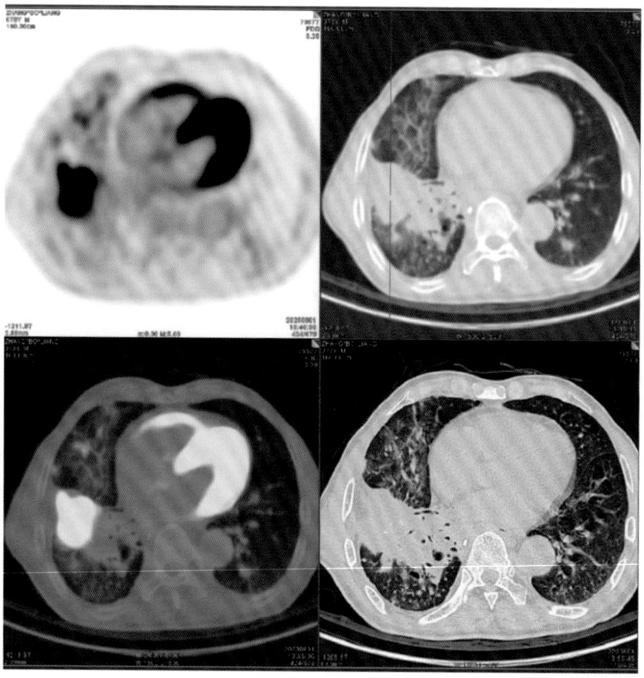

PET - CT

图 2 - 2 - 96 · 胸部 CT 图像及 PET - CT 图像

影像学表现

(1) 头颈部:口咽部、各涎腺密度均匀,形态、大小及 FDG 药物摄取分布未见异常。右侧颈部及锁骨上区见多发淋巴结影,边缘欠清,增强扫描呈均匀强化,较大者大小约 1.3 cm×1.1 cm,FDG 药物摄取增高,SUVmax 5.4。

(2) 胸部:右肺下叶基底段支气管扩张,管壁增厚,周围见软组织密度影,均匀强化,管腔内见低密度无强化影;右肺下叶前基底段见一软组织肿块影,跨斜裂向中叶浸润,边界不清,形态不规则,增强扫描呈明显不均匀强化,FDG 药物摄取增高,大小约 5.0 cm×3.7 cm 及 SUVmax 10.9,肿块与上述病变分界不清;双肺见多发大小不等实性结节及混杂磨玻璃结节影,中度强化,较大者大小约 2.7 cm×1.7 cm,FDG 药物摄取增高,SUVmax 9.5。双肺门及纵隔见多发淋巴结影,边缘清晰,形态欠规则,增强扫描呈不均匀强化,局部 FDG 摄取增高。双侧胸壁 FDG 药物摄取分布未见异常,双侧胸腔未见积液。心肌生理性显影。双侧腋窝未见淋巴结肿大及 FDG 摄取分布异常。食管未见异常 FDG 摄取浓聚灶,未见局限性软组织肿块。

放射学诊断

(1) 右肺下叶肿块,脑内多发结节,双肺多发结节,多处骨质破坏,以上糖代谢增高,考虑右肺下叶肺癌伴多发转移可能,脑内结节合并出血可能,双肺混杂磨玻璃结节不除外合并感染;肝 S3 小结节,糖代谢未见增高,不除外转移瘤;区域多发淋巴结,糖代谢稍增高,考虑炎性淋巴结可能大;右肺下叶基底段支气管扩张伴慢性感染、黏液栓。

（2）甲状腺右侧叶病变伴糖代谢增高，考虑炎性病变可能大，建议行甲状腺 B 超检查；右侧锁骨上区及右侧颈部炎性淋巴结可能。

（3）^{18}F - FDG PET - CT 全身显像余部位未见恶性肿瘤代谢影像。

● **实验室检查**

（1）血常规、肝肾功能、生化指标未见异常。

（2）肿瘤指标：NSE、CEA、SCC 未见异常，CYFRA21 - 1 5.88 ng/mL（0.00～3.30 ng/mL）。

● **术前诊断**

病灶部位·右下肺。

术前诊断·肺恶性肿瘤。

● **支气管镜检查**

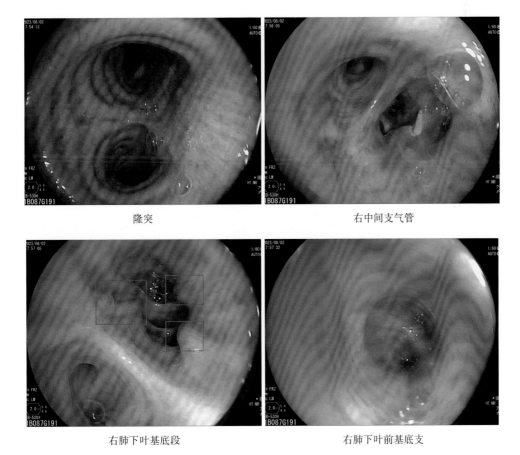

隆突 右中间支气管

右肺下叶基底段 右肺下叶前基底支

图 2 - 2 - 97 · 支气管镜检查图像

内镜下所见·隆突锐利,位置居中。气管管腔通畅,黏膜光滑,少量白色黏稠分泌物,未见狭窄、新生物及出血。左主支气管及各叶段支气管管腔通畅,黏膜光滑,分泌物不多,未见狭窄、新生物及出血。右主支气管及右肺上叶管腔通畅,右中间支气管及右肺中、下叶支气管可见中等量白色黏稠分泌物,右肺中叶支气管管腔通畅,黏膜光滑;右肺下叶基底段可见黏膜下多处串珠样隆起,凸入支气管腔,表面黏膜光滑,未观察到明显搏动感;右肺下叶前基底支管腔闭塞,黏膜尚光滑,少量白色黏稠分泌物存留,未见明显新生物及出血。

● 超声支气管镜检查及穿刺活检

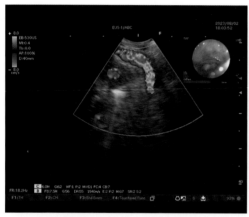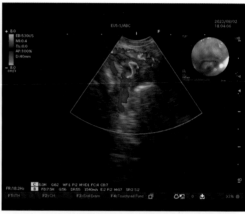

右肺下叶基底段 EBUS 多普勒模式图 1   右肺下叶基底段 EBUS 多普勒模式图 2

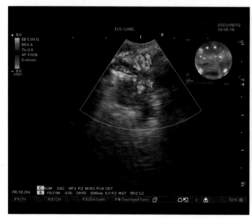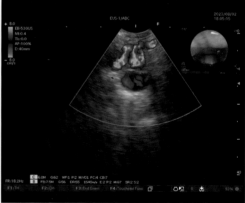

右肺下叶基底段 EBUS 多普勒模式图 3   右肺下叶基底段 EBUS 多普勒模式图 4

图 2 - 2 - 98 · 超声支气管镜下血流探查

超声声像特征·EBUS 探查,右肺下叶基底段黏膜下多处串珠样隆起均为明显充满血流信号的管状结构,形态不规则,远端明显粗于近端,部分相互扭曲成团,血流信号呈亮红亮蓝相间短条状,沿血流信号可追踪其来源位于隆突下的支气管动脉。再次阅 PET-CT 片并请影像学医生重建三维影像确认,判定右肺下叶基底段血管为来源于支气管动脉的恒径动脉畸形,形态分布与气道内超声评估一致。该患者经内镜超声评估后，认定钳夹出血风险极高，终止活检操作，留取冲洗液送病原学检查。

将内镜检查结果及相关活检风险告知患者及家属后，家属表示理解病情，放弃活检，自动出院。

● 最终诊断

最终诊断 · 右肺下叶基底段气管 Dieulafoy 病（恒径动脉畸形）；右肺下叶肿块，恶性肿瘤？

● 诊断体会

Dieulafoy 病又称恒径动脉畸形，是一种罕见病症，其特征在于小动脉管径未逐渐变细，而是保持不变并凸向支气管黏膜下，动脉可在外力作用下或自发破裂，导致大出血。这一病症最初由法国医生 Dieulafoy 和 Simplex 报道，主要发生于消化道，而发生在支气管黏膜尚属罕见，首次报道可追溯至 1995 年。支气管 Dieulafoy 病的病变血管主要来源于支气管动脉，个别情况也可能来自肺动脉。目前该病的病因尚不明确，可能与吸烟有关，亦可能与先天性疾病或支气管动脉-肺动脉瘘或者反复的慢性炎症刺激有关。

大多数患者的主要临床表现是大咯血，少数患者则可能以隐匿起病为特征。Dieulafoy 病的诊断通常需要综合考虑病史、临床表现以及辅助检查，包括支气管镜、支气管动脉造影和病理等。由于盲目的支气管镜活检可能导致致死性大出血，少数病例是由大出血死亡患者的尸检而得到确诊。支气管动脉造影则是一项有创性检查，但受导管室条件的限制。目前本病多依赖支气管动脉 CTA 进行诊断，但由于本病较为罕见，常被漏诊。

本例患者因咳嗽、声音嘶哑入院，外院曾行胸部 CT 平扫见"右肺下叶不规则软组织影（86 mm×57 mm）"，由于未增强，故未能发现 Dieulafoy 病的存在。收入我院后行 PET-CT 检查，虽进行了增强 CT，但由于结果强烈提示肺恶性肿瘤（右肺下叶肿块，脑内多发结节，双肺多发结节，多处骨质破坏，糖代谢增高），未能注意到右下肺明显增多的增强血管影像，仅做出"右肺下叶基底段支气管扩张伴慢性感染、黏液栓"的诊断，也遗漏了 Dieulafoy 病的可能性。

患者为明确肺部病灶情况拟行内镜下活检，操作者注意到右下叶基底段黏膜下多处串珠样隆起，凸入支气管腔，但表面黏膜光滑，与肿瘤浸润性生长不一致，虽未观察到明显搏动感，但尚不能除外为 Dieulafoy 病或其他血管瘤可能。谨慎起见，对患者行超声支气管镜进一步评估，EBUS 探查证实了操作者的推测，右肺下叶基底段黏膜下多处串珠样隆起，均为明显充满血流信号的管状结构，沿血流信号可追踪其来源位于隆突下的支气管动脉，血流信号呈亮红亮蓝相间短条状彩图，提示血流速度快。经超声支气管镜评估后，认定钳夹出血风险极高，再次阅 PET-CT 片并经影像学医生确认，判定右肺下叶基底段血管为来源于支气管动脉的恒径动脉畸形，形态分布与气道内超声评估一致。操作者及时终止活检操作，避免了一次医源性潜在致死性大咯血的发生。

　　本病例提示,对于性质不明的气道黏膜下隆起,需考虑 Dieulafoy 病可能,不宜盲目活检。临床如考虑 Dieulafoy 病可能,除进行支气管动脉 CTA 或支气管动脉造影外,气道超声支气管镜可作为重要的补充手段,如能观察到黏膜下增粗迂曲的血管,追踪其来源于支气管动脉,可作为重要的诊断依据,同时多普勒模式的血流图可为评估血流速度及活检风险提供有用的信息。

(广东省人民医院 · 黄国华)

第三章

拓展应用

第一节·经超声支气管镜激光消融

病例 1·7 区淋巴结肿物：原发性左下叶中央型腺鳞癌（pT2N0M0 ⅡA 期→cT4N3M1a）

● **患者基本信息**

性　别·男。

年　龄·58 岁。

主　诉·间断咳嗽、咯痰伴喘憋 3 年，加重伴咯血 3 个月。

现病史·患者 3 年前出现咳嗽、咯痰、喘憋，就诊于当地医院胸部 CT 示右肺下叶不张，气管镜检查示右肺下叶支气管开口处新生物，术后病理提示鳞癌，遂行"胸腔镜下右中下叶切除＋纵隔淋巴结清扫术"，术后病理提示鳞癌，气管侵犯，大小约 4.8 cm×2 cm×1.2 cm，未见淋巴结转移，分期 T2bN0M0 ⅡA 期。术后行 4 周期多西他赛＋洛铂化疗治疗，后间断口服中药治疗。3 个月前症状加重，伴咯血，复查支气管镜，示隆突可见新生物浸润累及左右主支气管管口，右主支气管管口呈缝隙样狭窄，新生物表面可见新鲜血附着，触之易出血。

既往史·高血压病史 10 年。

● **胸部 CT**

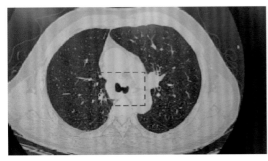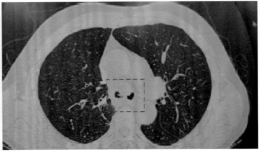

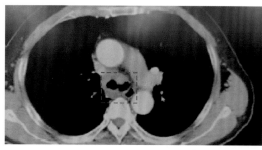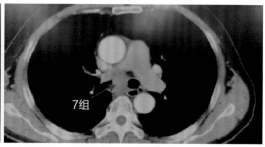

图 2-3-1·胸部 CT 图像

CT 表现·纵隔内隆突水平见不规则软组织影,增强扫描呈明显强化,最大截面约 2.6 cm×3.8 cm,病灶包绕右主支气管开口处,侵犯气管远端及左主支气管起始部。

放射学诊断·纵隔内气管隆突水平肿物,考虑恶性,侵及气管远段及双侧主支气管近段。右肺术后改变。

● **术前诊断**

(1) 原发性右下叶中央型鳞癌(pT2N0M0 ⅡA 期→cT4N3M1a,Ⅳ期);胸腔镜下右肺中、下叶切除+纵隔淋巴结清扫术后;多西他赛+洛铂化疗 4 周期后;咯血。

(2) 高血压病 2 级,低危组。

● **支气管镜检查**

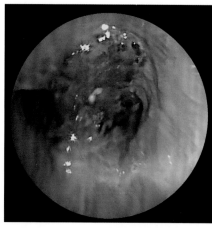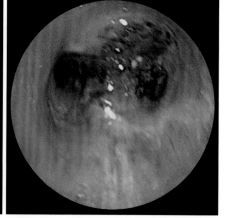

隆突肿物 　　　隆突 LCI 模式:气管下段及双侧支气管开口黏膜苍白,隆突上可见黑色结痂物质(为氩气刀术后坏死物质)

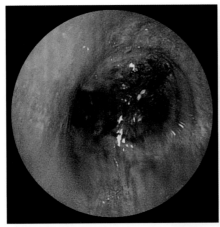

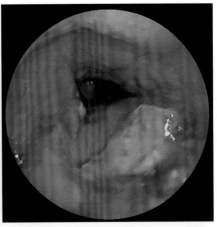

隆突 BLI 模式:气管下段及双侧支气管开口黏膜发红,与周围黏膜界限清楚(为氩气刀烧灼部位),隆突上可见黑色结痂物质(为氩气刀术后坏死物质)

5 区(右主支气管)肿物:内侧黏膜不规则隆起,管腔狭窄

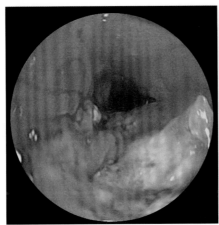

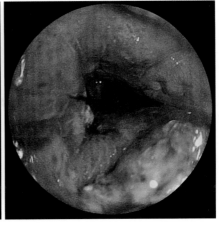

5 区肿物 LCI 模式:内侧黏膜不规则隆起,红染,右下部分病变呈苍白色(坏死物质)

5 区肿物 BLI 模式:黏膜不规则隆起,暗棕色,呈沙砾样改变,部分病变呈苍白色(坏死物质)

图 2-3-2 · 支气管镜检查图像

内镜下所见 · 全麻下经口插入硬镜,经硬镜进软镜,中央气道 1、3 区管腔通畅,黏膜光滑,未见新生物。隆突处原肿瘤生长处表面被覆大量坏死物,钳取坏死物,左主支气管 7 区狭窄约 10%,8 区管腔通畅,黏膜光滑,未见新生物;右主开口处(5 区)狭窄约 20%,右上叶支气管管腔通畅,黏膜光滑,未见新生物,右中间段支气管开口未见。隆突原肿物生长处表面被覆大量坏死物,5 区(右主支气管近端)狭窄,局部黏膜可见隆起,触之易出血,LCI 及 BLI 可见异常显影。

● **超声支气管镜检查及穿刺活检**

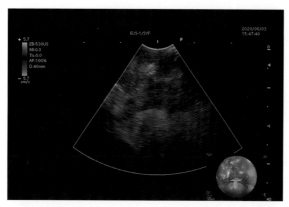

a. 隆突肿物,超声支气管镜下可见 7 区淋巴结肿物生长处异常回声

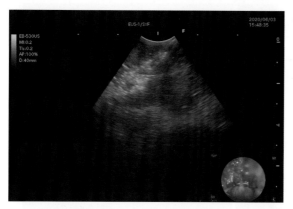

b. 于 7 区淋巴结肿物生长处,超声引导下穿刺取活检后,将激光光纤插入 7 组淋巴结中央,进行激光间质消融

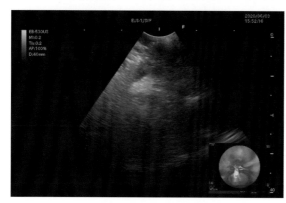

c. 7 区肿物激光间质消融治疗后

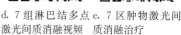

d. 7 组淋巴结多点 e. 7 区肿物激光间
激光间质消融视频   质消融治疗

图 2‐3‐3·超声支气管镜图像及治疗视频

超声声像特征·超声支气管镜示 7 组淋巴结肿大,在超声支气管镜引导下将激光插入 7 组淋巴结内烧灼肿瘤。

● 术后

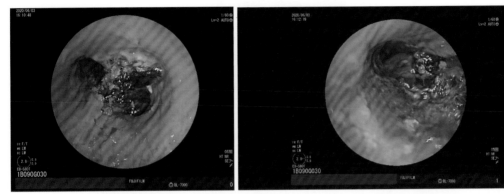

隆突治疗后　　　　　　　　　　　　　　　　7 区淋巴结治疗后

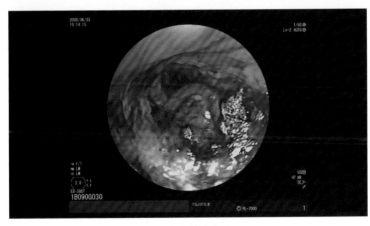

右主支气管治疗后

图 2 - 3 - 4 · 术后支气管镜检查

治疗后隆突病变处局部多点注射恩度(重组人血管内皮抑制素注射液)15 mg + 顺铂 10 mg。术中有少量出血,予氩气刀烧灼后血止,术后无活动性出血。

● **病理**

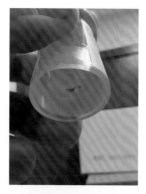

穿刺所取得的病理组织条

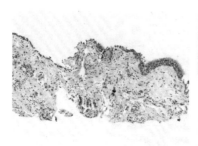

表面上皮下浸润性癌组织

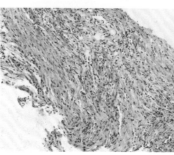

增生的纤维组织中退变的癌组织

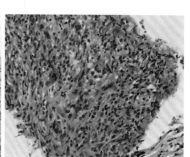

局部异型细胞

图 2-3-5·病理

病理所见·可见部分退变的腺癌组织。

● **最终诊断及后续治疗**

最终诊断·原发性右肺下叶中央型腺鳞癌(pT2N0M0 ⅡA 期→cT4N3M1a)。

治疗·化疗＋光动力治疗。

● **诊断体会**

激光光纤经 EBUS 在操作过程中要掌握好深度和消融范围,如果掌握不好可能会把淋巴结打穿,引发纵隔气肿、窦道或其他并发症。根据笔者经验,激光 5～8 W 功率,30 s 以内,黏膜 5 mm 以上,并在 EBUS 引导下插入光纤。

光动力治疗可清除消融后的残余肿瘤,需及时清理坏死物,以免堵塞气道。亦可在 EBUS 引导下将光动力治疗的光纤插入纵隔淋巴结内,进行间质光动力治疗。

（北京中医药大学东直门医院·王洪武　刘　言）

第二节 · 经超声支气管镜放射性粒子植入

病例 2 · 4R 组、4L 组淋巴结:左肺小细胞癌,cT2N3M1b

● **患者基本信息**

性　别·男。

年　龄·50 岁。

主　诉·发现肺占位 1 年余,声音嘶哑 3 个月。

现病史·2020 - 05 因"咳嗽、间断痰血"查胸部 CT,示左下肺肺门占位伴纵隔淋巴结肿大,支气管镜活检病理见肺小细胞癌。先后予 EP 方案化疗 6 周期、左下肺病灶及部分纵隔引流区域放疗。2020 - 12 - 21 复查提示病灶增大,综合评估为 PD(疾病进展),2021 - 01 始口服安罗替尼治疗,病情改善。2021 - 06 - 23 出现声音嘶哑,喉镜检查提示左侧声带麻痹,考虑肿瘤压迫所致。复查胸部 CT,示左肺中央型肺癌,纵隔淋巴结(4L 组)较前明显增大,部分融合,考虑病情进展。2021 - 09 - 27 于我院进行检测治疗。

既往史·2021 - 07 服用安罗替尼后出现高血压,最高 140/100 mmHg,口服氨氯地平血压控制可。无冠心病、糖尿病等病史。

个人史·生于江苏,吸烟史 300 支/年,已戒烟 1 年。

婚育史·适龄婚育,育有 1 子。

家族史·父亲健在,母亲病故。否认家族性遗传病史。

● **胸部 CT**

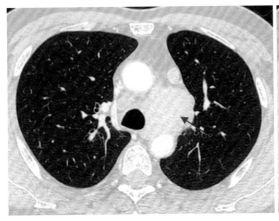
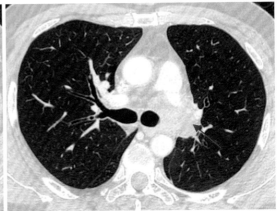

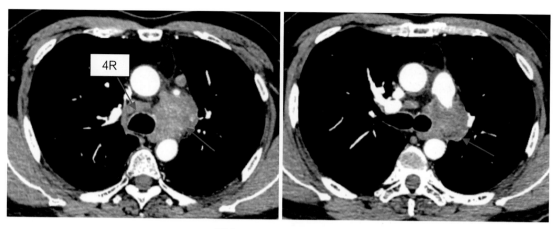

图 2-3-6 · 胸部 CT 图像

CT 表现 · 肺门软组织影，双肺多发磨玻璃结节，最大者位于左下肺前内基底段，约 10 mm×9 mm。纵隔见多发肿大淋巴结，4L 组淋巴结部分融合成团块。

放射学诊断 · 左肺中央型肺癌伴纵隔淋巴结转移、左肺阻塞性肺炎。

其他 · 心包、胸腔少量积液，脂肪肝、肝血管瘤。

● **术前诊断**

术前诊断 · 左肺小细胞癌，cT2N3M1b（颈部淋巴结）；高血压 1 级（中危）；轻度贫血；脂肪肝、肝血管瘤。

既往治疗史 · 先后予 EP 方案化疗 6 周期；左下肺病灶及部分纵隔引流区域放疗；口服安罗替尼治疗。

病灶部位 · 左肺门、纵隔、颈部淋巴结。

● **诊疗计划**

EBUS 引导下诊断性内镜操作 · 纵隔淋巴结（4L 组）再次活检取病理。

同步 EBUS 引导下转移淋巴结局部腔内治疗 · 纵隔淋巴结（4R 组、4L 组）^{125}I 放射性粒子植入术。

● 支气管镜检查

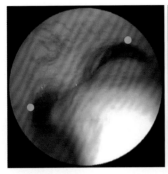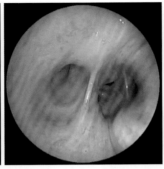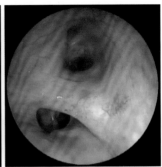

a. 隆突（绿点为 4L 组淋巴结、　　　　b. 右中间段　　　　　　　　c. 左主支气管
　4R 组淋巴结穿刺位点）

图 2 - 3 - 7 · 支气管镜检查图像

内镜下所见 · 隆突增宽，固定，气管及左、右两侧各叶段支气管管腔尚通畅，未见明显狭窄、出血及新生物。

● 超声支气管镜检查及穿刺活检

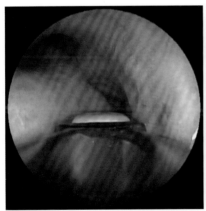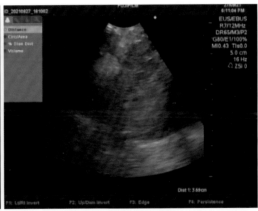

a. 超声支气管镜下隆突　　　　　　　　b. 4R 组淋巴结探查

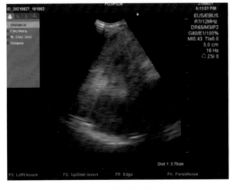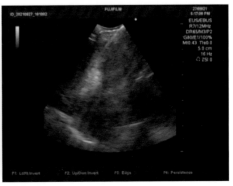

c. 4L 组淋巴结测量　　　　　　　　　　d. 4L 组淋巴结穿刺

图 2 - 3 - 8 · 超声支气管镜图像

超声声像特征·4R组淋巴结肿大,长径约1.0 cm;4L组淋巴结肿大,长径约3.0 cm,淋巴结融合。超声引导下于4L组淋巴结行EBUS-TBNA检查,共穿刺2针,获取组织结果满意,送组织及脱落细胞病理检查。无明显出血。

◎ 超声引导瘤体内^{125}I放射性粒子植入

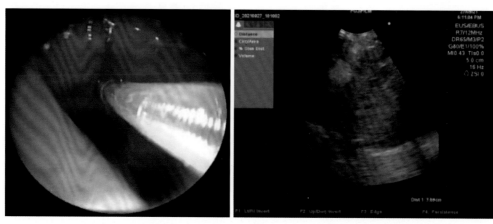

| a. 超声内镜下隆突图像 | b. 4R组淋巴结 |

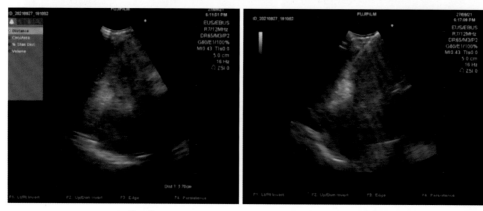

| c. 4L组淋巴结 | d. 4L组淋巴结穿刺 |

图2-3-9·超声引导瘤体内^{125}I放射性粒子植入

植入步骤

(1) 使用19G穿刺针于4L、4R组淋巴结处分别植入^{125}I放射性粒子9粒、4粒。

(2) 4L组淋巴结植入粒子过程出现穿刺部位少量出血,予冰肾上腺素稀释液保留灌注后出血停止。

(3) EBUS下见4R组淋巴结和4L组淋巴结内高回声粒子,4L组淋巴结高回声粒子距离最远端约为2 cm。

● **病理**

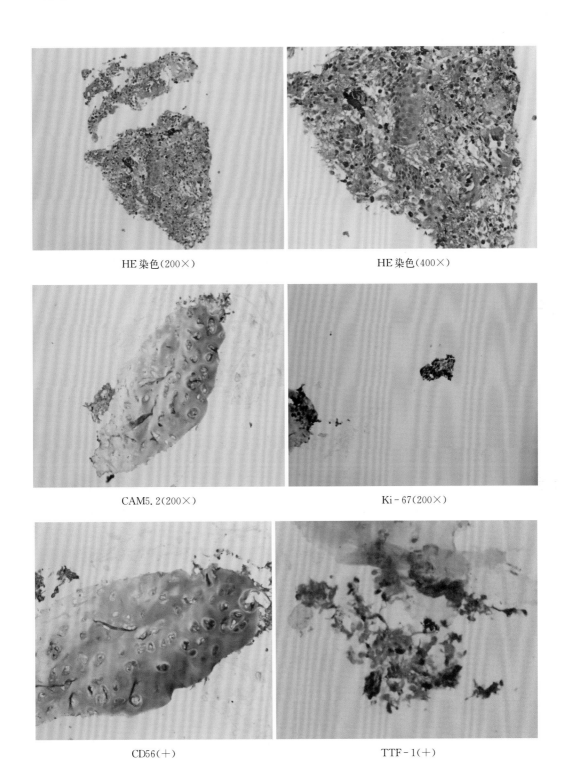

HE 染色(200×)　　　　　　HE 染色(400×)

CAM5.2(200×)　　　　　　Ki‐67(200×)

CD56(＋)　　　　　　TTF‐1(＋)

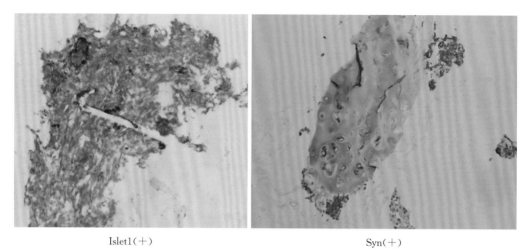

Islet1(+)   Syn(+)

图 2-3-10·HE 染色及免疫组化

病理所见

(1) 4L 组淋巴结:镜下见少量软组织及极少量挤压伤明显的异型细胞,倾向小细胞肺癌转移。

(2) 免疫组化:CAM5.2(+),TTF-1(+),P53(−),PDX1(−),Syn(+),Ki-67(40%+),CD56(+),CgA(部分+),Islet-1(+),NSE(−),P40(−)。

● **最终诊断**

最后诊断·左肺小细胞癌,cT2N3M1b(颈部淋巴结);高血压1级(中危);轻度贫血;脂肪肝,肝血管瘤。

● **随访**

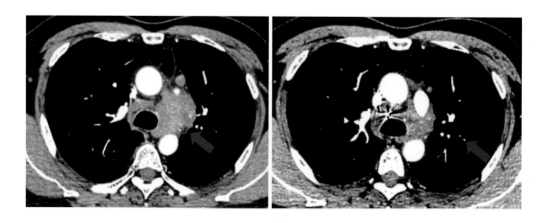

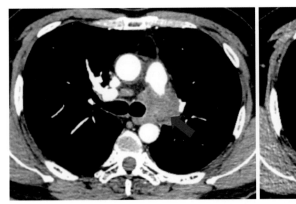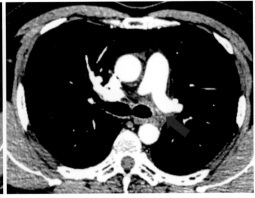

图 2-3-11·治疗前后 CT 图像对比(左:治疗前,右:治疗后)

一个半月后复查肺部增强 CT(2021-11-09),纵隔(4L 组淋巴结)肿瘤转移性淋巴结较前明显缩小。4L 组淋巴结:18.7 mm(原来 28.0 mm)。

● **分析及预后**

患者晚期肿瘤进展,纵隔淋巴结明显肿大并融合,挤压引发系列症状,如压迫喉返神经致声嘶,并挤压左肺动脉,若不处理,预后不佳。

经 EBUS 超声引导下植入^{125}I 放射性粒子后,局部转移性淋巴结明显减小,症状改善,提高了患者的生活质量。

● **诊断体会**

EB-530US 可直视病变且视野清晰,可实时穿刺、评估更多部位的淋巴结,创伤小、操作时间短、易操作,可有效避开血管穿刺,出血风险小。可获取足够组织,获取标本可用于分子标志物检测。诊断与治疗在同台内镜操作下进行,可开展超声引导下瘤体内^{125}I 粒子植入。目前没有针对经支气管镜下^{125}I 放射性粒子植入术的治疗计划系统(TPS),每个部位植入粒子总量只能术前用经皮的 TPS 系统或海拉尔公式估算。在进行穿刺操作时,无法像经皮一样,有明确的引导线,穿刺针往往角度较平,很难进入淋巴结中心,基本上都会在淋巴结靠近气管、支气管边缘,所以一般来说会分次进行植入,避免短期大量粒子聚集的一处,造成气道瘘。穿刺针的选择直径一般是 19G,各种穿刺针软硬不一,导致其在穿刺不同部位时有不同的优缺点,所以如果开展经支气管镜下放射性粒子植入,应该多备几种类型的穿刺针,以方便更好地为患者服务。术后需要再用超声支气管镜和胸部 CT 平扫进行评估,如果有欠缺的部位,可以进行二次植入。

(上海长海医院·官振标 黄海东 张 伟 白 冲)

· 参考文献 ·

［1］王健男,黄海东,白冲.支气管腔内超声技术的临床应用及进展[J].第二军医大学学报,2021,42(9):1044-1051.

［2］中华医学会肿瘤学分会,中华医学会杂志社.中华医学会肺癌临床诊疗指南(2023版)[J].中华肿瘤杂志,2023,45(7):539-574.

［3］Haidong H, Yunye N, Wei Z, et al. Multiple guided technologies based on radial probe endobronchial ultrasound for the diagnosis of solitary peripheral pulmonary lesions: a single-center study [J]. J Cancer, 2017,8:3514-3521.

［4］Ali MS, Trick W, Mbab I, et al. Radial endobronchial ultrasound for the diagnosis of peripheral pulmonary lesions: a systematic review and meta-analysis [J]. Respirology, 2017,22:443-453.

［5］Figueiredo V R, Cardoso P F G, Jacomelli M, et al. EBUS-TBNA versus surgical mediastinoscopy for mediastinal lymph node staging in potentially operable non-small cell lung cancer: a systematic review and meta-analysis [J/OL]. J Bras Pneumol, 2020, 46:e20190221.

［6］张杰.介入性呼吸内镜技术[M].北京:人民卫生出版社,2012:122-123.

［7］Yasufuku K, Nakajima T, Motoori K, et al. Comparison of endobronchial ultrasound, positron emission tomography, and CT for lymph node staging of lung cancer [J]. Chest, 2006,130:710-718.

［8］王健男,黄海东,白冲.支气管腔内超声技术的临床应用及进展[J].第二军医大学学报,2021,42(9):1044-1051.

［9］Eapen G A, Shah A M, Lei X, et al. Complications, consequences, and practice patterns of endobronchial ultrasound-guided transbronchial needle aspiration: Results of the AQuIRE registry [J]. Chest, 2013,143:1044-1053.

［10］O'Regan A, Berman JS. Sarcoidosis [J]. *Ann Intern Med*, 2012,156(9):ITC5-1, ITC5-2, ITC5-3, ITC5-4, ITC5-5, ITC5-6, ITC5-7, ITC5-8, ITC5-9, ITC5-10, ITC5-11, ITC5-12, ITC5-13, ITC5-14, ITC5-15; quiz ITC5-16.

［11］Gupta N, Muthu V, Agarwal R, et al. Role of EBUS-TBNA in the diagnosis of tuberculosis and sarcoidosis [J]. J Cytol, 2019,36 (2):128-130.

［12］Agarwal R, Srinivasan A, Aggarwal AN, et al. Efficacy and safety of convex probe EBUS-TBNA in Sarcoidosis: a systematic review and meta-analysis [J]. Respir Med, 2012,106(6):883-892.

［13］Baughman RP, Lower EE, du Bois RM. Sarcoidosis [J]. Lancet, 2003,361:1111.

［14］Thomas PD, Hunninghake GW. Current concepts of the pathogenesis of sarcoidosis [J]. Am Rev Respir Dis, 1987,135:747.

［15］Judson MA. The clinical features of sarcoidosis: a comprehensive review [J]. Clin Rev Allergy Immunol, 2015,49:63.

［16］De Boer S, Milne DG, Zeng I, et al. Does CT scanning predict the likelihood of a positive transbronchial biopsy in sarcoidosis? [J]. Thorax, 2009,64:436.

［17］Descombes E, Gardiol D, Leuenberger P. Transbronchial lung biopsy: an analysis of 530 cases with reference to the number of samples [J]. Monaldi Arch Chest Dis, 1997,52:324.

［18］Crouser ED, Maier LA, Wilson KC, et al. Diagnosis and detection of sarcoidosis [J]. An Official American Thoracic Society Clinical Practice Guideline. Am J Respir Crit Care Med, 2020,201:e26.

［19］Crombag LMM, Mooij-Kalverda K, Szlubowski A, et al. EBUS versus EUS-B for diagnosing sarcoidosis: The International Sarcoidosis Assessment (ISA) randomized clinical trial [J]. Respirology, 2022,27:152.

［20］SUN W, GU J, BI K, et al. Clinical performance of Xpert MTB/RIF on contrast-enhanced ultrasound-guided core biopsy specimens for rapid diagnosis of superficial tuberculous lymphadenitis in high TB burden settings [J]. Infection, 2021,49(4):653-660.

［21］Lian M, Zhao M, Phang G P, et al. Rapid molecular screen of spinocerebellar ataxia types 1, 2, and 3 by triplet-primed PCR and melting curve analysis [J]. J Mol Diagn, 2021,23(5):565-576.

［22］Bluestone C D, Alper CM, Arjmand E M, et al. Pediatric Otolaryngology [M]. 4th ed. Philadelphia:Saunders, 2002:1738.

［23］Di Benedetto V. Ectopic thyroid gland in the submandibular region simulating a thyroglossal duct cyst: a case report [J]. J Pediatr Surg, 1997,32:1745.

［24］Leung AK. Ectopic thyroid gland and thyroxine-binding globulin excess [J]. Acta Paediatr Scand, 1986,75:872.

［25］Fundakowski C, Felger E, Maghami E. Thyroglossal duct cysts and ectopic thyroid tissue. In: Randolph G (Ed). Surgery of the Thyroid and Parathyroid Glands [M]. 3rd ed. Elsevier, 2021:50.

［26］Oomen KP, Modi VK, Maddalozzo J. Thyroglossal duct cyst and ectopic thyroid: surgical management [J]. Otolaryngol Clin North Am, 2015,48:15.